王付方剂学用速记

王　付　编著

河南科学技术出版社

·郑州·

图书在版编目(CIP)数据

王付方剂学用速记/王付编著 . —郑州:河南科学技术出版社,
2017.2(2018.1 重印)
ISBN 978 - 7 - 5349 - 4761 - 2

Ⅰ.①王… Ⅱ.①王… Ⅲ.①方剂学 Ⅳ.①R289

中国版本图书馆 CIP 数据核字(2016)第 314151 号

出版发行:河南科学技术出版社
　　　　　地址:郑州市经五路 66 号　邮编:450002
　　　　　电话:(0371)65788613　65788629
　　　　　网址:www. hnstp. cn
策划编辑:邓　为
责任编辑:邓　为　王俪燕
责任校对:柯　姣
整体设计:中文天地
责任印制:朱　飞
印　　刷:河南新华印刷集团有限公司
经　　销:全国新华书店
幅面尺寸:130mm×185mm　　印张:14　　字数:230 千字
版　　次:2017 年 2 月第 1 版　　2018 年 1 月第 2 次印刷
定　　价:38.00 元

如发现印、装质量问题,影响阅读,请与出版社联系并调换。

前　言

　　学生学习中医理论的目的和宗旨是在临床中治好患者,医生运用中医理论的目的和宗旨是取得最佳疗效,而方剂则是学生学习和医生应用中医理论走向成功和成熟的基本手段和方法。运用方剂,医生可解除患者痛苦,挽救患者生命,提高患者生存质量,增强患者防病治病意识,强化患者保健养生思维。

　　方剂学是研究阐释方剂学中方药量效等理论及临床应用的一门专有学问/学科,其一类方是临床中比较常用的治病方和理论学习考试用方。无论是在校师生理论学习方剂学,还是临床医生治病应用方剂学,都要深入研究探讨方中药、量、效三者之间的内在必然联系及其相互演变关系,以此才能真正提高理论学习及临床治病的基本技能,才能达到学有所用、用有所效的目的。

　　中医治病最基本、最有效的手段及方法就是选方用药定量,中医虽可辨治急性病,但在诸多情况下辨治慢性病、功能失调性疾病及原因不明性疑难杂病等方面较西医具有明显优势和特色;临床医生若能合理地应用方剂学理论指导临床实践,常常能取得显著疗效。怎样才能更好更快地学好方剂学的理论精华,怎样才能掌握用活

方剂学治病的基本要旨,怎样才能从西医疾病中辨清中医的基本证型,怎样才能用方剂学中的方辨治复杂多变的病证等,这一系列问题都是师生理论学习及临床医生实践必须解决的首要问题。

学好用活方剂是辨治杂病走向成功和成熟的必由之路,亦即非精通方剂精华不足为治病之名医,非掌握方剂要旨不足为治病之良医,只有深入学好用活方剂学理论,才能更好地指导临床辨治诸多常见病、多发病及疑难杂病。

王付

2016 年 7 月

目 录
CONTENTS

导 读

目前全国高等中医药院校使用的方剂学教材有不同版本，涉及多家出版社，虽数经改版修订，但从改版修订的内容来看，基本上是或减少几个方，或增加几个方，或在方剂归类上重新给予调整，或在诠释方药配伍关系上重新厘定方药君臣关系，或变更方歌用语，而在教材的教学内容与质量上尚未出现实质性的改革，这在某种程度上又严重制约了方剂学的教学内容更新与质量提高，也直接影响学生的学习思维和能力培养，在一定程度上又造成了方剂学教学内容及质量建设的滞后，进而又直接影响学生的学习效果与技能培养。

中医药教育深层次改革，归根于教材内容建设；中医药人才培养，归根于教材质量；教材内容与质量建设都直接关系到中医事业的发展与进步。又因教材是学生与教师的必备用书，教师通过教材，根据教学需要而由浅入深地传道、授业、解惑，学生通过教材，根据学习需求而循序渐进地获取知识，教师因教材而教，学生因教材而学，以此才能达到最佳预期教与学效果。研究方剂学教材只有不断完善、充实、改进与创新，才能实现教书育人的目的，才能达到最佳预期教学效果。

1. 配伍原则研究

方剂是在运用中药治病过程中，发现单味中药治病不能获得满意疗效时，把两味或两味以上中药结合应用，在增效减毒作用的基础上逐渐形成的，是发展、完善与运用中药治病的必然结果。方剂配伍原则是按照疾病演变规律、脏腑生理特性和用药基本法则而确立的治病准则。

自成无己开创研究仲景方剂配伍至今，目前研究思路仍然局限在成氏所开创的解释古方用药的合理性，而对古方组成及配伍原则尚未引起重视。成氏虽然继承了《黄帝内经》的理论，研究了《伤寒论》的方剂，这在一定历史时期起到了一定的历史作用，但随着社会进步与理论思维认识深化，仅用君臣佐使理论解释方药有很大的历史局限性，也就是说因方释方，以药释方，这种解释方药配伍理论必定限制方剂配伍理论发展与进步。

研究方剂配伍理论，只有既重视研究方中用药的合理性，又重视研究方剂配伍原则，才能不断推动方剂配伍理论进步与提高。再则，从配伍原则研究方剂，可使方剂配伍理论在理性认识上有所创新，在培养学生学习与应用能力上有所开拓，使学生学习方剂学有规可循，有法可依，并能运用方剂配伍理论把握规律，应用规律。方剂配伍原则主要有三，一是针对病变证机而配伍方药，二是针对脏腑生理特性而配伍方药，三是针对方药弊端而配伍方药，以此研究方剂配伍原则可为临床治病提供组方用药的科学理论依据。

2. 配伍方法研究

方剂配伍方法是指引导方剂组成用药必须具备的构思方式、思辨模式、分析途径、选择步骤、采用手段和运用技巧等,是治病用药获得最佳疗效而必须遵循的逻辑思维和科学设计,也是研究历代医家认识疾病演变规律和治病用药组方规律必须遵循的基本准则与宗旨。

早在《神农本草经》中就总结了方剂配伍用药的基本方法,即"有单行者,有相须者,有相使者,有相畏者,有相恶者,有相反者,有相杀者,凡此七情,合和时视之"。其七情中单行不属于配伍用药,相恶也不属于治病用药配伍范畴,相须、相使、相畏、相杀配伍是方剂配伍用药的基本方法,而相反配伍属于配伍中的一种特有方法。

方剂配伍原则是方剂组成的指导方针,是治病用药必须遵循的基本原则,而方剂配伍方法则是实施配伍原则过程所采取的具体方式、途径、步骤、手段和技巧,是丰富配伍内涵建设的基本结构单元与核心要素。其中相须配伍是根据病变证机而选用药物的常用方法,相使配伍是根据复杂多变的病变证机且有主次选用药物的基本方法,相畏(相杀)配伍是根据方药弊端而选用药物的特殊方法,相反配伍是根据疑难顽固复杂多变的病变证机而选用药物的特有方法,深入研究方剂配伍方法是完善与构建方剂配伍原则的具体实施步骤与技巧,研究方剂只有重视全面深入地研究方剂配伍方法,才能真正提高方剂治病的效率与效果。

3. 名词术语研究

中医药事业的进步与发展,需要社会普及与接受。推动中医药学术进步与发展,引导国内公民拥有中医文化底蕴,也便于促进国外学者学习和接受中医知识,对此首要解决的是名词术语的规范化,为国内公民和国外学者创造语言和文化环境,以适用与满足国内外对中医文化及专业知识的需求。方剂是中医药重要组成部分,是治病的必然手段与方法,研究方剂名词术语规范化迫在眉睫,势在必行。

开展方剂名词术语规范化研究,重点研究药名、用法、功用、药理作用、中医证、西医病、方证分析及临床运用等,力争做到解释名词准确、彰显术语特征,达到用词规范简明、中心主题突出,实现画龙点睛的目的。如目前研究炙甘草汤辨治中医证型,有的方剂学教材用"气血虚弱",有的教材用"阴血不足,阳气虚弱证",有的教材用"阴血阳气虚弱",有的教材用"虚劳心悸",有的教材用"心阴阳俱虚证"等。开展方剂学名词术语规范化研究,必须全面剖析、深入研究,科学归纳,认真总结,将方剂学中名词术语表述准确规范,便于社会普及推广应用。

4. 用药用量研究

方剂学中所选方剂多以古方为主,因古方用量与当今用量单位不同,所以必须将教材中古方用量换算为当今国际标准用量,以提高学生学习思维与接受能力,培养学生严谨的治学态度,思考问题精益求精,解决问题入细入微。但目前有的方剂学教材换算小青龙汤用量是"麻黄去节,三两(9g)、芍药三两(9g)、细辛三两(6g)、干姜三两(6g)、甘草炙,三两(9g)、桂枝去皮,三两(9g)、五味子半升(6g)、半夏洗、半升(9g)",方中用量同是三两,既有换算为9g,又有换算为6g;同是半升,既有换算为9g,又有换算为6g。再如换算麻黄附子细辛汤中附子一枚为9g,换算大黄附子汤中附子三枚为12g,换算四逆汤中附子一枚为15g,同是附子一枚且换算用量不同,此换算方法常常会引起学生接受起来莫衷一是,进而对教材的科学性产生怀疑及困惑。组方用药之量常常左右方药功用,研究方剂用药定量既要有理论根据,又要符合临床实际,切不可主观盲目,随意定论。

5. 辨治证型研究

研究方剂方药组成与辨治证型,既要深入研究方中用药的基本作用特点,又要全面研究方中用药寒热温凉,更要重视研究方药用量在方中的主导性,若研究忽视任何一个方面,都会导致研究结果出现片面性或偏离临床实际。如目前研究定喘汤组成与用量,有的教材认为定喘汤治疗证型是风寒外束、痰热内蕴证,有的教材认为是哮喘,有的教材认为是寒痰哮喘证。研究分析方中用药有9味,辛热药有5味药,即麻黄三钱(9g)、苏子二钱(6g)、半夏三钱(9g)、杏仁一钱五分(4.5g)、款冬花三钱(9g);寒性药有2味,即桑白皮三钱(9g)、黄芩一钱五分(4.5g);平性药有2味,即白果21枚(10g)、甘草一钱(3g)。即辛热药总量为37.5g(12钱5分),寒凉药总量为13.5g(4钱5分),而白果性平偏于温,甘草性平偏于清,可见,辛热药用量明显大于寒凉药,以此判断定喘汤治疗病变证型不是热痰证,而是寒痰证。黄芩、桑白皮的作用,一是制约辛温药燥化伤津,二是病机若有寒痰夹热时则能兼清郁热。再如肾气丸中用寒凉药(干地黄八两,泽泻三两,牡丹皮三两)共十四两,温热药(附子一两,桂桂一两,山茱萸四两)共六两,平性药(山药四两,茯苓三两)共七两,从用药用量权衡肾气丸辨治证型应是肾阴阳俱虚证等。

6. 病证结合研究

研究方剂辨治病证,既要辨清中医之病名,又要辨清西医之病名;在临床中,既要融会中医病名贯通西医病名,又要运用西医病名进行中医辨证论治,以此相互为用。如研究理中丸辨治西医疾病,若是辨治慢性胃炎且能积极有效的治疗,常常能达到预期治愈目的;若是辨治胃癌,即使积极有效治疗也很难达到治愈效果,治疗用药仅仅是控制症状表现,或延缓病情复发,可见,辨西医病名对中医治疗做出科学预测具有重要指导意义。

研究方剂与病证结合,务必以中医病名结合西医病名为纲,以患者的具体症状表现为目,再进行纲目结合以厘定中医证型,再因病变证型而选用最佳方药。如辨治胸痹,首先权衡胸痹之胸包括心胸之胸、肺胸之胸、胸膜之胸,以此辨清病变证机,然后决定选用具体方药。从方剂角度研究病证结合,可开拓研究方剂新领域,拓展研究方剂新思路,突出研究与应用方剂的最佳方法是病证结合、认识思维结合,强化运用西医理论丰富中医理论,形成新的思维模式以指导临床辨治用药定量。

7. 属性归类研究

研究方剂属性归类,确立方剂辨治中医证型,特别是名词术语表述是否恰当常常直接影响到学生的学习思维与接受能力,科学地、合理地归类方剂属性,可提高学生学习效率与应用能力,减少或避免学生在学习中产生不必要的疑问。如目前对完带汤属性归类,有的方剂学教材将其归在固涩剂中,有的方剂学教材将其归在补益剂中,还有的方剂学教材归在祛湿剂中;又如止嗽散,有的方剂学教材将其归在解表剂中,有的方剂学教材将其归在祛痰剂中,不同版本的方剂学有不同的归类方法,缺乏统一认识与归类基本准则,势必给学生学习带来诸多不必要的困惑。研究方剂学教材中方剂属性归类,必须根据方药组成及用量、功效与主治而进行全面分析、仔细思考、认真总结、科学辨析,厘出方剂归类属性的合理性,引导学生理论学习与临床实践能更好地联系起来。

8. 用药证治研究

研究方药组成离不开辨治证型,研究病证表现同样离不开方剂,所以研究方剂配伍用药与证治是提升方剂学教材建设质量的核心,尤其是编写方剂学教材确立配伍用药与病证之间的统一性对提升教材质量所起作用举足轻重。如目前有的方剂学教材认为肾气丸主治肾阳不足证,确立主药是附子、桂枝,而有的方剂学教材认为肾气丸主治肾阳不足证,确立主药是干地黄,有的方剂学教材认为肾气丸主治肾阴阳俱虚证,确立主药是附子、桂

枝、干地黄。再如炙甘草汤,有的方剂学教材认为方中主药是生地黄,有的方剂学教材认为方中主药是炙甘草等。研究方剂用药与证治,必须从方药及用量角度全面权衡、分析归纳,尽量避免因方剂学改版导致相同方剂解释不同的尴尬。再者,研究方中配伍用药与主治既要结合病证表现又要结合方药作用,务必反复推敲,反复验证,达到提高编写方剂学教材质量的目的。

第一章
解表剂

第一节　辛温解表

桂枝汤★

《伤寒杂病论》

【导读】①学用桂枝汤应重视桂枝芍药用量调配关系;②桂枝汤虽是辨治太阳中风证的重要代表方,但在临床中对脾胃虚弱证、卫气不固证等病变也具有显著治疗作用。

【方歌】太阳中风桂枝汤,芍药甘草姜枣同,

　　　　解肌发表调营卫,表虚有汗此为功。

【组成】桂枝三两(9g)　芍药三两(9g)　甘草炙,二两(6g)　生姜切,三两(9g)　大枣十二枚,擘

【用法】上五味,哎咀三味,以水七升,微火煮取三升,去滓。适寒温,服一升。服已须臾,啜热稀粥一升余,以助药力。温服令一时许,遍身微似有汗者益佳,不可令如水流漓,病必不除。若一服汗出病差,停后服,不必尽剂。若不汗,更服依前法。又不汗,后服小促其间,半日许令三服尽。若病重者,一日一夜服,周时观之。服一剂尽,

病证犹在者,更作服。若不汗出,乃服至二三剂。禁生冷,黏滑,肉面,五辛,酒酪,臭恶等。

【功用】解肌发汗,调和营卫,调理脾胃。

【主治】

1. 中医病证:①风寒表虚证(太阳中风证)。发热恶寒,汗出,头痛,鼻鸣,干呕,口不渴,舌淡、苔白,脉浮缓或浮弱。②妊娠恶阻证(脾胃虚弱证)。恶心,呕吐,不思饮食,脘腹不舒,舌淡、苔薄白,脉弱。

2. 西医疾病:感冒、流行性感冒、鼻炎、支气管炎、原因不明低热、慢性胃炎、慢性肝炎、慢性胰腺炎等病的临床表现符合风寒表虚证或脾胃虚弱证者。

【用药分析】方中桂枝辛温解肌发汗;芍药酸寒益营敛阴止汗;生姜辛温发汗解表,调理脾胃;大枣、甘草益气和中。

麻黄汤★

《伤寒杂病论》

【导读】①学用麻黄汤应重视麻黄桂枝用量调配关系、麻黄杏仁用量调配关系;②麻黄汤虽是辨治太阳伤寒证的重要代表方,但在临床中对肺寒证、关节肌肉寒证等病变也具有良好治疗作用。

【方歌】麻黄汤中用桂枝,杏仁甘草四般施,

发热恶寒头项痛,喘而无汗服之宜。

【组成】麻黄去节,三两(9g) 桂枝去皮,二两(6g)

甘草炙,一两(3g)　杏仁去皮尖,七十个(12g)

【用法】上四味,以水九升,先煮麻黄减二升,去上沫,内诸药,煮取二升半,去滓。温服八合,覆取微似汗,不需啜粥,余如桂枝法将息。

【功用】发汗解表,宣肺平喘。

【主治】

1. 中医病证:①风寒表实证(太阳伤寒证)。发热恶寒,头痛身痛,腰疼,骨节疼痛,无汗而喘,口不渴,舌淡、苔白,脉浮紧。②风寒犯肺证。咳嗽,气喘,痰白,舌淡、苔白,脉浮。

2. 西医疾病:感冒、流行性感冒、支气管炎、支气管肺炎、支气管哮喘、慢性阻塞性肺疾病、慢性鼻炎、神经性头痛、风湿性关节疼痛等病的临床表现符合风寒表实证或风寒犯肺证者。

【用药分析】方中麻黄辛温宣肺散寒;桂枝辛温通阳发汗;杏仁肃降肺气;甘草益气和中。

三拗汤★★★

《太平惠民和剂局方》

【导读】①学用三拗汤应重视麻黄杏仁用量调配关系、麻黄甘草用量调配关系;②三拗汤虽是辨治肺寒证的重要代表方,但在临床中对营卫寒湿证等病变也具有良好治疗作用。

【方歌】麻黄汤中少桂枝,方药更名三拗汤。

【组成】麻黄不去节　杏仁不去皮尖　甘草不炙,各等分(各 10g)

【用法】先将药研为细散状,每次煎药 15g,并加入生姜 5 片,可每日分 3 次温服。

【功用】宣肺止咳,降肺止逆。

【主治】

1. 中医病证:风寒袭肺证。咳嗽,有痰色白,胸闷,或气急,舌淡苔薄,脉浮。

2. 西医疾病:感冒、流行性感冒、支气管炎、支气管肺炎、支气管哮喘、慢性阻塞性肺疾病、慢性鼻炎等病的临床表现符合风寒袭肺证者。

【用药分析】方中麻黄宣肺散寒;杏仁肃降肺气;甘草益气和中。

华盖散 ★★★

《太平惠民和剂局方》

【导读】①学用华盖散应重视麻黄杏仁用量调配关系、桑白皮紫苏子用量调配关系、陈皮茯苓用量调配关系;②华盖散虽是辨治肺寒痰湿证的重要代表方,但在临床中对肺寒痰湿夹热证等病变也具有良好治疗作用。

【方歌】华盖散中白麻黄,紫苏杏仁陈苓草,
　　　　宣肺解表能祛痰,寒痰壅肺效果好。

【组成】麻黄去根节　桑白皮蜜炙　紫苏子隔纸炒　杏仁去皮尖,炒　赤茯苓去皮　陈皮去白,各一两(各

30g)　甘草炙,半两(15g)

【用法】将上药研为散,每次煎药6g,饭后温服。用汤剂可用原方量的1/2。

【功用】宣肺解表,祛痰止咳。

【主治】

1. 中医病证:寒痰壅肺证。咳嗽上气,痰阻气急不利,呀呷有声,舌淡、苔薄白,脉浮数。

2. 西医疾病:感冒、流行性感冒、支气管炎、慢性阻塞性肺疾病、慢性鼻炎、间质性肺疾病等病的临床表现符合寒痰壅肺证者。

【用药分析】方中麻黄宣肺散寒;紫苏子降肺止逆;陈皮理气化痰;茯苓益气渗湿;杏仁肃降肺气;桑白皮泻肺降逆,兼制温化伤阴;甘草益气和中。

九味羌活汤★★

张元素方,录自《此事难知》

【导读】①学用九味羌活汤应重视羌活防风用量调配关系、苍术白芷用量调配关系、川芎细辛用量调配关系;②九味羌活汤虽是辨治外寒风热证的重要代表方,但在临床中对风寒表实证等病变也具有良好治疗作用。

【方歌】九味羌活用防风,细辛苍芷与川芎,

　　　　生地黄芩同甘草,祛风散寒能清热。

【组成】羌活　防风　苍术(各9g)　细辛　川芎　白芷　生地黄　黄芩(各6g)　甘草(3g)

【用法】水煎服,若欲急治之,可用热粥助药力;若欲缓治之,不必以热粥助药力。

【功用】发汗祛湿,兼清里热。

【主治】

1. 中医病证:外感风寒湿,内有蕴热证。发热恶寒,无汗,头痛项强,肢体酸楚疼痛,口苦微渴,舌苔黄白夹杂或腻,脉浮。

2. 西医疾病:感冒、流行性感冒、急性皮肌炎、风湿性关节炎、神经性头痛等病的临床表现符合外感风寒湿、内有蕴热证者。

【用药分析】方中羌活祛风胜湿散寒,利关节,止疼痛;防风祛风散寒;苍术发汗燥湿;白芷、细辛散寒止痛;川芎行气理血止痛;其中细辛偏治少阴头痛,白芷偏治阳明头痛,川芎偏治少阳厥阴头痛;黄芩清泻里热;生地黄清热育阴生津,兼防辛温药伤津;甘草益气和中,兼防辛温药伤气。

大羌活汤★★★

《此事难知》

【导读】①学用大羌活汤应重视羌活独活用量调配关系、黄连黄芩用量调配关系、苍术白术用量调配关系;②大羌活汤虽是辨治外寒风热证的重要代表方,但在临床中对寒热夹杂证等病变也具有良好治疗作用。

【方歌】大羌活汤独防风,辛防苓连术甘草,白术知母川地黄,解表清里效果好。

【组成】羌活 独活 防风 细辛 防己 黄芩 黄连 苍术 甘草炙 白术(各10g) 知母 川芎 生地黄(各24g)

【用法】将药研为细散状,每次煎15g,温热服用;若病证不除,可酌情加大用量,达到治疗目的为止。

【功用】发汗祛湿,清泻里热。

【主治】

1. 中医病证:外感风寒湿,里有郁热证。发热恶寒,头痛,肢体困重酸痛,口渴口苦,苔薄黄等。

2. 西医疾病:感冒、流行性感冒、急性皮肌炎、风湿性关节炎、骨质增生、神经性头痛、坐骨神经痛等病的临床表现符合外感风寒湿,里有郁热证者。

【用药分析】方中羌活、独活祛风散寒,通络止痛;防风祛风柔筋;细辛温通止痛;防己祛风湿通络;苍术、白术健脾醒脾燥湿;川芎行气活血;黄芩、黄连清热燥湿,兼防辛温药燥化;知母清热益阴;生地黄清热凉血益阴;甘草益气和中。

香苏散★★

《太平惠民和剂局方》

【导读】①学用香苏散应重视香附苏叶用量调配关系、陈皮甘草用量调配关系、香附陈皮用量调配关系;②香苏散虽是辨治外寒气郁证的重要代表方,但在临床中对肝胃气郁证等病变也具有良好治疗作用。

【**方歌**】香苏散中陈甘草,理气和中兼解表。

【**组成**】香附子炒香,去毛　紫苏叶各四两(各120g)陈皮不去白,二两(60g)　甘草炙,一两(30g)

【**用法**】将药研为细散状,每次煎9g,当温热服之,或不拘时服用,或每日分 3 次服。用汤剂可用原方量的1/10。

【**功用**】理气和中,疏散风寒。

【**主治**】

1. 中医病证:外感风寒,气郁不舒证。发热恶寒,头痛无汗,胸脘痞闷,不思饮食,舌苔薄白,脉浮。

2. 西医疾病:感冒、流行性感冒、内分泌失调、内脏神经紊乱、慢性胃炎、慢性肝炎、慢性胆囊炎、慢性胰腺炎等病的临床表现符合外感风寒、气郁不舒证或肝郁不舒证者。

【**用药分析**】方中香附行气解郁;苏叶行气宽胸;陈皮行气和胃;甘草益气和中,兼防行气药伤气。

正柴胡饮★★★

《景岳全书》

【**导读**】①学用正柴胡饮应重视柴胡芍药用量调配关系、陈皮柴胡用量调配关系、芍药甘草用量调配关系;②正柴胡饮虽是辨治外寒气血不和证的重要代表方,但在临床中对肝胃气郁证、肝脾气滞证等病变也具有良好治疗作用。

【方歌】正柴胡饮防陈皮,芍药甘草与生姜,
　　　　气血不和夹外感,调气理血效用强。

【组成】柴胡一至三钱(3～9g)　防风一钱(3g)　陈皮一钱半(5g)　芍药二钱(6g)　甘草一钱(3g)　生姜三五片(9g)

【用法】水煎温热服,每日分3次服。

【功用】解表散寒。

【主治】

1. 中医病证:外感风寒,气血不和证。发热恶寒,头痛身疼,无汗,疟疾初起,舌苔薄白,脉浮。

2. 西医疾病:感冒、流行性感冒、内分泌失调、内脏神经紊乱、慢性胃炎、慢性肝炎、慢性胆囊炎、慢性胰腺炎等病的临床表现符合外感风寒,气血不和证者。

【用药分析】方中柴胡疏肝解郁行气;防风辛散理气透达;生姜发散降逆透达;陈皮行气和胃;芍药敛肝缓急;甘草益气和中。

小青龙汤 ★

《伤寒杂病论》

【导读】①学用小青龙汤应重视麻黄半夏用量调配关系、五味子芍药用量调配关系、细辛半夏用量调配关系;②小青龙汤虽是辨治肺寒证的重要代表方,但在临床中对心肺寒证、肺胃寒证等病变也具有良好治疗作用。

【方歌】小青龙汤治寒饮,风寒咳嗽皆可医,

桂姜麻黄芍药甘,细辛半夏兼五味。

【方药】麻黄去节,三两(9g)　芍药三两(9g)　细辛三两(9g)　干姜三两(9g)　甘草炙,三两(9g)　桂枝去皮,三两(9g)　五味子半升(12g)　半夏洗,半升(12g)

【用法】上八味,以水一斗,先煮麻黄,减二升,去上沫,内诸药,煮取三升,去滓。温服一升。若渴,去半夏,加瓜蒌根三两;若微利,去麻黄,加荛花,如一鸡子,熬令赤色;若噎者,去麻黄,加附子一枚,炮;若小便不利,少腹满者,去麻黄,加茯苓四两;若喘,去麻黄,加杏仁半升,去皮尖。且荛花不治利,麻黄主喘,今此语反之,疑非仲景意(编者注:后20字恐是叔和按语混入正文,当删)。

【功用】宣肺降逆,散寒化饮。

【主治】

1. 中医病证:①外寒里饮证。发热恶寒,头身疼痛,无汗,咳嗽,气喘,痰稀色白量多或呈泡沫状,或胸中痞闷,或干呕,或倚息不得平卧,或头面四肢水肿,或身体疼重,舌淡、苔薄白,脉浮紧。②寒饮郁肺证(肺寒证)。咳嗽,气喘,痰稀色白量多或呈泡沫状,或胸中痞闷,或倚息不得平卧,或头面四肢水肿,舌淡、苔薄白,脉浮紧。③溢饮寒证。头面四肢水肿,或身体疼重,舌淡、苔薄白,脉浮紧。

2. 西医疾病:急慢性支气管炎、支气管哮喘、慢性阻塞性肺疾病、肺源性心脏病、百日咳、结核性渗出性胸膜炎、间质性肺炎等病的临床表现符合外寒里饮证,或寒饮

郁肺证,或溢饮寒证者。

【用药分析】方中麻黄解表散寒,宣肺平喘;桂枝解表化饮,温肺化饮;半夏降肺温肺,化饮止咳,燥湿醒脾;干姜温肺散寒,温阳化饮。细辛温阳化饮;五味子收敛肺气;芍药补血敛阴;甘草补益中气。

第二节 辛凉解表

银翘散★

《温病条辨》

【导读】①学用银翘散应重视银花连翘用量调配关系、牛蒡子薄荷用量调配关系、荆芥淡豆豉用量调配关系、桔梗甘草用量调配关系;②银翘散虽是辨治太阳温病证的重要代表方,但在临床中对麻疹郁热证等病变也具有良好治疗作用。

【方歌】银翘散主风热病,竹叶荆牛豉薄荷,
　　　　甘桔芦根凉解法,辛凉平剂效果好。

【组成】连翘一两(30g)　金银化一两(30g)　桔梗六钱(18g)　薄荷六钱(18g)　竹叶四钱(12g)　生甘草五钱(15g)　荆芥穗四钱(12g)　淡豆豉五钱(15g)　牛蒡子六钱(18g)

【用法】将药研为细散状,用水煎18g,加鲜苇根30g,视病情而决定服药时间与次数。

【功用】辛凉解表,清热解毒。

【主治】

1. 中医病证:①风热表证(温病初起)。发热,微恶风寒,头痛,无汗或汗出不畅,身体疼痛,或咽痛,或咳嗽,口渴,舌红,苔薄黄或黄白相兼,脉浮数。②麻疹初起。麻疹透发不畅,身热不解,目赤流泪,口渴,舌红,苔薄黄,脉浮数。

2. 西医疾病:流行性感冒、急性扁桃体炎、上呼吸道感染、急性支气管炎、大叶性肺炎、麻疹初起,以及脑炎、急性腮腺炎、过敏性荨麻疹等病的临床表现符合风热表证者。

【用药分析】方中薄荷、牛蒡子辛凉透表,疏散风热,清利头目;金银花、连翘,清热解毒;竹叶清泻邪热;芦根清热生津;桔梗清热利咽;荆芥、淡豆豉味辛既助薄荷、牛蒡子疏散表邪,又防金银花、连翘寒凉太过凝滞;甘草益气和胃,助营卫抗邪。

桑菊饮★★

《温病条辨》

【导读】①学用桑菊饮应重视桑叶菊花用量调配关系、杏仁桔梗用量调配关系、连翘甘草用量调配关系;②桑菊饮虽是辨治风热犯肺证的重要代表方,但在临床中对营卫郁热证等病变也具有良好治疗作用。

【方歌】桑菊饮中桔甘翘,芦根杏仁薄荷饶,清宣肺卫风热证,肺热咳嗽服之消。

【组成】桑叶二钱五分(7.5g) 菊花一钱(3g) 杏仁二钱(6g) 连翘一钱五分(5g) 薄荷八分(2.4g) 桔梗二钱(6g) 甘草生,八分(2.4g) 苇根二钱(6g)

【用法】水煎服,每日分 2 次温服。用汤剂可在原方量基础上加大 1 倍。

【功用】疏风清热,宣肺止咳。

【主治】

1. 中医病证:风热犯肺证(风温初起)。但咳,身热不甚,口微渴,舌淡红、苔薄黄,脉浮。

2. 西医疾病:急性支气管炎、急性扁桃体炎、流行性感冒等病的临床表现符合风热犯肺轻证者。

【用药分析】方中桑叶、菊花疏散肺中风热,宣肺止咳;连翘清解肺热;杏仁肃降肺气;桔梗宣利肺气;薄荷助桑叶、菊花疏散风热;苇根清热生津;甘草清热益气。

柴葛解肌汤 ★ ★
《伤寒六书》

【导读】①学用柴葛解肌汤应重视柴胡葛根用量调配关系、黄芩石膏用量调配关系、羌活白芷用量调配关系、芍药甘草用量调配关系;②柴葛解肌汤虽是辨治表寒里热证的重要代表方,但在临床中对营卫郁热夹寒证等病变也具有良好治疗作用。

【方歌】陶氏柴葛解肌汤,邪在三阳热势张,芩芍桔甘羌活芷,石膏大枣与生姜。

【组成】柴胡(12g)　干葛(9g)　甘草(3g)　黄芩(9g)　羌活(6g)　白芷(6g)　芍药(6g)　桔梗(6g)(原方未注用量)

【用法】煎药时加入生姜、红枣,也可加石膏3g,温热服之。

【功用】解肌清热。

【主治】

1. 中医病证:太阳少阳阳明兼证。恶寒渐轻,身热增盛,无汗,头痛,目疼鼻干,心烦不眠,嗌干耳聋,眼眶痛,舌苔薄黄,脉浮微洪。

2. 西医疾病:感冒、流行性感冒、神经性头痛、腮腺炎、扁桃体炎等病的临床表现符合太阳少阳阳明兼证者。

【用药分析】方中柴胡、葛根辛凉透表,清散郁热;石膏、葛根清透阳明郁热;柴胡、黄芩清解少阳郁热;芍药益营和阴,兼清内热;羌活、白芷、生姜既能助柴胡、葛根透热于外,又能兼防寒药凝滞;桔梗宣肺利咽;甘草、大枣,益气和中。

柴葛解肌汤★★★

《医学心悟》

【导读】①学用柴葛解肌汤应重视柴胡葛根用量调配关系、黄芩知母用量调配关系、芍药生地黄用量调配关系、牡丹皮贝母用量调配关系;②柴葛解肌汤虽是辨治表里郁热证的重要代表方,但在临床中对阳明少阳郁热证等病变也具有良好治疗作用。

【方歌】程氏柴葛解肌汤,芍药黄芩甘二母,

　　　　生地丹皮能清热,凉血益阴功用著。

【组成】柴胡一钱二分(3.6g)　葛根一钱五分(4.5g)　芍药一钱(3g)　黄芩一钱五分(4.5g)　知母一钱(3g)　生地黄二钱(6g)　牡丹皮一钱五分(4.5g)　贝母一钱(3g)　甘草五分(1.5g)

【用法】水煎服,若心烦者加淡竹叶5g,谵语者加石膏9g。用汤剂可在原方用量基础上加大1倍。

【功用】解肌清热,凉血益阴。

【主治】

1. 中医病证:内外郁热证。不恶寒或轻微恶寒,口渴,舌苔黄,脉数。

2. 西医疾病:感冒、流行性感冒、心肌炎、心律失常、神经性头痛、腮腺炎、扁桃体炎等病的临床表现符合内外郁热证者。

【用药分析】方中柴胡、葛根透散郁热;芍药益血敛阴;黄芩、知母清泻郁热;生地黄、牡丹皮清热凉血;贝母清热降逆化痰;甘草益气和中。

升麻葛根汤★★

《太平惠民和剂局方》

【导读】①学用升麻葛根汤应重视升麻葛根用量调配

关系、芍药甘草用量调配关系、升麻葛根用量调配关系；②升麻葛根汤虽是辨治麻疹初起证的重要代表方，但在临床中对营卫郁热证等病变也具有良好治疗作用。

【方歌】升麻葛根治疹方，芍药甘草用之良，

疹出不畅目流泪，解肌透疹效果好。

【组成】升麻　芍药　甘草炙，各十两(各300g)　葛根十五两(450g)

【用法】将药研为细散状，每次煎9g，温热服之，或不拘时服，或每日2～3次服，达到治疗目的为止。用汤剂可用原方量的1/10。

【功用】解肌透疹。

【主治】

1. 中医病证：麻疹热郁营卫证(麻疹初起)。麻疹透发不畅，身热头痛，目赤流泪，口渴，舌红、苔薄，脉数。

2. 西医疾病：过敏性皮疹、药物性皮疹、神经性皮疹等病的临床表现符合麻疹热郁营卫证者。

【用药分析】方中升麻、葛根透散营卫郁热；芍药益血敛阴；甘草益气和中。

竹叶柳蒡汤★★★

《先醒斋医学广笔记》

【导读】①学用竹叶柳蒡汤应重视竹叶西河柳用量调配关系、葛根薄荷用量调配关系、蝉蜕牛蒡子用量调配关系、麦冬玄参用量调配关系；②竹叶柳蒡汤虽是辨治麻疹

热毒证的重要代表方,但在临床中对营卫热热证等病变也具有良好治疗作用。

【方歌】竹叶柳蒡荆芥穗,干葛蝉蜕知薄荷,

　　　　玄参麦冬竹甘草,透疹解毒除热赫。

【组成】西河柳五钱(15g)　荆芥穗一钱(3g)　干葛一钱五分(5g)　蝉蜕一钱(3g)　牛蒡炒,一钱五分(5g)　知母蜜炙,一钱(3g)　薄荷叶一钱(3g)　玄参二钱(6g)　甘草一钱(3g)　麦冬去心,三钱(9g)　淡竹叶三十片(3g)

【用法】水煎服。

【功用】透疹解毒,除热益阴。

【主治】

1. 中医病证:麻疹热毒证。麻疹透发不畅,喘咳,烦闷躁乱,咽喉肿痛。

2. 西医疾病:过敏性皮疹、药物性皮疹、神经性皮疹、麻疹、猩红热、红皮病等病的临床表现符合麻疹热毒证者。

【用药分析】方中西河柳辛凉透散;竹叶清热泻火解毒;葛根、薄荷疏散透达;蝉蜕、牛蒡子疏散透表;知母清热益阴;玄参清热凉血益阴;麦冬益阴生津;荆芥穗辛温温通透散;甘草益气和中。

第三节 扶正解表

败毒散 ★

《太平惠民和剂局方》

【导读】①学用败毒散应重视羌活独活用量调配关系、人参茯苓用量调配关系、柴胡枳壳用量调配关系、前胡桔梗用量调配关系;②败毒散虽是辨治风寒夹虚证的重要代表方,但在临床中对肺气虚证等病变也具有良好治疗作用。

【方歌】人参败毒羌独活,柴前苓芎桔梗壳,

薄荷少许生姜入,益气解表能散寒。

【组成】柴胡去苗　前胡去苗,洗川芎　枳壳去瓤,麸炒　羌活去苗　独活去苗　茯苓去皮　桔梗　人参去芦　甘草各三十两(各900g)

【用法】将药研为细散状,每次煎6g,酌情加入生姜、薄荷。用汤剂可用原方量的1/100。

【功用】散寒祛湿,益气解表。

【主治】

1. 中医病证:气虚,外感风寒湿表证。憎寒壮热,头项强痛,肢体酸痛,无汗,鼻塞声重,咳嗽有痰,胸膈痞满,舌淡,苔薄白,脉浮而按之无力。

2. 西医疾病:感冒、支气管炎、过敏性皮炎、荨麻疹、

皮肤瘙痒症等病的临床表现符合气虚外感风寒湿证者。

【用药分析】方中羌活、独活发散风寒,除湿止痛;人参补益肺气;柴胡理气升清;桔梗、前胡宣肺降逆;枳壳降泄肺气;茯苓通利水道,渗湿健脾;生姜辛温,助羌活、独活解表散风寒湿之邪;川芎行气活血;薄荷辛凉,辛助羌活等解表药,凉制羌活等药伤津;甘草益气,与人参、茯苓、甘草益气和中。

荆防败毒散★★★

《太平惠民和剂局方》

【导读】①学用荆防败毒散应重视羌活独活用量调配关系、柴胡前胡用量调配关系、荆芥防风用量调配关系、茯苓甘草用量调配关系;②荆防败毒散虽是辨治风寒表实证的重要代表方,但在临床中对风寒犯肺证等病变也具有良好治疗作用。

【方歌】荆防败毒羌独活,更用荆防能解表,

　　　　柴前苓芎桔梗壳,痢疾疟疾兼能疗。

【组成】羌活　独活　柴胡　前胡　枳壳　茯苓　荆芥　防风　桔梗　川芎各一钱五分(各5g)　甘草五分(2g)

【用法】水煎服。用汤剂可在原方用量基础上加大1倍。

【功用】发汗解表,祛风胜湿。

【主治】

1. 中医病证:①风寒湿表实证。发热恶寒,头痛无

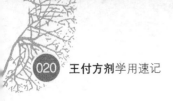

汗,胸闷,或咳嗽痰稀,肢体酸困,或鼻塞不通,舌苔薄白,脉浮。②风寒表实证与胸中痰壅证相兼。③时疫疟疾、痢疾、疮疡而具有风寒湿表实证者。

2. 西医疾病:感冒、支气管炎、过敏性皮炎、荨麻疹、皮肤瘙痒症等病的临床表现符合风寒湿表实证者。

【用药分析】方中荆芥、防风疏散风寒;羌活、独活除湿止痛;柴胡理气升清;枳壳理气降浊;桔梗、前胡宣肺降逆;茯苓通利水道,渗湿健脾;川芎行气活血;甘草益气和中。

参苏饮★★
《太平惠民和剂局方》

【导读】①学用参苏饮应重视人参茯苓用量调配关系、半夏桔梗用量调配关系、前胡枳壳用量调配关系、人参甘草用量调配关系;②参苏饮虽是辨治风寒夹痰夹虚证的重要代表方,但在临床中对心肺夹痰夹虚证等病变也具有良好治疗作用。

【方歌】参苏饮内用陈皮,枳壳前胡半夏齐,

　　　　姜葛枣香甘桔茯,气虚外感此方宜。

【组成】人参　紫苏叶　干葛洗　半夏汤洗七次,姜汁制炒　前胡去苗　茯苓去皮,各三分(各1g)　枳壳去瓤,麸炒　桔梗去芦　木香　陈皮去白　甘草炙,各半两(各15g)

【用法】将药研为细散状,每次煎12g,加入姜7片,大

枣 1 枝,微热服之,亦可不拘时服。

【功用】益气解表,理气化痰。

【主治】

1. 中医病证:外感风邪,气虚痰湿证。发热恶寒,无汗,头痛,咳嗽痰白,胸脘满闷,倦怠乏力,气短懒言,舌淡、苔薄白,脉弱。

2. 西医疾病:感冒、支气管炎、支气管哮喘、过敏性皮炎、荨麻疹等病的临床表现符合外感风邪,气虚痰湿者。

【用药分析】方中紫苏叶解表散寒,宣肺止宽胸;人参益气健脾;桔梗宣肺祛痰止咳;半夏、前胡燥湿化痰,降肺止咳;姜解表散寒,温肺止咳;木香、枳壳、陈皮理气宽胸,醒脾和中;茯苓健脾益气,渗利痰湿;大枣助人参益气;葛根助紫苏叶解表,凉制紫苏叶辛温伤气;甘草益气安中。

麻黄附子细辛汤 ★

《伤寒杂病论》

【导读】①学用麻黄附子细辛汤应重视麻黄附子用量调配关系、附子细辛用量调配关系;②麻黄附子细辛汤虽是辨治表里俱寒兼证的重要代表方,但在临床中对心肾寒证、关节肌肉寒证等病变也具有良好治疗作用。

【方歌】麻黄附子细辛汤,太少兼证常用方。

发热恶寒脉反沉,温阳解表效非常。

【组成】麻黄去节,二两(6g)　细辛二两(6g)　附子炮,去皮,破八片,一枚(5g)

【用法】上三味,以水一斗,先煮麻黄,减二升,去上沫,内诸药,煮取三升,去滓。温服一升,日三服。

【功用】温壮阳气,解表散寒。

【主治】

1. 中医病证:外寒阳虚证。发热,恶风寒,无汗,手足不温,倦怠乏力,或腰酸腿软,小便清长,或脚跟痛,舌淡、苔薄白,脉沉弱或沉迟。

2. 西医疾病:病态窦房结综合征、心动过缓、冠心病右束支传导阻滞、窦性心动过速等病的临床表现符合外寒阳虚证者。

【用药分析】方中麻黄辛散温通;附子温壮阳气;细辛辛散温阳。

再造散★★★
《伤寒六书》

【导读】①学用再造散应重视人参黄芪用量调配关系、附子细辛用量调配关系、羌活防风用量调配关系、桂枝甘草用量调配关系;②再造散虽是辨治外寒阳虚证的重要代表方,但在临床中对心肾阳虚证等病变也具有良好治疗作用。

【方歌】再造散中黄人参,桂枝甘草熟附子,
　　　　细辛羌活防川姜,外寒阳虚皆能治。

【组成】黄芪　人参　桂枝　甘草　熟附子　细辛
羌活　防风　川芎　煨生姜(各9g)

【用法】水煎服,煎药时可加入大枣2枚,也可加入炒赤芍10g,温服。

【功用】益气助阳,解表散寒。

【主治】

1. 中医病证:外寒阳虚证。发热恶寒,无汗头痛,肢体畏寒,手足不温,倦怠嗜卧,面色不荣,语言低微,舌淡、苔薄白,脉弱。

2. 西医疾病:风湿性关节炎、类风湿关节炎、心肌炎、病态窦房结综合征、心动过缓、冠心病右束支传导阻滞、窦性心动过速等病的临床表现符合外寒阳虚证者。

【用药分析】方中桂枝温阳散寒;熟附子温壮阳气;细辛温阳通透;羌活疏散通络;防风辛散温润通达;生姜辛温透散,醒脾和胃;人参大补元气;黄芪益气固表;川芎行气活血;甘草益气安中。

加减葳蕤汤 ★ ★

《通俗伤寒论》

【导读】①学用加减葳蕤汤应重视葳蕤白薇用量调配关系、葱白薄荷用量调配关系、桔梗淡豆豉用量调配关系;②加减葳蕤汤虽是辨治外热阴虚证的重要代表方,但在临床中对阴虚夹寒热证等病变也具有良好治疗作用。

【方歌】加减葳蕤豉葱白,桔薇薄荷甘红枣,
　　　　阴虚感冒多无汗,滋阴解表功用好。

【组成】生葳蕤二钱至三钱(6~9g)　生葱白二钱至

三钱(6～9g)　桔梗一钱至钱半(3～5g)　东白薇五分至
一钱(2～3g)　淡豆豉三钱至四钱(9～12g)　苏薄荷一
钱至钱半(3～5g)　炙甘草五分(2g)　红枣二枚(2枚)

【用法】水煎,分温再服。

【功用】滋阴解表。

【主治】

1. 中医病证:外感风热阴虚证。头痛身热,微恶风
寒,无汗或有汗不多,咳嗽,心烦,口渴,舌红、苔薄,脉
浮数。

2. 西医疾病:上呼吸道感染、支气管炎、免疫力低下、
扁桃体炎等病的临床表现符合外感风热阴虚证者。

【用药分析】方中薄荷辛凉解表,透热于外;葳蕤(玉
竹)滋阴生津;淡豆豉、葱白辛散透达;薄荷疏散风热;白
薇清泻郁热,兼顾于阴;桔梗宣肺祛痰止咳;红枣益气化
阴;甘草益气。

葱白七味饮★★★

《通俗伤寒论》

【导读】①学用葱白七味饮应重视葱白葛根用量调配
关系、生姜新豉用量调配关系、麦冬生地黄用量调配关
系;②葱白七味饮虽是辨治阴虚夹表证的重要代表方,但
在临床中对阴虚夹寒热证等病变也具有良好治疗作用。

【方歌】葱白七味饮干葛,豆豉生姜麦地黄,
　　　　滋阴补血能解表,阴虚夹表皆能匡。

【组成】葱白连根切,一升(24g)　干葛切,六合(14g)　新豉绵裹,一合(2g)　生姜切,二合(5g)　生麦冬去心,六合(14g)　干地黄六合(14g)

【用法】水煎服,每日分3次温服。

【功用】滋补阴血,发汗解表。

【主治】

1. 中医病证:阴血虚,外感风寒证。发热,恶风寒,无汗,头痛,手足心热,口干欲饮水,小便短少,舌红、少苔,脉细或数。

2. 西医疾病:内分泌失调、流行性感冒、上呼吸道感染、支气管炎、免疫力低下、扁桃体炎等病的临床表现符合阴血虚,外感风寒证者。

【用药分析】方中葱白辛温透散;葛根辨凉透达;新豉疏散透达;生姜辛温理脾和胃;麦冬滋阴生津;干地黄清热凉血滋阴;甘草益气和中。

桂枝增液汤★★

《杂病辨治心法》

【导读】①学用桂枝增液汤应重视桂枝生姜用量调配关系、芍药炙甘草用量调配关系、麦冬百合用量调配关系、生地黄玄参用量调配关系;②桂枝增液汤虽是辨治阴虚夹风寒表证的重要代表方,但在临床中对阴阳俱虚证等病变也具有良好治疗作用。

【方歌】桂枝增液汤姜枣,黄麦白草参百合,

头痛无汗手心热,治疗阴虚夹风寒。

【组成】桂枝(10g) 白芍(10g) 生姜(10g) 炙甘草(6g) 大枣(12枚) 生地黄(18g) 麦冬(18g) 玄参(18g) 百合(15g)

【用法】水煎服。

【功用】滋补阴津,解肌散邪。

【主治】

1. 中医病证:阴虚风寒证。发热,恶风寒,无汗,头痛,手足心热,口干欲饮水,小便短少,或鼻塞,或食欲减退,舌红、少苔,脉细或数。

2. 西医疾病:内分泌失调、神经性头痛、免疫力低下、过敏性皮炎、扁桃体炎等病的临床表现符合阴虚风寒证者。

【用药分析】方中桂枝、生姜辛温散寒;麦冬、百合滋养阴津;生地黄、玄参清热凉血;白芍益血敛阴;大枣、甘草益气和中。

第二章
泻下剂

第一节 寒 下

大承气汤 ★

《伤寒杂病论》

【导读】①学用大承气汤应重视大黄芒硝用量调配关系、枳实厚朴用量调配关系、大黄厚朴用量调配关系；②大承气汤虽是辨治阳明热结证的重要代表方，但在临床中对热结伤筋证等病变也具有良好治疗作用。

【方歌】大承气汤用大黄，枳实厚朴芒硝囊，

谵语潮热腹满痛，攻下实热力能当。

去硝名为小承气，调胃只有硝黄草。

【组成】大黄酒洗，四两（12g）　厚朴炙，去皮，半斤（24g）　枳实炙，五枚（5g）　芒硝三合（8g）

【用法】上四味，以水一斗，先煮二物，取五升，去滓，内大黄，更煮取二升，去滓。内芒硝，更上微火一两沸，分温再服。得下，余勿服。

【功用】推陈致新，峻下热结。

【主治】

1. 中医病证:①阳明热结证。大便不通,腹中转气,脘腹痞满,绕脐痛,拒按,烦躁,谵语,潮热,手足濈然汗出,舌红、苔黄燥起刺,脉沉实。②阳明热结旁流证。自利清水,色纯青,腹痛,舌红、苔黄燥起刺,脉沉实。③热厥证,或热极痉证,或热极发狂证。

2. 西医疾病:肠梗阻、急性出血性坏死性胰腺炎、急性阑尾炎、急性梗阻性化脓性胆囊炎、细菌性痢疾、胃自主神经功能紊乱、病毒性肝炎等病的临床表现符合阳明热结证者。

【用药分析】方中大黄苦寒硬攻,泻热通便;芒硝咸寒软坚,泻热通便;枳实辛寒行气降浊;厚朴苦温行气下气。

大陷胸汤 ★
《伤寒杂病论》

【导读】①学用大陷胸汤应重视大黄甘遂用量调配关系、甘遂芒硝用量调配关系;②大陷胸汤虽是辨治热饮结胸证的重要代表方,但在临床中对水气内结证等病变也具有良好治疗作用。

【方歌】大陷胸汤大黄芒,甘遂为末应冲服,
　　　　心中懊憹胸胁痛,泻热逐饮破结功。

【组成】大黄去皮,六两(18g)　芒硝一升(24g)　甘遂一钱匕(1.5g)

【用法】上三味,以水六升,先煮大黄,取二升,去滓。

内芒硝,煮一两沸,内甘遂末,温服一升。得快利,止后服。

【**功用**】泻热,逐水,破结。

【**主治**】

1. 中医病证:热饮结胸证。胸膈疼痛,或脘腹疼痛,疼痛从心下至少腹不可近,心中懊憹,烦躁,短气,头汗出,日晡所发热,舌上燥而渴,舌红、苔黄腻,脉沉紧。

2. 西医疾病:结核性胸膜炎或腹膜炎、肾小球肾炎、肾盂肾炎等病的临床表现符合热饮结胸证者。

【**用药分析**】方中甘遂攻逐水饮;大黄荡涤热饮;芒硝软坚散结,泻热涤饮。

第二节 温 下

大黄附子汤 ★

《伤寒杂病论》

【**导读**】①学用大黄附子汤应重视大黄附子用量调配关系、大黄细辛用量调配关系;②大黄附子汤虽是辨治阳明寒结证的重要代表方,但在临床中对寒结夹热证等病变也具有良好治疗作用。

【**方歌**】大黄附子汤细辛,阳虚寒结便不通,

　　　　　手足不温有发热,通阳通便能温肾。

【**组成**】大黄三两(9g)　附子炮,三枚(15g)　细辛

二两(6g)

【用法】上三味,以水五升,煮取二升。分温三服。若强人煮取二升半,分温三服。服后如人行四五里,进一服。

【功用】温肾通便,通阳散寒。

【主治】

1. 中医病证:寒积阻滞证(寒结证)。腹痛,便秘,胁下偏痛,发热,手足不温,口淡,或腰酸腿软,舌淡、苔薄白,脉弦迟。

2. 西医疾病:慢性结肠炎、慢性菌痢、慢性盆腔炎、慢性胆囊炎、胆囊术后综合征、慢性阑尾炎等病的临床表现符合寒结证者。

【用药分析】方中附子温壮阳气,驱逐阴寒;大黄泻下通便;细辛温阳散寒止痛。

温脾汤★★

《备急千金要方·十五卷》

【导读】①学用温脾汤应重视附子干姜用量调配关系、附子大黄用量调配关系、人参甘草用量调配关系;②温脾汤虽是辨治阳虚寒积证的重要代表方,但在临床中对阳虚寒积夹热证等病变也具有良好治疗作用。

【方歌】温脾汤中参附草,大黄干姜攻下方,

　　　　治疗脾虚寒结证,温补脾阳下冷积。

【组成】附子大者一枚(8g)　干姜二两(6g)　人参

二两(6g) 大黄四两(12g) 甘草二两(6g)

【用法】将药研为细散状,用水 560mL,煮取药液180mL,每日分3 次温服;大黄后下。

【功用】温补脾阳,攻下冷积。

【主治】

1. 中医病证:阳虚寒积证。大便不通,脐腹冷痛,喜温喜按,或痢下赤白,或泻痢下重,手足不温,舌淡、苔白,脉沉或弱。

2. 西医疾病:不完全性肠梗阻、肠痉挛、慢性阑尾炎、慢性盆腔炎等病的临床表现符合脾阳虚寒积证者。

【用药分析】方中附子温壮阳气,驱散阴寒;大黄既能通下,又能制约温热药伤阴;干姜助附子温阳散寒;人参益气化阳;甘草益气,助人参益气化阳。

温脾汤★★★
《备急千金要方·十三卷》

【导读】①学用温脾汤应重视附子干姜用量调配关系、附子大黄用量调配关系、人参甘草用量调配关系、人参当归用量调配关系;②温脾汤虽是辨治脾寒胃热证的重要代表方,但在临床中对脾寒胃热夹气血虚证等病变也具有良好治疗作用。

【方歌】十三卷中温脾汤,四逆加参归硝黄,

温脾散寒清郁热,治疗寒热权用量。

【组成】干姜 当归各三两(各9g) 大黄五两(15g)

附子　人参　芒硝　甘草各二两(各6g)

【用法】用水490mL,煮取药液210mL,每日分3次温服。

【功用】温脾散寒,兼清郁热。

【主治】

1. 中医病证:脾寒胃热证。便秘腹痛,脐下绞痛绕脐不止,手足不温,心胸烦热,苔白或略黄,脉沉弦或迟。

2. 西医疾病:不完全性肠梗阻、肠痉挛、慢性阑尾炎、慢性盆腔炎等病的临床表现符合脾寒胃热证者。

【用药分析】方中附子温壮阳气,驱散阴寒;大黄、芒硝既能泻热通下,又能制约温热药伤阴;干姜助附子温阳散寒;人参益气化阳;当归补血润肠;甘草益气,助人参益气化阳。

第三节　润　下

麻子仁丸★

《伤寒杂病论》

【导读】①学用麻子仁丸应重视麻仁大黄用量调配关系、芍药杏仁用量调配关系、大黄厚朴用量调配关系;②麻子仁丸虽是辨治脾约证的重要代表方,但在临床中对心肝郁热证等病变也具有良好治疗作用。

【方歌】麻子仁丸治脾约,麻仁杏仁芍药宜,枳朴大黄齐加入,便秘溲数均能医。

【组成】麻仁二升(48g) 芍药半斤(24g) 枳实炙,半斤(24g) 大黄去皮,一斤(48g) 厚朴炙,去皮,一尺(30g) 杏仁去皮尖,熬,别作脂,一升(24g)

【用法】上六味,蜜和丸,如梧桐子大。饮服十丸,日三服,渐加,以知为度。

【功用】运脾泻热通便。

【主治】

1. 中医病证:脾约证。大便干硬,小便频数,舌红、苔薄黄,脉浮涩。

2. 西医疾病:药物性便秘、习惯性便秘、产后便秘、痔疮术后便秘、肠麻痹、胃柿石、不完全性肠梗阻、糖尿病等病的临床表现符合脾约证者。

【用药分析】方中麻仁运脾润脾;大黄泻热通便;杏仁泻肺润肠;芍药补血泻肝;枳实、厚朴行气除胀;蜂蜜润肠通便。

济川煎 ★

《景岳全书》

【导读】①学用济川煎应重视肉苁蓉牛膝用量调配关系、枳壳升麻用量调配关系、肉苁蓉当归用量调配关系;②济川煎虽是辨治虚滞便秘证的重要代表方,但在临床中对阴阳俱虚证等病变也具有良好治疗作用。

【方歌】济川当膝肉苁蓉,泽泻升麻枳壳从,肾虚便秘小便清,滋补阴阳诸证除。

【组成】当归三至五钱(9～15g)　牛膝二钱(6g)肉苁蓉酒洗去咸,二至三钱(6～9g)　泽泻一钱半(5g)升麻五分至七分(2g)或一钱(3g)　枳壳一钱(3g)

【用法】水煎服,饭前服用。

【功用】温肾益精,润肠通便。

【主治】

1. 中医病证:虚滞证(肾阳虚弱,阴津不足证)。大便干结,小便清长,腰膝酸软,头晕目眩,舌淡、苔薄白或略黄,脉沉迟或虚弱。

2. 西医疾病:慢性阑尾炎、慢性胆囊炎、慢性胰腺炎、习惯性便秘等病的临床表现符合虚滞证者。

【用药分析】方中肉苁蓉温肾助阳,益精助阴,润肠通便;牛膝补肝肾,强筋骨,善主下行;当归养血和血;枳壳行气理气通便;升麻味辛主散行津,升达阳气;泽泻兼防肉苁蓉、牛膝、当归浊腻壅滞。

五仁丸★★

《世医得效方》

【导读】①学用五仁丸应重视桃仁杏仁用量调配关系、柏子仁郁李仁用量调配关系、陈皮松子仁用量调配关系;②五仁丸虽是辨治阴虚肠燥气滞证的重要代表方,但在临床中对阴虚夹气郁证等病变也具有良好治疗作用。

【方歌】五仁丸中用桃仁,杏仁柏仁与松仁,陈皮调配郁李仁,润肠行气功效神。

【组成】桃仁一两(30g) 杏仁炒,去皮尖一两(30g) 柏子仁半两(15g) 松子仁一钱二分五厘(3.6g) 郁李仁炒,一钱(3g) 陈皮另研末,四两(120g)

【用法】将药研为细散状,以蜜制为丸剂,每次服10g,饭前用米汤送服。用汤剂可用原方量的1/3。

【功用】润肠通便。

【主治】

1. 中医病证:阴虚肠燥气滞证。大便干结,艰涩难出,脘腹胀满,小便短少,面色不荣,舌燥,脉虚。

2. 西医疾病:痔疮、肛裂、肠麻痹、肠梗阻等病的临床表现符合阴虚肠燥气滞证者。

【用药分析】方中郁李仁、松子仁滋阴润肠通便;杏仁降肺气,润大肠;柏子仁滋阴润燥;桃仁活血润肠通便;陈皮理气,兼防滋补药壅滞气机。

润肠丸★★★

《脾胃论》

【导读】①学用润肠丸应重视麻子仁桃仁用量调配关系、羌活当归用量调配关系、大黄当归用量调配关系;②润肠丸虽是辨治瘀血燥结证的重要代表方,但在临床中对阴虚郁热夹虚证等病变也具有良好治疗作用。

【方歌】润肠丸中麻桃仁,羌活当归用大黄,
　　　　润肠通便兼活血,瘀血燥结用之良。

【组成】麻子仁　桃仁去皮尖,各一两(各30g)　羌活　当归尾　大黄煨,各半两(各15g)

【用法】将药制为丸剂,每服6g,饭前温开水送服。

【功用】润肠通便,活血润燥。

【主治】

1. 中医病证:瘀血燥结证。大便不通,脘腹不舒,肌肤粗糙,面色不荣等。

2. 西医疾病:内分泌失调、慢性肠炎、痔疮、肛裂、肠麻痹、肠梗阻等病的临床表现符合瘀血燥结证者。

【用药分析】方中麻子仁润肠通便;桃仁活血润肠通便;大黄泻热通便;当归补血润肠通便;羌活辛散通透行津。

第四节　逐　水

十枣汤★

《伤寒杂病论》

【导读】①学用十枣汤应重视大戟甘遂芫花用量调配关系、大戟甘遂芫花大枣用量调配关系;②十枣汤虽是辨治悬饮证的重要代表方,但在临床中对水肿证等病变也具有良好治疗作用。

【方歌】十枣汤攻逐水饮,大戟甘遂与芫花,
　　　　悬饮水肿胸胁痛,大枣煎汤送服佳。

【组成】芫花熬　甘遂　大戟各等分

【用法】上三味,等分,分别捣为散,以水一升半,先煮大枣肥者十枚,取八合,去滓。内药末,强人服一钱匕(1.5～1.8g),羸人服半钱,温服之,平旦服。若下少病不除者,明日更服,加半钱,得快下利后,糜粥自养。

【功用】攻逐水饮。

【主治】

1. 中医病证:①悬饮证。咳唾胸胁引痛,心下痞硬满,干呕,短气,头痛,目眩,或胸背掣痛不得息,或汗出,苔滑腻,脉沉弦。②水肿实证。一身悉肿,身半以下为重,二便不通,腹胀喘满。

2. 西医疾病:胸膜炎或腹膜炎、流行性出血热少尿期伴肾衰竭、结核性腹水、肾炎水肿、心源性水肿、血吸虫病等病的临床表现符合悬饮证者。

【用药分析】方中大戟偏于泻脏腑之水饮;甘遂偏于泻经隧之水饮;芫花偏于泻胸胁脘腹之水饮;大枣补益中气,缓急解毒。

控涎丹★★

又名妙应丸、子龙丸,《三因极一病证方论》

【导读】①学用控涎丹应重视甘遂大戟用量调配关系、白芥子甘遂用量调配关系;②控涎丹虽是辨治痰饮留结证的重要代表方,但在临床中对水气浸淫证等病变也具有良好治疗作用。

【方歌】控涎丹中用甘遂,大戟白芥服姜汤。

【组成】甘遂去心　大戟去皮　白芥子各等分(各1~1.5g)

【用法】将药研为细散状,以糊制为丸剂,用淡盐汤送服丸药,亦可视病情加大用量,药后应注意休息。

【功用】祛痰逐饮。

【主治】

1. 中医病证:痰饮留结证。胸膈上下满闷或疼痛,或胸背颈项股胯隐痛不可忍,筋骨牵引疼痛,或手足冷痛,或头痛不可忍,或神志昏睡,或痰涎黏稠,或喉中痰鸣,舌淡苔滑,脉沉。

2. 西医疾病:慢性肠炎、肠梗阻、肠结核、淋巴水肿、慢性盆腔炎、流行性出血热少尿期伴肾衰竭、结核性腹水、肾炎水肿、心源性水肿、抑郁症等病的临床表现符合痰饮留结证者。

【用药分析】方中甘遂攻逐经隧之水气;大戟攻逐脏腑之水气;白芥子荡涤经脉郁滞水气。

舟车丸★★

《景岳全书》

【导读】①学用舟车丸应重视黑丑大黄用量调配关系、大戟芫花甘遂用量调配关系、青皮陈皮用量调配关系、木香槟榔用量调配关系;②舟车丸虽是辨治水结气郁证的重要代表方,但在临床中对肠胃积热气郁证等病变也具有良好治疗作用。

【方歌】舟车牵牛及大黄,遂戟芫花槟木香,

青皮陈皮轻粉入,逐水行气效力彰。

【组成】黑丑研末,四两(120g) 甘遂面裹煨 芫花 大戟俱醋炒,各一两(各30g) 大黄二两(60g) 青皮 陈皮 木香 槟榔各五钱(各15g) 轻粉一钱(3g)

【用法】将药研为细散状,以糊制为丸剂,饭前温水服用,视病情可调整服药用量。用汤剂可用原方量的1/2。

【功用】攻逐水饮,行气导滞。

【主治】

1. 中医病证:水结气郁证。水肿、或皮肤肿胀,口渴,气粗气急,腹胀坚硬,二便不通,苔黄或腻,脉沉有力。

2. 西医疾病:肠梗阻、肠扭转、肝硬化腹水、肾炎水肿、心脏病水肿等病的临床表现符合水结气郁证者。

【用药分析】方中甘遂、芫花、大戟攻逐水饮内结;大黄、黑丑通利二便,荡涤肠胃,泻下水热,共为臣药。气机壅滞,以陈皮、青皮、木香、槟榔行气导滞,利水破结;轻粉逐水通便,分消下泄。

疏凿饮子★★★

《济生方》

【导读】①学用疏凿饮子应重视泽泻商陆用量调配关系、羌活椒目用量调配关系、大腹皮木通用量调配关系、赤小豆茯苓用量调配关系;②舟车丸虽是辨治水结气郁

证的重要代表方,但在临床中对肠胃积热气郁证等病变也具有良好治疗作用。

【方歌】疏凿饮子用泽泻,商陆羌活小豆齐,

        木通椒目用大腹,槟榔秦艽茯苓皮。

【组成】泽泻　赤小豆　商陆　羌活　大腹皮　椒目　木通　秦艽去芦　槟榔　茯苓皮各等分(各6g)

【用法】将药研为细散状,煎药时加入生姜5片,每次温服,可不拘时候服用。

【功用】利水行气。

【主治】

1. 中医病证:水结证。水肿,气喘,口渴,二便不利。

2. 西医疾病:肠梗阻、肠扭转、淋巴水肿、肝硬化腹水、肾炎水肿、心脏病水肿等病的临床表现符合水结证者。

【用药分析】方中泽泻、木通通利水气;赤小豆健脾利水;商陆攻逐水气;大腹皮行气利水;椒目通络行水;秦艽通透脉络;槟榔行气消水;茯苓益气利水;羌活辛散行水。

禹功散★★★

《儒门事亲》

【导读】①学用禹功散应重视黑牵牛茴香用量调配关系;②禹功散虽是辨治水结气滞证的重要代表方,但在临床中对气机壅滞证等病变也具有良好治疗作用。

【方歌】禹功散中茴牵牛,逐水行气肿能消。

【组成】黑牵牛头末,四两(120g)　茴香炒,一两(30g)

【用法】将药研为细散状,并用生姜汁 3~6g 调服,最好在睡卧前服用。用汤剂可用原方量的1/10。

【功用】逐水通便,行气消肿。

【主治】

1. 中医病证:水结气壅证。水肿,腹胀喘满,大便秘结,小便不利,脉沉有力。

2. 西医疾病:消化不良、慢性肠炎、肠痉挛、肠扭转、淋巴水肿、肝硬化腹水、肾炎水肿、心脏病水肿等病的临床表现符合水结气壅证者。

【用药分析】方中黑牵牛行气消水散结;茴香行气除胀。

第五节　攻补兼施

黄龙汤★★
《伤寒六书》

【导读】①学用黄龙汤应重视大黄芒硝用量调配关系、枳实厚朴用量调配关系、当归人参用量调配关系;②黄龙汤虽是辨治热结夹气血虚证的重要代表方,但在临床中对热结伤气血证等病变也具有良好治疗作用。

【方歌】黄龙汤中大承气,当归人参与甘草,煎加姜枣与桔梗,攻下滋补疗效好。

【组成】大黄(12g)　芒硝(9g)　枳实(5g)　厚朴(24g)　当归(15g)　人参(10g)　甘草(6g)

【用法】水煎服,煎药时加入生姜3片,大枣2枚,煎药时间过半,再加入桔梗一撮,煎药水沸腾即可。

【功用】攻下通便,益气养血。

【主治】

1. 中医病证:阳明热结,气血两虚证。自利清水,色纯青,或大便秘结,脘腹胀满,腹痛拒按,身热口渴,神疲少气,谵语,或循衣摸床,撮空理线,神昏肢厥,舌红、苔焦黄或焦黑,脉虚。

2. 西医疾病:肠梗阻、伤寒、副伤寒、流行性脑脊髓膜炎、乙型脑炎等病的临床表现符合阳明热结、气血两虚证者。

【用药分析】方中大黄泻热通下;芒硝咸寒软坚散结;枳实、厚朴行气导滞;当归补血润肠通便;人参益气补虚;生姜辛开调畅气机;桔梗宣畅气机;甘草、大枣益气,既助人参益气,又兼防泻下药伤气。

新加黄龙汤★★★

《伤寒六书》

【导读】①学用新加黄龙汤应重视大黄芒硝用量调配关系、生地黄玄参用量调配关系、当归人参用量调配关系;②新加黄龙汤虽是辨治热结夹气阴两虚证的重要代表方,但在临床中对气阴两虚夹郁热证等病变也具有良好治疗作用。

【方歌】新加黄龙细生地,甘草人参硝大黄,

玄参海参麦当归,姜汁调服功效长。

【组成】细生地五钱(15g)　生甘草二钱(6g)　人参另煎,一钱五分(5g)　生大黄三钱(9g)　芒硝一钱(3g)玄参五钱(15g)　麦冬连心,五钱(15g)　当归一钱五分(5g)　海参洗,二条(2条)　姜汁六匙(6匙)

【用法】水煎服,加人参汁1.5g,姜汁2匙,1次顿服。视病情决定服药次数与方法,亦可酌情服用益胃汤(沙参、麦冬、冰糖、细生地、玉竹)1剂。剩余人参亦可加入煎煮。

【功用】泻热通便,滋阴益气。

【主治】

1. 中医病证:阳明热结,气阴两虚证。大便干结,神疲少气,口干咽燥,唇裂舌焦,苔焦黄或焦黑燥裂。

2. 西医疾病:肠梗阻、消化不良、内分泌失调、干燥综合征等病的临床表现符合阳明热结,气阴两虚证者。

【用药分析】方中大黄泻热通下;芒硝咸寒软坚散结;生地黄、玄参清热凉血;麦冬、海参养阴生津;当归补血润肠;姜汁行散和中;人参、甘草益气和中。

增液承气汤 ★★

《温病条辨》

【导读】①学用增液承气汤应重视大黄芒硝用量调配关系、生地黄玄参麦冬用量调配关系;②增液承气汤虽是辨治热结津亏证的重要代表方,但在临床中对热结伤阴证等病变也具有良好治疗作用。

【方歌】增液承气参地冬,大黄芒硝旨在攻,

阳明热结兼阴虚,补泻兼施效力宏。

【组成】大黄三钱(9g) 芒硝一钱五分(5g) 玄参一两(30g) 麦冬连心,八钱(24g) 生地八钱(24g)

【用法】水煎服。

【功用】泻热通便,滋阴增液。

【主治】

1. 中医病证:阳明热结津亏证。大便干结,小便短少,脘腹胀满,口干舌燥,肌肤枯燥,舌红、苔黄,脉沉细。

2. 西医疾病:肠梗阻、胃柿石、肠胃自主神经紊乱、慢性胰腺炎等病的临床表现符合阳明热结津亏证者。

【用药分析】方中大黄、芒硝泻热通便,软坚润燥;玄参、麦冬、生地黄清热滋阴生津。

第三章

和 解 剂

第一节　和解少阳

小柴胡汤★

《伤寒杂病论》

【导读】①学用小柴胡汤应重视柴胡黄芩用量调配关系、半夏生姜用量调配关系、人参甘草用量调配关系；②小柴胡汤虽是辨治少阳夹杂证的重要代表方，但在临床中对热入血室证等病变也具有良好治疗作用。

【方歌】小柴胡汤治少阳，半夏人参甘草芳，

更有黄芩大枣姜，清调益气此方彰。

【组成】柴胡半斤(24g)　黄芩三两(9g)　人参三两(9g)　半夏洗,半升(12g)　甘草炙三两(9g)　生姜切,三两(9g)　大枣擘,十二枚

【用法】上七味,以水一斗二升,煮取六升,去滓。再煎取三升,温服一升,日三服。若胸中烦而不呕者,去半夏、人参,加瓜蒌实一枚;若渴,去半夏,加人参合前成四两半,瓜蒌根四两;若腹中痛者,去黄芩,加芍药三两;若胁下痞硬,去大枣,加牡蛎四两;若心下悸,小便不利者,

去黄芩,加茯苓四两;若不渴,外有微热者,去人参,加桂枝三两,温覆微汗愈;若咳者,去人参、大枣、生姜,加五味子半升,干姜二两。

【功用】清胆热,调气机,益正气。

【主治】

1. 中医病证:①少阳胆热气郁证(少阳夹杂证)。往来寒热,胸胁苦满,默默(即表情沉默,不欲言语),不欲饮食,心烦,喜呕,口苦,咽干,目眩,苔薄黄,脉细弦或沉紧。②热入血室证。经水适来或适断,如疟状,如结胸状,如有所见所闻。③黄疸,或疟疾,或内伤杂病而见少阳夹杂证者。

2. 西医疾病:慢性肝炎、原发性肝癌、脂肪肝、胆囊炎、胰腺炎、肝硬化、慢性胃炎、胃及十二指肠溃疡、抑郁症、心肌炎等病的临床表现符合少阳胆热气郁证者。

【用药分析】方中柴胡清疏少阳;黄芩清泄少阳;半夏醒脾和中降逆;生姜宣散郁结;人参、甘草、大枣,益气补中。

大柴胡汤 ★

《伤寒杂病论》

【导读】①学用大柴胡汤应重视柴胡黄芩用量调配关系、大黄枳实用量调配关系、柴胡大黄用量调配关系、半夏芍药用量调配关系;②大柴胡汤虽是辨治阳明少阳热证的重要代表方,但在临床中对心胆郁热证等病变也具有良好治疗作用。

【方歌】大柴胡汤用大黄,枳实芩夏芍枣姜,

少阳阳明证相兼,清胆泻胃功效良。

【组成】柴胡半斤(24g) 黄芩三两(9g) 芍药三两
(9g) 半夏洗,半升(12g) 生姜切,五两(15g) 枳实
炙,四枚(4g) 大枣擘,十二枚 [大黄二两(6g)]

【用法】上七(八)味,以水一斗二升,煮取六升,去
滓。再煎,温服一升,日三服。一方,加大黄二两,若不
加,恐不为大柴胡汤。(编者注:方药用法后 10 字,可能
是叔和批注文。)

【功用】清胆和胃,降逆消痞。

【主治】

1. 中医病证:少阳阳明合病(阳明少阳热证)。往来
寒热,胸胁苦满,呕不止,郁郁微烦,心下痞硬,或心下满
痛,或大便干结,或协热下利,舌红、苔薄黄,脉弦数有力。

2. 西医疾病:胆绞痛、胆结石、急慢性胆囊炎、胆道蛔
虫症、慢性胆囊炎、急慢性胰腺炎、急慢性病毒性肝炎(乙
型、丙型、甲型)、肝硬化、胆汁反流性胃炎、冠心病等病的
临床表现符合阳明少阳热证者。

【用药分析】方中柴胡清透郁热;黄芩清泻郁热;大黄
清泻热结;枳实行气导滞;半夏醒脾降逆;生姜和胃调中;
芍药和营缓急;大枣益气缓急。

防风通圣丸★★★

《宣明方论》

【导读】①学用防风通圣丸应重视防风荆芥用量调配关系、麻黄川芎用量调配关系、大黄芒硝用量调配关系、当归白芍用量调配关系、石膏黄芩用量调配关系;②防风通圣丸虽是辨治表里俱实证的重要代表方,但在临床中对郁热内结证等病变也具有良好治疗作用。

【方歌】防风通圣荆连翘,麻黄薄荷当归芍,

　　　　川芎白术栀大黄,芒硝滑膏梗芩草。

【组成】防风　荆芥　连翘　麻黄　薄荷　川芎　当归　白芍炒　白术　山栀　大黄酒蒸　芒硝后下,各五钱(各15g)　石膏　黄芩　桔梗各一两(各30g)　甘草二两(60g)　滑石三两(150g)

【用法】将药研为细散状,每次服6g,用水煎生姜3片,送服。汤剂可用原方量的1/2。

【功用】疏风解表,泻热通便。

【主治】

1. 中医病证:表里俱实证。发热,恶寒,无汗,口渴,烦躁,脘腹疼痛,大便不畅,苔薄黄,脉浮数;或风疹,湿疹;或里实夹虚证。

2. 西医疾病:内分泌失调、习惯性便秘、老年性便秘、产后便秘、肠梗阻、肠扭转、过敏性皮炎、药物性皮炎、神经性皮炎、日光性皮炎、湿疹、风疹等病的临床表现符合

表里俱实证者。

【用药分析】方中麻黄、防风、荆芥辛温透达;薄荷辛凉发散;石膏、黄芩、连翘、山栀清热泻火解毒;川芎行气活血;当归补血活血;白芍补血敛阴;白术健脾益气;大黄、芒硝泻热软坚通结;桔梗宣畅气机;滑石渗利湿浊;甘草益气和中。

石膏汤★★★

深师方,录自《外台秘要》

【导读】①学用石膏汤应重视石膏麻黄用量调配关系、黄连黄柏黄芩用量调配关系、栀子香豉用量调配关系;②石膏汤虽是辨治表寒里热证的重要代表方,但在临床中对郁热内结不通证等病变也具有良好治疗作用。

【方歌】石膏汤中柏连芩,香豉栀子与麻黄,

发汗解表清里热,神昏谵语皆能匡。

【组成】石膏　黄连　黄芩　黄柏各二两(各6g)香豉绵裹,一升(24g)　栀子擘,十枚(10g)　麻黄三两(9g)

【用法】用水700mL,煮取药液210mL,每日分3次温服。服药期间禁食猪肉,冷水。

【功用】清热解毒,发汗解表。

【主治】

1. 中医病证:表寒里热证。壮热,无汗,鼻干口渴,烦躁不安,身体沉重拘急,神昏,谵语,或发斑,舌红、苔黄,

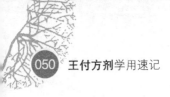

脉浮数。

2. 西医疾病：内分泌失调、扁桃体炎、牙龈炎、腮腺炎、过敏性皮炎、药物性皮炎、神经性皮炎、日光性皮炎、湿疹、风疹等病的临床表现符合表寒里热证者。

【用药分析】方中石膏清泻郁热；栀子、黄连、黄芩、黄柏清热燥湿解毒；麻黄宣散透达；香豉透散郁热。

五积散★★★

《仙授理伤续断秘方》

【导读】①学用五积散应重视苍术半夏用量调配关系、当归芍药用量调配关系、川芎桔梗用量调配关系、陈皮枳壳用量调配关系、肉桂干姜用量调配关系；②五积散虽是辨治外寒内伤生冷证的重要代表方，但在临床中对寒湿壅滞气血证等病变也具有良好治疗作用。

【方歌】五积散中苍桔梗，枳壳陈皮芍白芷，

　　　　川芎当归草肉桂，麻苓半夏厚姜制。

【组成】苍术　桔梗各二十两（各600g）　枳壳　陈皮各六两（各180g）　芍药　白芷　川芎　当归　甘草　肉桂　茯苓　半夏汤泡,各三两（各90g）　厚朴　干姜各四两（120g）　麻黄去根、节,六两（180g）

【用法】将药研为细散状，每次服9g，用水加入生姜煎煮，温热服之；亦可加入生姜、葱白煎煮，饭后温热服之。用汤剂可用原方量的1/50。

【功用】解表温里，行气理血，消积化痰。

【主治】

1. 中医病证:外感风寒,内伤生冷证。身热无汗,头痛身疼,项背拘急,胸满、恶食、呕吐、腹痛;以及妇女心腹冷痛,月经不调,舌淡、苔薄白、脉迟。

2. 西医疾病:内分泌失调、慢性肠胃炎、慢性胆囊炎、药物性皮炎、神经性皮炎、日光性皮炎、湿疹、风疹等病的临床表现符合外感风寒,内伤生冷证者。

【用药分析】方中苍术醒脾燥湿;桔梗宣畅气机;枳壳行气宽胸;陈皮理气和胃;厚朴行气下气;当归补血活血;芍药益血敛阴;肉桂温阳散寒;茯苓益气渗利;川芎行气活血;半夏醒脾燥湿化痰;干姜温中散寒;麻黄宣散阴寒;白芷芳香化湿散寒;甘草益气和中。

蒿芩清胆汤 ★★
《重订通俗伤寒论》

【导读】①学用蒿芩清胆汤应重视青蒿竹茹用量调配关系、半夏陈皮用量调配关系、枳壳陈皮用量调配关系、黄芩青黛用量调配关系;②蒿芩清胆汤虽是辨治少阳湿热证的重要代表方,但在临床中对湿热壅滞证等病变也具有良好治疗作用。

【方歌】蒿芩清胆淡竹茹,陈皮半夏与茯苓,

滑石青黛枳甘草,少阳湿热此方灵。

【组成】青蒿脑钱半至二钱(5~6g)　淡竹茹三钱(9g)　仙半夏一钱半(5g)　赤茯苓三钱(9g)　黄芩一

钱至三钱(3~9g)　生枳壳一钱半(5g)　陈广皮一钱半
(5g)　碧玉散(滑石、甘草、青黛)包,三钱(9g)

【用法】水煎服。

【功用】清胆利湿,和胃化痰。

【主治】

1. 中医病证:少阳湿热证。往来寒热,胸胁胀痛,口
苦膈闷,吐酸苦水,或呕黄涎而黏,或干呕呃逆,小便黄
赤,舌红,苔黄腻,脉滑或弦。

2. 西医疾病:急性胆囊炎、慢性胃炎、病毒性肝炎、肾
盂肾炎、疟疾、钩端螺旋体病等病的临床表现符合少阳湿
热证者。

【用药分析】方中青蒿清透少阳胆热,湿热蕴结;黄芩
苦寒清热燥湿;竹茹清胆和胃,降逆化痰;半夏燥湿化痰,
和胃降逆;茯苓利湿健脾,导湿下行;枳壳下气宽中,除痰
消痞;陈皮理气化痰,开胸利膈;青黛清泻内热;滑石利湿
清热;甘草益气和中。

达原饮 ★★

《温疫论》

【导读】①学用达原饮应重视槟榔草果用量调配关
系、知母黄芩用量调配关系、厚朴芍药用量调配关系;②
达原饮虽是辨治湿郁膜原证的重要代表方,但在临床中
对寒热夹杂痰浊证等病变也具有良好治疗作用。

【方歌】达原饮中朴槟芩,芍药知甘草果仁,

开达膜原治温疫,辟秽化浊功用神。

【组成】槟榔二钱(6g) 厚朴一钱(3g) 草果仁五分(2g) 知母一钱(3g) 芍药一钱(3g) 黄芩一钱(3g) 甘草五分(2g)

【用法】水煎服,最好在午后温服。用汤剂可在原方用量基础上加大3倍。

【功用】开达膜原,辟秽化浊。

【主治】

1. 中医病证:湿郁膜原证或寒热夹杂疟疾。憎寒壮热,发无定时,胸闷呕恶,头痛,烦躁,舌红、苔垢腻,或如积粉,脉弦数。

2. 西医疾病:慢性胆囊炎、慢性胃炎、病毒性肝炎、流行性感冒、疟疾、钩端螺旋体病、低热等病的临床表现符合湿郁膜原证或寒热夹杂疟疾者。

【用药分析】方中黄芩清热燥湿;知母泻火解毒;槟榔行气破结,祛湿消痰;厚朴芳香化浊,行气祛湿;草果透达膜邪,辟秽化浊;芍药益阴缓急;甘草益气和中。

柴胡达原饮★★★
《重订通俗伤寒论》

【导读】①学用柴胡达原饮应重视柴胡枳壳用量调配关系、草果槟榔用量调配关系、桔梗青皮用量调配关系;②柴胡达原饮虽是辨治痰湿气滞证的重要代表方,但在临床中对寒热夹杂痰湿证等病变也具有良好治疗作用。

【方歌】柴胡达原枳厚朴,青皮甘草苦桔梗,

　　　　草果槟榔荷叶梗,透达膜原行气承。

【组成】柴胡钱半(5g)　生枳壳钱半(5g)　川朴钱半(5g)　青皮钱半(5g)　炙草七分(2g)　苦桔梗一钱(3g)　草果六分(2g)　槟榔二钱(6g)　荷叶梗五寸(5g)

【用法】水煎服。用汤剂可在原方用量基础上加大1倍。

【功用】透达膜原,行气化浊。

【主治】

1. 中医病证:膜原痰湿,气滞夹热证。胸膈痞满,心烦懊恼,头眩,咳痰不爽,间日发疟,口腻,舌苔厚如积粉,扪之糙涩,脉滑或弦。

2. 西医疾病:慢性胆囊炎、慢性胃炎、病毒性肝炎、免疫力低下、疟疾、钩端螺旋体病等病的临床表现符合膜原痰湿,气滞夹热证者。

【用药分析】方中柴胡疏达气机;生枳壳行气降浊;川朴行气下气;青皮行气破气;桔梗宣利气机;草果芳香化浊;槟榔行气化滞;荷叶清热疏利;炙甘草益气和中。

清脾饮 ★★★
《济生方》

【导读】①学用清脾饮应重视柴胡青皮用量调配关系、半夏厚朴用量调配关系、白术茯苓用量调配关系;

②清脾饮虽是辨治寒热夹杂疟疾证的重要代表方,但在临床中对营卫痰湿寒热夹杂证等病变也具有良好治疗作用。

【方歌】清脾饮中厚青皮,白术果仁胡茯苓,

　　　　黄芩半夏同甘草,温化寒痰热能清。

【组成】青皮去白　厚朴姜汁炒　白术　草果仁　柴胡去芦　茯苓　黄芩　半夏汤泡七次　甘草炙,各等分(各12g)

【用法】将药研为细散状,每次服12g,用水煎生姜5片,温热服用。

【功用】燥湿化痰,清脾泻热。

【主治】

1. 中医病证:寒热夹杂疟疾。热多寒少,口苦咽干,小便赤涩,脉弦数。

2. 西医疾病:慢性胆囊炎、慢性胃炎、病毒性肝炎、免疫力低下、疟疾、钩端螺旋体病等病的临床表现符合寒热夹杂疟疾者。

【用药分析】方中青皮行气破气;厚朴行气下气;柴胡疏达气机;白术健脾燥湿;半夏醒脾燥湿;草果仁芳香化浊;茯苓益气渗利;黄芩清热燥湿;炙甘草益气和中。

截疟七宝丹★★★

《杨氏家藏方》

【导读】①学用截疟七宝丹应重视常山草果仁用量调

配关系、陈皮厚朴用量调配关系、槟榔甘草用量调配关系;②截疟七宝丹虽是辨治疟疾寒证的重要代表方,但在临床中对营卫痰湿郁结证等病变也具有良好治疗作用。

【方歌】截疟七宝用常山,陈皮槟榔草果仁,

　　　　甘草厚朴生姜制,燥湿化痰功用神。

【组成】常山,陈橘皮白不去　槟榔　草果仁　甘草炙　厚朴去粗皮　生姜汁制,各等分(各12g)

【用法】将药研为细散状,每次服15g,用水酌情加入酒同煎,第二天温热服用。

【功用】燥湿化痰,行气截疟。

【主治】

1. 中医病证:疟疾寒证。往来寒热,数发不止,头痛,舌苔白腻,脉浮滑或弦;或食疟,或水土不服,或山岚瘴疟等。

2. 西医疾病:慢性胆囊炎、慢性胃炎、病毒性肝炎、免疫力低下、疟疾、钩端螺旋体病等病的临床表现符合疟疾者。

【用药分析】方中常山化痰涤浊;陈皮理气化痰;槟榔行气化滞;草果仁芳香化浊;厚朴行气下气;炙甘草益气和中。

第二节　调和肝脾

逍遥散★

《太平惠民和剂局方》

【导读】①学用逍遥散应重视柴胡芍药用量调配关系、白术茯苓用量调配关系、当归芍药用量调配关系；②逍遥散虽是辨治肝郁脾虚血虚证的重要代表方，但在临床中对肝郁气血虚证等病变也具有良好治疗作用。

【方歌】逍遥散中当归芍，柴苓术草加姜薄，

疏肝健脾能补血，妇科诸疾更可疗。

【组成】柴胡去苗　茯苓去白　白术　当归去苗，锉，微炒　芍药各一两（各30g）　甘草微炙赤，半两（15g）

【用法】将药研为细散状，每次服6g，用水加入烧生姜、薄荷同煎，温热服之，不拘时服。用汤剂可用原方量的1/2。

【功用】疏肝解郁，健脾养血。

【主治】

1. 中医病证：肝郁脾弱血虚证。两胁胀痛，头痛，头晕目眩，口燥咽干，神疲食少，或月经不调，乳房胀痛，苔薄，脉弦或虚。

2. 西医疾病：慢性肝炎、肝硬化、慢性胆囊炎、慢性肠胃炎、肠易激综合征、经前期紧张综合征、慢性乳腺炎、围

绝经期综合征等病的临床表现符合肝郁血虚脾弱证者。

【用药分析】方中柴胡疏肝解郁,调理气机;白术健脾益气,扶脾抑肝;当归补血荣肝;芍药补血敛阴;茯苓益气渗利,助白术健脾;薄荷解郁,助柴胡疏肝理气醒脾;生姜调和脾胃;甘草益气和中。

加味逍遥散★★★

《内科摘要》

【导读】①学用加味逍遥散应重视柴胡芍药用量调配关系、白术茯苓用量调配关系、当归芍药用量调配关系、栀子牡丹皮用量调配关系;②加味逍遥散虽是辨治肝郁化火夹虚证的重要代表方,但在临床中对肝郁脾虚血虚夹热证等病变也具有良好治疗作用。

【方歌】加味逍遥栀牡丹,疏肝清热效最好。

【组成】当归　芍药　茯苓　白术炒　柴胡各一钱(各3g)　牡丹皮　栀子炒　甘草炙,各五分(各2g)

【用法】水煎服。用汤剂可在原方用量基础上加大3倍。

【功用】疏肝清热,养血健脾。

【主治】

1. 中医病证:肝郁化火夹虚证。烦躁易怒,或自汗盗汗,或头痛目涩,或颊赤口干,或月经不调,少腹胀痛,或小便涩痛,舌红、苔薄黄,脉弦或虚数。

2. 西医疾病:慢性胃炎、慢性胆囊炎、慢性肝炎、习惯性流产、子宫内膜炎、慢性宫颈炎、缺铁性贫血、营养性巨幼细胞贫血、再生障碍性贫血、溶血性贫血、紫癜性疾病、凝血障碍性疾病、弥散性血管内凝血等病的临床表现符合肝郁化火夹虚证者。

【用药分析】方中柴胡疏肝解郁,调理气机;白术健脾益气,扶脾抑肝;当归补血荣肝;芍药补血敛阴;茯苓益气渗利,助白术健脾;栀子牡丹皮清热凉血;薄荷解郁,助柴胡疏肝理气醒脾;生姜调和脾胃;甘草益气和中。

痛泻要方★★

刘草窗方,录自《医学正传》

【导读】①学用痛泻要方应重视白术白芍用量调配关系、白术陈皮用量调配关系、陈皮防风用量调配关系;②痛泻要方虽是辨治脾虚肝乘证的重要代表方,但在临床中对肝脾郁滞证等病变也具有良好治疗作用。

【方歌】痛泻要方陈白术,防风疏肝芍泻肝,

　　　　脾虚肝乘鸣痛泻,疏肝健脾诸证安。

【组成】白术炒,二两(60g)　白芍药炒,二两(60g)　陈皮炒,一两五钱(45g)　防风一两(30g)

【用法】将药研为细散状,分为 8 次服用,水煎服或用丸剂。用汤剂可用原方量的 1/5。

【功用】健脾柔肝,祛湿止泻。

【主治】

1. 中医病证:脾虚肝乘证。腹痛肠鸣,痛则即泻,泻

后痛减,舌苔薄白,脉弦或虚。

2. 西医疾病:急慢性肠胃炎、肠易激综合征、慢性肝炎等病的临床表现符合脾虚肝乘证者。

【用药分析】方中白术健脾益气,燥湿止泻;白芍养血柔肝,缓急止痛;陈皮理气燥湿,醒脾和胃;防风辛散肝郁。

第三节　调和脾胃

半夏泻心汤 ★

《伤寒杂病论》

【导读】①学用半夏泻心汤应重视半夏干姜用量调配关系、黄连黄芩用量调配关系、半夏人参用量调配关系;②半夏泻心汤虽是辨治脾胃寒热夹虚证的重要代表方,但在临床中对脾胃湿热证、脾胃寒湿证等病变也具有良好治疗作用。

【方歌】半夏泻心黄连芩,甘草干姜枣人参,

　　　　心下痞满或呕利,中虚湿热痞证审。

【组成】半夏洗,半升(12g)　黄芩三两(9g)　人参三两(9g)　干姜三两(9g)　甘草三两(9g)　黄连一两(3g)　大枣擘,十二枚

【用法】上七味,以水一斗,煮取六升,去滓,再煎取三升。温服一升,日三服。

【功用】补虚泻热,除湿消痞。

【主治】

1. 中医病证:中虚寒热错杂痞证。心下痞,但满不痛,困倦乏力,或呕吐,或肠鸣下利,舌淡、苔薄黄或腻,脉弱或数。

2. 西医疾病:慢性胃炎、胃及十二指肠溃疡、胃下垂、胃扩张、肠易激综合征、慢性肝炎、慢性胆囊炎、慢性肠炎等病的临床表现符合中虚寒热错杂痞证者。

【用药分析】方中黄连、黄芩清热燥湿;半夏醒脾燥湿降逆;干姜温中和胃;人参、大枣、炙甘草,补益中气。

第四章

清 热 剂

第一节 清气分热

白虎汤★

《伤寒杂病论》

【导读】①学用白虎汤应重视石膏知母用量调配关系、石膏粳米用量调配关系;②白虎汤虽是辨治阳明热盛证的重要代表方,但在临床中对郁热内盛证等病变也具有良好治疗作用。

【方歌】白虎知膏米甘草,阳明热盛此方好,
　　　　身热汗出不恶寒,真热假寒亦能疗。

【组成】知母六两(18g)　石膏碎,一斤(48g)　甘草炙,二两(6g)　粳米六合(18g)

【用法】上四味,以水一斗,煮米熟,汤成,去滓。温服一升,日三服。

【功用】清泻盛热,生津止渴。

【主治】

1. 中医病证:阳明热盛证(阳明气分热盛证)。壮热面赤,烦渴引饮,汗出,恶热,舌红、苔薄黄,脉洪大有力。

2. 西医疾病:流行性脑脊髓膜炎、乙型脑炎、流行性出血热、钩端螺旋体病、糖尿病、中暑等病的临床表现符合阳明热盛证者。

【用药分析】方中知母清热泻火养阴;石膏清热泻火生津;粳米补益脾胃;甘草补益中气。

白虎加苍术汤★★★

《类证活人书》

【导读】①学用白虎加苍术汤应重视石膏知母用量调配关系、石膏粳米用量调配关系、苍术甘草用量调配关系;②白虎加苍术汤虽是辨治湿温证的重要代表方,但在临床中对热盛生湿证等病变也具有良好治疗作用。

【方歌】白虎汤中加苍术,治疗湿温湿热痹。

【组成】知母六两(18g)　石膏一斤(50g)　苍术粳米各三两(各9g)　甘草炙,二两(6g)

【用法】将药研为细散状,每次服15g,用水煎煮,温热服之。

【功用】清热祛湿。

【主治】

1. 中医病证:湿温证。身热胸闷,汗多,舌红、苔腻等;以及风湿热痹证之身热,关节肿痛等。

2. 西医疾病:慢性胃炎、慢性胰腺炎、传染性疾病、感染性疾病、免疫性疾病、甲状腺功能亢进症、糖尿病酮症酸中毒、糖尿病性视网膜病变、糖尿病性周围神经病变等等病的临床表现符合湿温证者。

【用药分析】方中石膏、知母清泻盛热;苍术醒脾燥湿和胃;粳米、甘草益气和胃。

化斑汤 ★★★

《温病条辨》

【导读】①学用化斑汤应重视石膏知母用量调配关系、石膏粳米用量调配关系、石膏犀角(水牛角)用量调配关系;②化斑汤虽是辨治气血热盛证的重要代表方,但在临床中对热盛迫血证等病变也具有良好治疗作用。

【方歌】化斑汤中用白虎,玄参犀角功用济。

【组成】石膏一两(30g)　知母四钱(12g)　生甘草三钱(9g)　玄参三钱(9g)　犀角(水牛角代)一两(30g)　白粳米一合(3g)

【用法】水煎服,每日分4次服,白天分3次服,夜间1服。

【功用】清热凉血。

【主治】

1. 中医病证:气血热盛证。发热,紫斑,或身热夜甚,口渴,舌红,脉数等。

2. 西医疾病:血小板减少性紫癜、女子功能性子宫出血、传染性疾病、感染性疾病、免疫性疾病、甲状腺功能亢进症、糖尿病酮症酸中毒、糖尿病性视网膜病变、糖尿病性周围神经病变等病的临床表现符合气血热盛证者。

【用药分析】方中石膏、知母清泻盛热；玄参、犀角清热凉血解毒；粳米、甘草益气和胃。

竹叶石膏汤★
《伤寒杂病论》

【导读】①学用竹叶石膏汤应重视石膏竹叶用量调配关系、石膏人参用量调配关系、半夏石膏用量调配关系；②竹叶石膏汤虽是辨治胃热津伤气逆证的重要代表方，但在临床中对肺热津伤气逆证等病变也具有良好治疗作用。

【方歌】竹叶石膏汤人参，麦冬半夏甘草米，
虚羸少气欲呕吐，清热益气能生津。

【组成】竹叶二把（20g）　石膏一斤（48g）　半夏洗，半升（12g）　麦门冬去心，一升（24g）　人参二两（6g）甘草炙，二两（6g）　粳米半升（12g）

【用法】上七味，以水一斗，煮取六升，去滓。内粳米，煮米熟，汤成，去米。温服一升，日三服。

【功用】清热益气，生津和胃。

【主治】

1. 中医病证：胃热津伤气逆证。身热多汗，心胸烦闷，气逆欲吐，口干喜饮，或虚烦不寐，或胃脘疼痛，舌红、少苔或薄黄，脉虚数。

2. 西医疾病：急性胃炎、流行性出血热、夏季热、热射病、流行性脑炎、糖尿病等病的临床表现符合胃热津伤气逆

逆证者。

【用药分析】方中知母清热养阴;石膏清热生津;人参大补元气;粳米顾护脾胃;甘草补益中气。

第二节　清营凉血

清营汤★

《温病条辨》

【导读】①学用清营汤应重视金银花连翘用量调配关系、黄连竹叶用量调配关系、生地黄玄参犀角(水牛角代)用量调配关系、丹参麦冬用量调配关系;②清营汤虽是辨治心热证的重要代表方,但在临床中对郁热扰心证等病变也具有良好治疗作用。

【方歌】清营汤中水牛角,玄参生地与麦冬,
　　　　黄连竹叶连银花,丹参活血能清心。

【组成】犀角(水牛角代)三钱(9g)　生地黄五钱(15g)　玄参三钱(9g)　竹叶心一钱(3g)　麦冬三钱(9g)　丹参二钱(6g)　黄连一钱五分(5g)　金银花三钱(9g)　连翘连心用,二钱(6g)

【用法】水煎服,每日分3次服。

【功用】清营解毒,透热养阴。

【主治】

1. 中医病证:心热证。身热夜甚,心烦,失眠,谵语,

或神昏,或口渴,或不渴,或斑疹隐隐,舌红或绛而干,脉数。

2. 西医疾病:乙型脑炎、流行性脑脊髓膜炎、毒血症、败血症、肠伤寒、心肌炎、胸膜炎、冠心病等病的临床表现符合心热证者。

【用药分析】方中犀角(水牛角代)清心热,凉心血,解心毒;黄连清心热;生地黄、玄参清热凉血;金银花、连翘、竹叶清心除烦,清热解毒;麦冬清热养阴生津;丹参活血化瘀,清热安神。

清宫汤★★★

《温病条辨》

【导读】①学用清宫汤应重视玄参犀角(水牛角代)用量调配关系、莲子连翘用量调配关系、竹叶麦冬用量调配关系;②清宫汤虽是辨治心热证的重要代表方,但在临床中对郁热迫血证等病变也具有良好治疗作用。

【方歌】清宫汤中莲子参,竹叶连翘心麦冬犀。

【组成】玄参心三钱(9g)　莲子心五分(2g)　竹叶卷心二钱(6g)　连翘心二钱(6g)　犀角心(水牛角代)二钱(6g)　连心麦冬二钱(6g)

【用法】水煎服。

【功用】清心凉血,养阴生津。

【主治】

1. 中医病证:心热证。身热,心烦,失眠,或神昏,或谵语,舌暗红,脉数。

2. 西医疾病:乙型脑炎、流行性脑脊髓膜炎、毒血症、败血症、肠伤寒、心肌炎、胸膜炎、冠心病等病的临床表现符合心热证者。

【用药分析】方中玄参、犀角心(水牛角代)清热凉血;莲子心、竹叶清泻郁热;连翘清热解毒;麦冬生津滋阴。

犀角地黄汤★
《备急千金要方》

【导读】①学用犀角地黄汤应重视犀角(水牛角代)生地黄用量调配关系、芍药牡丹皮用量调配关系;②犀角地黄汤虽是辨治郁热迫血证的重要代表方,但在临床中对瘀热蕴结证等病变也具有良好治疗作用。

【方歌】犀角地黄芍药丹,血热妄行吐衄斑,
　　　　喜忘如狂舌质绛,凉血散瘀解毒全。

【组成】犀角(水牛角代)一两(30g)　生地黄八两(24g)　芍药三两(9g)　牡丹皮二两(6g)

【用法】将药研为细散状,用水 630mL,煮取药液210g,每日分 3 次服。

【功用】凉血散瘀,清热解毒。

【主治】

1. 中医病证:①血热证。身热,心烦,或谵语,吐血,咳血,衄血,便血,或崩漏,斑色紫黑,舌绛而燥起刺,脉数

或细。②瘀热内伤证。喜忘如狂,漱水不欲咽,大便色黑等。

2. 西医疾病:病毒性肝炎、肝性脑病、静脉炎、弥散性血管内凝血、尿毒症、急性白血病、败血病等病的临床表现符合血热证或瘀血内伤证者。

【用药分析】方中犀角(水牛角代)清热凉血散血;生地黄清热凉血;芍药养血敛阴;牡丹皮清热凉血散瘀。

清瘟败毒饮★★★

《疫疹一得》

【导读】①学用清瘟败毒饮应重视犀角(水牛角代)黄连用量调配关系、石膏知母用量调配关系、生地黄玄参用量调配关系、赤芍牡丹皮用量调配关系;②清瘟败毒饮虽是辨治气血两燔证的重要代表方,但在临床中对气血热盛伤津血证等病变也具有良好治疗作用。

【方歌】清瘟败毒石竹丹,生地犀角川黄连,
　　　　栀子黄芩知芍草,桔梗玄参与连翘。

【组成】生石膏大剂六两至八两(180~240g);中剂二两至四两(60~120g);小剂八钱至一两二钱(30~36g)　小生地大剂六钱至一两(18~30g);中剂三钱至五钱(9~15g);小剂二钱至四钱(6~12g)　乌犀角(水牛角代)大剂六钱至八钱(18~24g);中剂三钱至五钱(9~15g);小剂二钱至四钱(6~12g)　真川连大剂四钱至六钱(12~18g);中剂二钱至四钱(6~12g);小剂一钱至钱半(3~

5g) 栀子 桔梗 黄芩 知母 赤芍 玄参 连翘
甘草 牡丹皮 鲜竹叶各四钱(各12g)

【用法】先煎石膏10分钟,后下其余诸药;水牛角可磨汁冲服。

【功用】清热解毒,泻火凉血。

【主治】

1. 中医病证:气血两燔证。壮热大渴,头痛如劈,心烦狂躁,谵语神昏,视物模糊,或发斑疹,或吐衄,四肢抽搐,或厥逆,脉沉数。

2. 西医疾病:心肌炎、心包内膜炎、病毒性肝炎、肝性脑病、静脉炎、弥散性血管内凝血、尿毒症、急性白血病、败血病等病的临床表现符合气血两燔证者。

【用药分析】方中石膏、知母清热泻火,生津益阴;黄连、黄芩、栀子清热燥湿;连翘清热解毒;竹叶清热利水;水牛角、玄参、生地黄清热凉血;牡丹皮、赤芍清热凉血散瘀;桔梗宣利气机;甘草益气和中。

神犀丹★★★

《温热经纬》引叶天士方

【导读】①学用神犀丹应重视犀角(水牛角)石菖蒲用量调配关系、金银花连翘用量调配关系、黄芩天花粉用量调配关系、香豉紫草用量调配关系;②神犀丹虽是辨治营血热毒证的重要代表方,但在临床中对热扰心肝证等病变也具有良好治疗作用。

【方歌】神犀丹中石菖蒲,黄芩生地银花好。

金汁连翘板蓝根,香豉花粉玄紫草。

【组成】犀角(水牛角代) 石菖蒲 黄芩各六两(各180g) 真怀生地黄绞汁 金银花各一斤(各500g) 金汁 连翘各十两(各300g) 板蓝根九两(270g) 香豉八两(240g) 元参七两(210g) 花粉 紫草各四两(各120g)

【用法】将药研为细散状,以犀角(水牛角代)、地黄汁、金汁和药制为丸,每丸重3g,凉开水化服,每日分2次服,小儿减半。用汤剂可用原方量的1/50。

【功用】清热开窍,凉血解毒。

【主治】

1. 中医病证:营血热毒证。高热,昏厥谵语,斑疹色紫,口咽糜烂,目赤烦躁,舌紫绛等。

2. 西医疾病:心肌炎、心包内膜炎、病毒性肝炎、肝性脑病、静脉炎、弥散性血管内凝血、尿毒症、急性白血病、败血病等病的临床表现符合营血热毒证者。

【用药分析】方中黄芩、金银花、金汁、连翘、板蓝根清热解毒;水牛角、生地黄、玄参、紫草清热凉血;天花粉清热益阴;石菖蒲开窍化湿;香豉(淡豆豉)辛散透达。

第三节　清热解毒

黄连解毒汤 ★

崔氏方,录自《外台秘要》

【导读】①学用黄连解毒汤应重视黄连栀子用量调配关系、黄连黄芩黄柏用量调配关系;②黄连解毒汤虽是辨治三焦热毒证的重要代表方,但在临床中对营卫热毒证等病变也具有良好治疗作用。

【方歌】黄连解毒汤栀子,黄芩黄柏功用济,
　　　　烦躁衄血湿热痢,痈疡发黄皆能医。

【组成】黄连三两(9g)　黄芩　黄柏各二两(各6g)栀子十四枚(14g)

【用法】用水 420mL,煮取药液 140mL,每日分 2 次服。

【功用】泻火解毒。

【主治】

1. 中医病证:三焦热证。大热烦躁,谵语失眠;身目发黄;下利灼热;出血,衄血,发斑;肌肤痈疡疔毒;口渴,小便黄赤,舌红、苔黄,脉滑数。

2. 西医疾病:细菌性痢疾、病毒性肝炎、急性肠炎、过敏性血小板减少、流行性出血热、猩红热、败血症、脓毒血症、急性泌尿系统感染、乙型脑炎、病毒性心肌炎等病的

临床表现符合三焦热证者。

【用药分析】方中黄连、黄芩偏于清上中二焦之热;黄柏偏于清上下二焦之热;栀子偏于清上中下三焦之热。

普济消毒饮★★
《东垣试效方》

【导读】①学用普济消毒饮应重视黄芩黄连用量调配关系、柴胡薄荷用量调配关系、陈皮升麻用量调配关系、玄参僵蚕用量调配关系;②普济消毒饮虽是辨治头面热毒证的重要代表方,但在临床中对脏腑营卫热毒证等病变也具有良好治疗作用。

【方歌】普济消毒荽连芩,甘桔蓝根勃翘玄。

　　　　升柴陈薄僵蚕入,头面毒热此方宣。

【组成】黄芩酒炒　黄连酒炒,各五钱(各15g)　陈皮去白　甘草生用　玄参　柴胡　桔梗各二钱(各6g)　连翘　板蓝根　马勃　牛蒡子　薄荷各一钱(各3g)　僵蚕　升麻各七分(各2g)

【用法】将药研为细散状,用热汤调服,不拘时服用,或用蜜拌为丸噙化。

【功用】清热解毒,疏风散邪。

【主治】

1. 中医病证:头面热毒证。头面焮红肿痛,目不能开,咽喉不利或疼痛,口舌干燥,舌红,苔黄,脉数。

2. 西医疾病:腮腺炎、急性扁桃体炎、急性淋巴结炎、

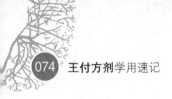

头部毛囊炎等病的临床表现符合头面热毒证者。

【用药分析】方中黄连、黄芩清热燥湿;连翘、板蓝根清热解毒消肿;马勃解毒利咽;牛蒡子、薄荷辛凉透达利咽;柴胡、升麻辛凉透散;玄参清热凉血;桔梗宣利气机;僵蚕化痰解痉;陈皮理气散结;甘草益气和中。

凉膈散★★

《太平惠民和剂局方》

【导读】①学用凉膈散应重视大黄芒硝用量调配关系、栀子连翘用量调配关系、黄芩薄荷用量调配关系;②凉膈散虽是辨治上下二焦热证的重要代表方,但在临床中对脏腑郁热证等病变也具有良好治疗作用。

【方歌】凉膈硝黄栀草翘,薄荷黄芩合成方。

　　　　上焦火攻下焦热,清上泻下效力彰。

【组成】川大黄　朴硝　甘草燗,各二十两(各600g)山栀子仁　薄荷去梗　黄芩各十两(各300g)　连翘二斤半(1 250g)

【用法】将药研为细散状,每次服6g,用水加入竹叶7片,蜜少许,饭后温服,小儿可服1.5g,应因年龄而调整用量;出现下利,停止服用。用汤剂可用原方量的1/50。

【功用】泻火通便,清上泻下。

【主治】

1. 中医病证:上下二焦热证。面赤唇焦,烦躁口渴,胸膈烦热,咽痛吐衄,口舌干燥,大便干结,小便短赤,舌红、苔黄,脉数。

2. 西医疾病:急性食管炎、急性胃炎、急性胆囊炎、病毒性肝炎、肠梗阻等病的临床表现符合上下二焦热证者。

【用药分析】方中栀子泻三焦之火;黄芩清上中二焦之热;连翘偏于清热解毒;大黄、芒硝泻热攻硬软坚;薄荷辛凉透表;甘草益气和中。

第四节　清脏腑热

导赤散★★

《小儿药证直诀》

【导读】①学用导赤散应重视生地黄木通用量调配关系、生地黄生甘草用量调配关系;②导赤散虽是辨治心热证的重要代表方,但在临床中对下焦热证等病变也具有良好治疗作用。

【方歌】导赤散竹甘通地,心经有热小肠火。
　　　　心胸有热小便痛,清上利下功用卓。

【组成】生地黄　木通　生甘草梢各等分(各10g)

【用法】将药研为细散状,每次服9g,用水煎加入竹叶同煎,饭后温服。

【功用】清心利水养阴。

【主治】

1. 中医病证:心经火热证。心胸烦热,口渴面赤,意欲饮冷,口舌生疮;或心热下移小肠(小肠火),小便热涩刺痛,舌红、苔黄,脉数。

2. 西医疾病:口腔炎、急性扁桃体炎、病毒性心肌炎、急性尿道炎、急性膀胱炎等病的临床表现符合心经火热证者。

【用药分析】方中生地黄凉血益阴;竹叶清心利水;木通清下利水;生甘草清热益气。

清心莲子饮 ★★★

《小儿药证直诀》

【导读】①学用清心莲子饮应重视黄芩莲肉用量调配关系、茯苓车前子用量调配关系、人参黄芪用量调配关系;②清心莲子饮虽是辨治心热夹气阴两伤证的重要代表方,但在临床中对下焦热伤气阴证等病变也具有良好治疗作用。

【方歌】清心莲子用黄芩,麦冬甘草地骨皮。
车前石莲白茯苓,黄芪人参善补气。

【组成】黄芩　麦冬去心　地骨皮　车前子　甘草炙,各半两(各15g)　石莲肉去心　白茯苓　黄芪蜜炙人参各七钱半(各23g)

【用法】将药研为细散状,每次服9g,用水煎服,应在水中沉冷,饭前服用。

【功用】清心火,益心阴,止淋浊。

【主治】

1. 中医病证:心经火热,气阴两虚证。心烦,胸热,遗精淋浊,血崩带下,遇劳则发,发热烦躁,口舌干燥等。

2. 西医疾病:内分泌失调、抵抗能力低下、口腔炎、急性扁桃体炎、病毒性心肌炎、急性尿道炎、急性膀胱炎等病的临床表现符合心经火热,气阴两虚证者。

【用药分析】方中黄芩清热燥湿;莲子肉清热安神;地骨皮凉血益阴;人参、甘草益气生津;黄芪益卫固表;茯苓益气渗利;车前子渗利水湿。

龙胆泻肝汤★

《医方集解》

【导读】①学用龙胆泻肝汤应重视栀子黄芩龙胆草用量调配关系、木通泽泻车前子用量调配关系、生地黄当归用量调配关系、柴胡甘草用量调配关系;②龙胆泻肝汤虽是辨治肝热证的重要代表方,但在临床中对下焦湿热证等病变也具有良好治疗作用。

【方歌】龙胆泻肝栀柴芩,泽泻木通车前子,
　　　　　生地当归与甘草,肝胆湿热皆能治。

【组成】龙胆草酒炒(10g)　栀子酒炒(12g)　黄芩炒(9g)　泽泻(10g)　车前子(10g)　木通(6g)　生地黄酒炒(6g)　当归酒炒(10g)　柴胡(6g)　生甘草(6g)［原书未注用量]

【用法】水煎服。

【功用】清肝胆实火,泻下焦湿热。

【主治】

1. 中医病证:①肝热证。胁痛,头痛,目赤,目肿,口苦,耳肿,耳聋,舌红,苔黄或腻,脉弦数而有力。②肝经湿热下注证,阴肿,阴痒,阴汗,阴痿,女子带下色黄臭秽,小便淋浊。

2. 西医疾病:急性泌尿系流感染、病毒性肝炎、急性胆囊炎、急性结膜炎、虹膜睫状体炎、急性中耳炎、急性盆腔炎、急性附睾炎、前列腺炎、湿疹、腹股沟淋巴结炎等病的临床表现符合肝热证,或湿热下注证者。

【用药分析】方中栀子泻三焦之热;黄芩泻上中二焦之热;龙胆草泻肝胆之热;木通利湿通脉;泽泻清热通淋;车前子利水明目;当归补血活血;生地黄清热凉血;柴胡疏肝理气;甘草益气和中。

当归龙荟丸★★★

《丹溪心法》

【导读】①学用当归龙荟丸应重视栀子黄芩黄连龙胆草用量调配关系、芦荟大黄用量调配关系、当归木香用量调配关系;②当归龙荟汤虽是辨治肝热内结证的重要代表方,但在临床中对下焦湿热内结证等病变也具有良好治疗作用。

【方歌】当归龙荟用四黄,栀子当归麝木香。

【组成】当归一两(30g)　龙胆草五钱(15g)　栀子

黄连　黄柏　黄芩各一两(各30g)　芦荟　大黄各五钱
(各15g)　木香一钱(3g)　麝香五分(1.5g)

【用法】将药研为细散状,以蜜为丸,用生姜煎汤送
服,每次服6g。

【功用】清热泻火,解毒散结。

【主治】

1. 中医病证:肝胆实火内结证。头晕,目眩,谵语发
狂,大便干结,小便短赤,急躁易怒,舌红、苔黄,脉数。

2. 西医疾病:病毒性肝炎、急性胆囊炎、急性结膜炎、
虹膜睫状体炎、急性中耳炎、急性盆腔炎、急性附睾炎、前
列腺炎、湿疹、腹股沟淋巴结炎等病的临床表现符合肝胆
实火内结证者。

【用药分析】方中栀子、黄连、黄芩、黄柏、龙胆草清热
泻火,燥湿解毒;大黄、芦荟泻热通下;当归补血活血;木
香行气导滞;麝香开窍化滞。

泻青丸★★★
《小儿药证直诀》

【导读】①学用泻青丸应重视栀子大黄用量调配关
系、羌活防风用量调配关系、当归川芎用量调配关系;
②泻青丸虽是辨治肝经郁热证的重要代表方,但在临床
中对大肠郁热内结证等病变也具有良好治疗作用。

【方歌】泻青当归防龙脑,川芎栀子羌大黄。

【组成】当归去芦头,切,焙　龙脑(即龙胆草)　　川

芎　山栀子仁　川大黄湿纸裹煨　羌活　防风去芦头，切,焙,各等分(各9g)

【用法】将药研为细散状,以蜜为丸,每次服10~15g,用竹叶煎汤加砂糖,温开水送服。

【功用】清肝泻火,疏散郁热。

【主治】

1. 中医病证:肝经郁热证。目赤肿痛,烦躁易怒,不能安卧,尿赤便结,舌红、苔黄、脉洪大。

2. 西医疾病:病毒性肝炎、急性胆囊炎、急性结膜炎、虹膜睫状体炎、急性中耳炎、急性盆腔炎、急性附睾炎、前列腺炎、湿疹、腹股沟淋巴结炎等病的临床表现符合肝经郁热证者。

【用药分析】方中栀子泻三焦之火;龙胆草泻肝胆之火;大黄泻热通下;当归活血补血;川芎活血行气;防风、羌活辛温透散。

左金丸★★

《丹溪心法》

【导读】①学用左金丸应重视黄连吴茱萸用量调配关系;②左金丸虽是辨治肝胃湿热证的重要代表方,但在临床中对脾胃郁热证等病变也具有良好治疗作用。

【方歌】左金六一黄连萸,肝胃湿热酸呕逆。

【组成】黄连六两(180g)　吴茱萸一两(30g)

【用法】将药研为细散状,以水为丸或以蒸饼为丸,每次服 6g,温水送服。用汤剂可用原方量的 1/10。

【功用】清泻肝胃,降逆止呕。

【主治】

1. 中医病证:肝胃湿热证。脘胁疼痛,嘈杂吞酸,呕吐口苦,舌红、苔黄,脉弦数。

2. 西医疾病:急慢性胃炎、急慢性食管炎、胃及十二指肠溃疡、慢性胰腺炎等病的临床表现符合肝胃湿热证者。

【用药分析】方中黄连苦寒清热燥湿;吴茱萸苦温芳香化湿。

戊己丸★★★

《太平惠民和剂局方》

【导读】①学用戊己丸应重视黄连吴茱萸白芍用量调配关系;②戊己丸虽是辨治肝胃湿热证的重要代表方,但在临床中对脾胃郁热证等病变也具有良好治疗作用。

【方歌】左金芍药名戊己,胃酸胃痛皆适宜。

【组成】黄连　吴茱萸　白芍各五两(各 150g)

【用法】将药研为细散状,以面糊为丸,每次服 6g。用汤剂可用原方量的 1/10。

【功用】清热和胃,疏肝敛肝。

【主治】

1. 中医病证:肝胃郁热证。胃痛吞酸,腹痛泄泻。

2. 西医疾病:急慢性胃炎、急慢性食管炎、胃及十二指肠溃疡、慢性胆囊炎、慢性胰腺炎等病的临床表现符合肝胃郁热证者。

【用药分析】方中黄连苦寒清热燥湿;吴茱萸苦温芳香化湿;白芍柔肝缓急止痛。

麻杏石甘汤★

《伤寒杂病论》

【导读】①学用麻杏甘汤应重视麻黄石膏用量调配关系、麻黄杏仁用量调配关系;②麻杏石甘汤虽是辨治肺热证的重要代表方,但在临床中对营卫郁热证等病变也具有良好治疗作用。

【方歌】肺热麻杏石甘汤,汗出而喘法度良,

宣发肃降能清肺,定喘除热效力彰。

【组成】麻黄去节,四两(12g)　杏仁去皮尖,五十个(8.5g)　甘草炙,二两(6g)　石膏碎,绵裹,半斤(24g)

【用法】上四味,以水七升,煮麻黄,减二升,去上沫,内诸药,煮取二升,去滓。温服一升。

【功用】清宣肺热,止咳平喘。

【主治】

1. 中医病证:肺热证。咳嗽,气喘,身热,或汗出,或无汗,口渴,舌红、苔黄,脉浮数。

2. 西医疾病:急性支气管炎、大叶性肺炎、病毒性肺炎、支气管哮喘、麻疹肺炎、麻疹、百日咳、嗜酸性粒细胞

增多性肺炎等病的临床表现符合肺热证者。

【用药分析】方中麻黄宣肺平喘;石膏清泻肺热;杏仁肃降肺气;甘草益气和中。

泻白散★★
《小儿药证直诀》

【导读】①学用泻白散应重视桑白皮地骨皮用量调配关系、甘草粳米用量调配关系;②泻白散虽是辨治肺热阴虚证的重要代表方,但在临床中对气阴两虚证等病变也具有良好治疗作用。

【方歌】泻白桑皮地骨皮,甘草粳米四般齐,

　　　　肺热阴虚咳喘证,清肺养肺喘咳宜。

【组成】桑白皮　地骨皮炒,各一两(各30g)　甘草炙,一钱(3g)

【用法】将药研为细散状,用水煎粳米20g,取米汤送服,饭前服用。

【功用】清泻肺热,止咳平喘。

【主治】

1. 中医病证:肺热阴虚证。咳嗽,气喘气急,皮肤蒸热,日晡尤甚,舌红、苔黄,脉数。

2. 西医疾病:急慢性支气管肺炎、病毒性肺炎、细菌性肺炎等病的临床表现符合肺热阴虚证者。

【用药分析】方中桑白皮清泻肺热;地骨皮凉血益阴;粳米、甘草补益中气。

清胃散 ★

《兰室秘藏》

【导读】①学用清胃散应重视黄连升麻用量调配关系、当归生地黄用量调配关系、黄连牡丹皮用量调配关系；②清胃散虽是辨治胃热证的重要代表方，但在临床中对胃火牙痛证等病变也具有良好治疗作用。

【方歌】清胃散中升麻连，当归生地牡丹全，
　　　　胃火牙痛与牙宣，清热泻火止血专。

【组成】黄连夏月倍之，六分(2g)　升麻一钱(3g)生地黄　当归身各三分(各1g)　牡丹皮半钱(1.5g)

【用法】将药研为细散状，用水煎煮，温服。用汤剂可在原方用量基础上加大6倍。

【功用】清胃凉血。

【主治】

1. 中医病证：①胃火牙痛。牙痛牵引及面颊而红肿发热，或牙龈红肿溃烂，或牙宣出血，口气热臭，口舌干燥，舌红、苔黄、脉数。②胃热证。胃脘灼热，或脘腹不适，或饮食有烧灼感，舌红、苔黄，脉数。

2. 西医疾病：急性胃炎、急性胰腺炎、口腔炎、牙龈炎、三叉神经痛、过敏性血小板减少、再生障碍性贫血等病的临床表现符合胃热证者。

【用药分析】方中黄连清热燥湿；生地黄清热凉血；牡丹皮凉血散瘀；当归补血活血；升麻辛凉透散。

泻黄散★★★

《小儿药证直诀》

【导读】①学用泻黄散应重视藿香防风用量调配关系、栀子石膏用量调配关系、藿香甘草用量调配关系；②泻黄散虽是辨治胃热夹寒湿证的重要代表方，但在临床中对外寒里热证等病变也具有良好治疗作用。

【方歌】泻黄散中用藿香，栀子防风石膏草。

【组成】藿香叶七钱(21g)　山栀子一钱(3g)　石膏五钱(15g)　甘草三两(90g)　防风四两(120g)

【用法】将药研为细散状，用蜜酒微炒散药，至香气冒出，每次服3~6g，用水煎散药，温服药汁，不拘时服。

【功用】清泻伏火，芳香透达。

【主治】

1.中医病证：脾胃伏火，寒湿蕴结证。烦渴易饥，口唇干燥，口臭口疮，手足不温，舌淡红、苔薄，脉数，以及弄舌等。

2.西医疾病：口腔炎、牙龈炎、口周炎、急性胃炎、急性胰腺炎、三叉神经痛等病的临床表现符合脾胃伏火，寒湿蕴结证者。

【用药分析】方中栀子清热燥湿；石膏清热生津；藿香芳香化湿；防风辛温透散；甘草益气和中。

玉女煎 ★★

《景岳全书》

【导读】①学用玉女煎应重视熟地黄麦冬用量调配关系、知母石膏用量调配关系、石膏牛膝用量调配关系；②玉女煎虽是辨治胃热阴虚证的重要代表方，但在临床中对肝肾阴虚内热证等病变也具有良好治疗作用。

【方歌】玉女麦地石母牛,滋阴清热治消渴,

肾阴亏虚胃热盛,牙痛出血皆能克。

【组成】熟地黄三至五钱(9~15g)　石膏三至五钱(9~15g)　麦冬二钱(6g)　知母　牛膝各一钱半(各5g)

【用法】水煎服,温服或冷服均可。

【功用】滋肾阴,清胃热。

【主治】

1. 中医病证:胃热阴虚证。消渴,消谷善饥,牙痛,头痛,牙宣出血,烦热,舌红、苔薄黄而干,脉细或数。

2. 西医疾病:慢性胃炎、牙龈炎、糖尿病、甲状腺功能亢进症等病的临床表现符合胃热阴虚证者。

【用药分析】方中石膏、知母清热泻火,生津养阴;熟地黄性温补血化阴;麦冬性寒清热益阴;牛膝补益肝肾。

葛根芩连汤 ★

《伤寒杂病论》

【导读】①学用葛根芩连汤应重视葛根黄连用量调配关系、黄连黄芩用量调配关系、葛根甘草用量调配关系；②葛根芩连汤虽是辨治大肠热利证的重要代表方，但在临床中对表里兼证等病变也具有良好治疗作用。

【方歌】葛根黄芩黄连汤，再加甘草合成方，

　　　　大肠热利或兼表，清热止利功最好。

【组成】葛根半斤(24g)　甘草炙，二两(6g)　黄芩三两(9g)　黄连三两(9g)

【用法】上四味，以水八升，先煮葛根，减二升，内诸药，煮取二升，去滓。分温再服。

【功用】清热止利。

【主治】

1. 中医病证：大肠热利证。身热下利，胸脘烦热，口渴喜饮，喘而汗出，舌红、苔黄，脉数。

2. 西医疾病：急慢性肠炎、非特异性溃疡性结肠炎、中毒性肠炎、肠伤寒、副伤寒、细菌性痢疾、上消化道出血等病的临床表现符合大肠热利证者。

【用药分析】方中葛根解热于外，清热于内；黄连、黄芩清热燥湿止利；甘草益气和中。

芍药汤★

《素问病机气宜保命集》

【导读】①学用芍药汤应重视黄连黄芩用量调配关系、当归白芍用量调配关系、木香槟榔用量调配关系、大黄官桂用量调配关系;②芍药汤虽是辨治湿热痢疾证的重要代表方,但在临床中对湿热夹气血郁滞证等病变也具有良好治疗作用。

【方歌】芍药汤中槟榔大,连芩归桂甘草香,
　　　　湿热痢疾便脓血,清热行气与理血。

【组成】芍药一两(30g)　当归半两(15g)　黄连半两(15g)　槟榔　木香　甘草炒,各二钱(各6g)　大黄三钱(9g)　黄芩半两(15g)　官桂二钱半(8g)

【用法】将药研为细散状,每次服15g,用水煎煮,饭后温服。

【功用】清热燥湿,调气和血。

【主治】

1. 中医病证:湿热痢疾证。痢疾,腹痛,便脓血,赤白相兼,里急后重,肛门灼热,渴欲饮水,舌红、苔黄腻,脉滑数。

2. 西医疾病:急性肠胃炎、慢性肠炎、细菌性痢疾、阿米巴痢疾、过敏性结肠炎、胰腺炎等病的临床表现符合湿热痢疾证者。

【用药分析】方中黄连、黄芩清热燥湿;大黄泻热通

下;槟榔行气导滞;木香行气醒脾;当归补血活血;芍药补
血缓急止痛;官桂辛热温通;甘草益气缓急。

香连丸★★★
《太平惠民和剂局方》

【导读】①学用香连丸应重视黄连吴茱萸用量调配关
系、黄连木香用量调配关系;②香连丸虽是辨治湿热痢疾
轻证的重要代表方,但在临床中对寒热夹气郁证等病变
也具有良好治疗作用。

【方歌】香连丸主湿热痢,腹痛脓血皆能医。

【组成】黄连二十两(600g) 用吴茱萸十两(300g),
同炒令赤,去吴茱萸,不用 木香四两八钱八分(145g)

【用法】将药研为细散状,以醋糊为丸,每次服6g,用
饭送服。用汤剂可用原方量的1/50。

【功用】清热燥湿,行气化滞。

【主治】

1. 中医病证:湿热痢疾轻证。腹痛,便下脓血,里急
后重。

2. 西医疾病:急性肠胃炎、慢性肠炎、细菌性痢疾、阿
米巴痢疾、过敏性结肠炎、胰腺炎等病的临床表现符合湿
热痢疾轻证者。

【用药分析】方中黄连清热燥湿;吴茱萸辛温通阳;木
香理气化滞。

白头翁汤 ★

《伤寒杂病论》

【导读】①学用白头翁汤应重视白头翁黄连用量调配关系、黄连黄柏用量调配关系、白头翁秦皮用量调配关系;②白头翁汤虽是辨治热毒血痢证的重要代表方,但在临床中对湿热迫血证等病变也具有良好治疗作用。

【方歌】白头翁汤治热利,黄连黄柏秦皮齐,

主治里急便脓血,清热解毒止血利。

【组成】白头翁二两(6g) 黄柏三两(9g) 黄连三两(9g) 秦皮三两(9g)

【用法】上四味,以水七升,煮取二升,去滓。温服一升,不愈,更服一升。

【功用】清热解毒,凉血止利。

【主治】

1. 中医病证:热毒血痢证。腹痛,里急后重,肛门灼热,下痢脓血,赤多白少,渴欲饮水,舌红、苔黄腻,脉弦数。

2. 西医疾病:细菌性痢疾、阿米巴痢疾、急性肠炎、慢性结肠炎、肠伤寒、肝硬化、阿米巴性肝脓肿等病的临床表现符合热毒血痢证者。

【用药分析】方中白头翁清热解毒,凉血止利;黄连、黄柏清热解毒,燥湿止利;秦皮收涩固涩,清热解毒止利。

第五节　清虚热

青蒿鳖甲汤 ★

《温病条辨》

【导读】①学用青蒿鳖甲汤应重视青蒿鳖甲用量调配关系、生地黄牡丹皮用量调配关系、知母鳖甲用量调配关系;②青蒿鳖甲汤虽是辨治热伏阴分证的重要代表方,但在临床中对热迫阴血证等病变也具有良好治疗作用。

【方歌】青蒿鳖甲用生地,丹皮知母能益阴,
　　　　夜热早凉舌质红,邪伏阴分此方宜。

【组成】青蒿二钱(6g)　鳖甲五钱(15g)　细生地四钱(12g)　知母二钱(6g)　牡丹皮三钱(9g)

【用法】水煎服,每日分3次温服。

【功用】养阴透热。

【主治】

1. 中医病证:热伏阴分证。夜热早凉,热退无汗,舌红少苔,脉细数。

2. 西医疾病:慢性肾盂肾炎、肾结核、骨结核、淋巴结核、病毒感染等病的临床表现符合热伏阴分证者。

【用药分析】方中鳖甲入阴滋阴软坚;知母清热益阴;生地黄凉血补血;牡丹皮凉血散瘀,青蒿芳香透热。

清骨散★★

《证治准绳》

【导读】①学用清骨散应重视青蒿鳖甲用量调配关系、银柴胡胡黄连用量调配关系、地骨皮知母用量调配关系;②清骨散虽是辨治阴虚热扰证的重要代表方,但在临床中对营卫郁热证等病变也具有良好治疗作用。

【方歌】清骨散中二胡芫,鳖甲甘骨青知母,

　　　　骨蒸潮热与盗汗,凉血养阴退虚热。

【组成】银柴胡一钱五分(5g)　胡黄连　秦芫　鳖甲醋炙　地骨皮　青蒿　知母各一钱(各3g)　甘草五分(2g)

【用法】水煎服,在两顿饭中间服用较佳。用汤剂可在原方用量基础上加大1倍。

【功用】清虚热,退骨蒸。

【主治】

1. 中医病证:肝肾阴虚,虚火内扰证。骨蒸潮热,或低热日久不退,形体消瘦,颧赤唇红,盗汗,五心烦热,肢体困倦,舌红、少苔,脉细数。

2. 西医疾病:慢性虚弱性疾病、消耗性疾病、结核类疾病、内分泌失调性疾病等病的临床表现符合肝肾阴虚,虚火内扰证者。

【用药分析】方中秦芫清退虚热;知母清热益阴;胡黄连清热消疳;银柴胡、地骨皮清热凉血;青蒿芳香透热;鳖

甲入阴益阴软坚;甘草益气和中。

秦艽鳖甲散★★★

《卫生宝鉴》

【导读】①学用秦艽鳖甲散应重视地骨皮鳖甲用量调配关系、秦艽柴胡用量调配关系、当归知母用量调配关系;②秦艽鳖甲散虽是辨治阴虚内热证的重要代表方,但在临床中对郁热伤阴血证等病变也具有良好治疗作用。

【方歌】秦艽鳖甲治风劳,地骨柴胡及青蒿,

当归知母乌梅合,清热除蒸养血好。

【组成】秦艽半两(15g) 鳖甲去裙,酥炙,用九肋者
地骨皮 柴胡各一两(各30g) 当归 知母各半两
(各15g)

【用法】将药研为细散状,每次服15g,用水煎青蒿5叶,乌梅1个,饭前服用。用汤剂可用原方量的1/2。

【功用】滋阴养血,清热除蒸。

【主治】

1. 中医病证:阴虚内热证。骨蒸盗汗,肌肉消瘦,唇红颧赤,潮热,咳嗽,舌红少苔,脉细数。

2. 西医疾病:慢性虚弱性疾病、消耗性疾病、结核类疾病、内分泌失调性疾病等病的临床表现符合阴虚内热证者。

【用药分析】方中知母清热益阴;地骨皮清热凉血;秦艽偏于通络;鳖甲益阴软坚;乌梅生津敛阴;柴胡疏散透

达,青蒿清热透散;当归补血活血。

当归六黄汤★★

《兰室秘藏》

【导读】①学用当归六黄汤应重视当归黄芪用量调配关系、黄连黄芩黄柏用量调配关系、生地黄熟地黄用量调配关系;②当归六黄汤虽是辨治阴虚阳热证的重要代表方,但在临床中对阴血虚夹郁热证等病变也具有良好治疗作用。

【方歌】兰室当归六黄汤,滋阴泻火固表良,

　　　　自汗盗汗面赤烦,阴虚热扰皆能疗。

【组成】当归　生地黄　黄芩　熟地黄　黄柏　黄连各等分(各10g)　黄芪加一倍(20g)

【用法】将药研为细散状,每次服15g,用水煎药,饭前服用,小儿减半服用。

【功用】滋阴泻火,固表止汗。

【主治】

1. 中医病证:阴虚阳热证。身热面赤,盗汗,口干唇燥,便结溲赤,舌红、苔薄黄,脉细数。

2. 西医疾病:内分泌失调、神经衰弱、糖尿病、甲状腺功能亢进症等病的临床表现符合阴虚阳热证者。

【用药分析】方中黄连、黄芩清上中二焦之热;黄柏清上下二焦之热;当归补血活血;熟地黄补血滋阴;生地黄补血凉血;黄芪益气固表。

第五章

祛暑剂

第一节　清气分热

香薷散★★

《太平惠民和剂局方》

【导读】①学用香薷散应重视香薷扁豆用量调配关系、扁豆厚朴用量调配关系;②香薷散虽是辨治外寒内湿证的重要代表方,但在临床中对脾胃寒湿证等病变也具有良好治疗作用。

【方歌】三物香薷扁豆朴,辛温解表散寒湿,

无汗表实腹痛泻,头重身痛皆能治。

若加银花与连翘,更名新加香薷饮。

【组成】香薷一斤(500g)　白扁豆微炒　厚朴姜制,各半斤(各250g)

【用法】将药研为细散状,每次服9g,用冷开水酌情加入白酒;连续服用2次,也可不拘时候服用。用汤剂可用原方量的1/50。

【功用】辛温解表,化湿和中。

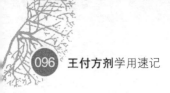

【主治】

1. 中医病证:外寒内湿证。恶寒发热,腹痛吐泻,头重身痛,无汗,胸闷,舌苔白腻,脉浮。

2. 西医疾病:感冒、流行性感冒、上呼吸道感染、急性肠胃炎等病的临床表现符合外寒内湿证者。

【用药分析】方中香薷辛温解表散寒;扁豆健脾益气化湿;厚朴苦温化湿下气。

新加香薷散★★★

《温病条辨》

【导读】①学用新加香薷散应重视香薷扁豆用量调配关系、扁豆厚朴用量调配关系、金银花连翘用量调配关系;②新加香薷散虽是辨治外寒夹湿热证的重要代表方,但在临床中对脾胃寒湿夹热证等病变也具有良好治疗作用。

【方歌】详见香薷散。

【组成】香薷二钱(6g)　金银花三钱(9g)　鲜扁豆花三钱(9g)　厚朴二钱(6g)　连翘二钱(6g)

【用法】水煎服,视病情决定服药次数。

【功用】解表散寒,清热祛湿。

【主治】

1. 中医病证:暑湿夹外寒证。发热恶寒,无汗头痛,口渴,心烦,胸闷不饥,或腹痛,或上吐下泻,舌红、苔黄,脉数。

2. 西医疾病:感冒、流行性感冒、上呼吸道感染、急性肠胃炎、荨麻疹等病的临床表现符合暑湿夹外寒证者。

【用药分析】方中扁豆花健脾益气,祛暑化湿;香薷辛温解表;厚朴苦温化湿下气;金银花、连翘清热泻火解毒。

六一散★★

《黄帝素问宣明论方》

【导读】①学用六一散应重视滑石甘草用量调配关系;②六一散虽是辨治暑湿证的重要代表方,但在临床中对下焦湿热证等病变也具有良好治疗作用。

【方歌】六一散中滑石草,清暑利湿功用好,
        辰砂灯心益元散,碧玉青黛鸡苏荷。

【组成】滑石六两(180g) 甘草一两(30g)

【用法】将药研为细散状,每次服9g。用汤剂可用原方量的1/10。

【功用】利湿清暑。

【主治】

1. 中医病证:暑湿证。身热口渴,小便短少,舌红、苔薄黄,脉浮。

2. 西医疾病:中暑、急性尿道炎、急性膀胱炎、急性肠炎等病的临床表现符合暑湿证者。

【用药分析】方中滑石清热利湿;甘草清热益气。

益元散★★★

《伤寒直格》

【导读】①学用益元散应重视滑石甘草用量调配关系、甘草辰砂用量调配关系；②益元散虽是辨治暑湿扰心证的重要代表方，但在临床中对热扰心神证等病变也具有良好治疗作用。

【方歌】详见六一散。

【组成】滑石六两(180g)　甘草一两(30g)　辰砂(9g)[原书未注用量]

【用法】将药研为细散状，每次服9g，煎灯芯草送服方药。用汤剂可用原方量的1/10。

【功用】清心解暑，兼以安神。

【主治】

1. 中医病证：暑湿扰心证。心悸怔忡，失眠多梦。

2. 西医疾病：中暑惊厥、焦虑症、恐惧症、急性尿道炎、急性膀胱炎、急性肠炎等病的临床表现符合暑湿扰心证者。

【用药分析】方中石清热利湿；甘草清热益气；辰砂清热安神。

碧玉散★★★

《伤寒直格》

【导读】①学用碧玉散应重视滑石甘草用量调配关系、甘草青黛用量调配关系;②碧玉散虽是辨治暑湿夹肝胆郁热证的重要代表方,但在临床中对肝胆湿热证等病变也具有良好治疗作用。

【方歌】详见六一散。

【组成】滑石六两(180g)　甘草一两(30g)　青黛(10g)[原书未注用量]

【用法】将药研为细散状,每次服9g。用汤剂可用原方量的1/10。

【功用】清解暑热。

【主治】

1. 中医病证:暑湿夹肝胆郁热证。

2. 西医疾病:中暑、急性尿道炎、急性膀胱炎、急性肠炎等病的临床表现符合暑湿夹肝胆郁热证者。

【用药分析】方中滑石清热利湿;甘草清热益气;青黛清泻肝胆郁热。

鸡鸣散★★★

《伤寒直格》

【导读】①学用鸡鸣散应重视滑石甘草用量调配关

系、甘草薄荷用量调配关系;②鸡鸣散虽是辨治暑湿夹表证的重要代表方,但在临床中对营卫暑湿证等病变也具有良好治疗作用。

【组成】滑石六两(180g)　甘草一两(30g)　薄荷叶一分(20g)

【用法】将药研为细散状,每次服9g。用汤剂可用原方量的1/10。

【功用】解暑疏风。

【主治】

1. 中医病证:暑湿夹表证。恶寒发热,头痛头涨,咳嗽不爽。

2. 西医疾病:中暑、耳源性眩晕、急性尿道炎、急性膀胱炎、急性肠炎等病的临床表现符合暑湿夹表证者。

【用药分析】方中滑石清热利湿;甘草清热益气;薄荷辛凉透散。

桂苓甘露饮★

《黄帝素问宣明论方》

【导读】①学用桂苓甘露饮应重视滑石甘草用量调配关系、白术茯苓用量调配关系、石膏寒水石用量调配关系、泽泻猪苓用量调配关系;②桂苓甘露饮虽是辨治暑湿证的重要代表方,但在临床中对脾胃湿热证等病变也具有良好治疗作用。

【方歌】桂苓甘露用三石,五苓散中加甘草,暑湿霍乱小便赤,清热利湿治法卓。

【组成】茯苓一两(30g) 甘草二两(60g) 白术炙,半两(15g) 泽泻一两(30g) 官桂去皮,二两(60g) 石膏二两(60g) 寒水石二两(60g) 滑石四两(120g) 猪苓半两(15g)

【用法】将药研为细散状,每次服9g,生姜汤温服;小儿每次服3g。用汤剂可用原方量的1/2。

【功用】清暑解热,化气利湿。

【主治】

1. 中医病证:暑湿证。身热头痛,口干舌燥,烦渴引饮,霍乱吐泻,小便短赤,肢体困重,舌红、苔黄,脉浮数。

2. 西医疾病:急性肠胃炎、肠伤寒、急性胰腺炎、中暑等病的临床表现符合暑湿证者。

【用药分析】方中石膏、寒水石清热泻火,生津养阴;滑石清热通窍;茯苓利水益气;泽泻、猪苓清热泻浊;白术、甘草,补益中气;官桂辛热温通。

清暑益气汤 ★

《温热经纬》

【导读】①学用清暑益气汤应重视黄连竹叶用量调配关系、西洋参甘草用量调配关系、麦冬知母用量调配关系、西洋参黄连用量调配关系;②清暑益气汤虽是辨治暑热伤气伤阴证的重要代表方,但在临床中对气阴两虚夹热证等病变也具有良好治疗作用。

【方歌】清暑益气西洋参,黄连荷竹知甘草,

　　　　石斛麦冬西瓜米,热伤气阴最相宜。

【组成】西洋参(10g)　石斛(15g)　麦冬(15g)　黄连(10g)　竹叶(12g)　荷梗(12g)　知母(10g)　甘草(6g)　粳米(15g)　西瓜翠衣(30g)［原书未注用量］

【用法】水煎服。

【功用】清暑益气,养阴生津。

【主治】

1. 中医病证:暑热气阴两伤证。身热心烦,口干舌燥,渴欲饮水,气短乏力,身体倦怠,小便黄赤,舌红、苔薄黄,脉细或虚数。

2. 西医疾病:小儿夏季热、神经衰弱、心律不齐、慢性支气管炎、肺结核、冠心病、心肌炎、内分泌失调等病的临床表现符合暑热气阴两伤证者。

【用药分析】方中黄连清热泻火;竹叶清热渗利;知母、荷梗、西瓜翠衣益阴生津;麦冬、石斛养阴生津,西洋参、粳米、甘草补益中气。

清暑益气汤 ★★★

《脾胃论》

【导读】①学用清暑益气汤应重视人参黄芪用量调配关系、苍术白术用量调配关系、麦冬黄柏用量调配关系、葛根五味子用量调配关系;②清暑益气汤虽是辨治暑湿伤气伤阴证的重要代表方,但在临床中对气阴两虚夹湿

热证等病变也具有良好治疗作用。

【方歌】李氏清暑益气汤,黄芪人参麻二术,

　　　　神曲橘皮青麦冬,归草黄柏泻葛五。

【组成】黄芪汗少,减五分(1.5g)　苍术泔浸,去皮
升麻各一钱(各3g)　人参去芦　炒曲　橘皮　白术各五
分(各1.5g)　麦门冬去心　当归身　甘草炙,各三分
(各1g)　青皮去白,二分半(1g)　黄柏酒洗,去皮,二分
或三分(0.6～0.9g)　葛根二分(0.6g)　泽泻五分
(1.5g)　五味子九枚(3g)

【用法】水煎服。用汤剂可在原方用量基础上加大
5倍。

【功用】清暑益气,健脾除湿。

【主治】

1. 中医病证:暑湿气阴两伤证。身热头痛,肢体困
倦,不思饮食,气短懒言,心烦口渴,多汗,咽干舌燥,小便
短赤,舌红、苔腻,脉虚弱或缓。

2. 西医疾病:夏季热、神经衰弱、心律不齐、慢性支气
管炎、慢性胃炎、慢性肝炎、心肌炎、内分泌失调等病的临
床表现符合暑湿气阴两伤证者。

【用药分析】方中黄柏清热燥湿;升麻辛散透达;葛根
辛散生津;麦冬清热益阴;五味子温敛生津;人参、甘草益
气生津;黄芪益气固表;白术健脾燥湿;陈皮宽胸和胃;青
皮行气破积;神曲消食和胃;苍术苦温醒脾燥湿;泽泻寒
清利湿;当归补血活血。

清络饮★★★

《温病条辨》

【导读】①学用清络饮应重视荷叶金银花用量调配关系、扁豆花竹叶用量调配关系;②清络饮虽是辨治暑热轻证的重要代表方,但在临床中对暑热营卫证等病变也具有良好治疗作用。

【方歌】清络荷叶银丝瓜,西瓜竹叶扁豆花。

【组成】鲜荷叶边二钱(6g)　鲜金银花二钱(6g)　丝瓜皮二钱(6g)　西瓜翠衣二钱(6g)　鲜扁豆花一枝(5g)　鲜竹叶心二钱(6g)

【用法】水煎服,每日分2次服。

【功用】清热祛暑。

【主治】

1. 中医病证:暑热轻证。身热,口渴不甚,头目不清,昏眩微涨,舌淡红、苔薄黄,脉数。

2. 西医疾病:夏季热、慢性支气管炎、慢性胃炎、慢性肝炎、慢性胰腺炎、内分泌失调等病的临床表现符合暑湿气阴两伤证者。

【用药分析】方中金银花清热解毒;竹叶清热利水;扁豆花清热化湿;荷叶清利湿热;西瓜翠衣清热生津;丝瓜皮利水渗湿。

第六章
温里剂

第一节　温中祛寒

理中丸★

《伤寒杂病论》

【导读】①学用理中丸应重视人参白术用量调配关系、人参干姜用量调配关系;②理中丸虽是辨治脾胃虚寒证的重要代表方,但在临床中对心肺虚寒证、阳虚出血证等病变也具有良好治疗作用。

【方歌】理中汤主理中乡,参术甘草与干姜,

脾胃虚寒与霍乱,虚寒胸痹在温阳。

【组成】人参　干姜　甘草炙　白术各三两(各9g)

【用法】上四味,捣筛,蜜和为丸,如鸡子黄许大。以沸汤数合,和一丸,研碎,温服之。日三四,夜二服。腹中未热,益至三四丸,然不及汤。汤法:以四物依两数切,用水八升,煮取三升,去滓。温服一升,日三服。若脐上筑者,肾气动也,去术加桂四两;吐多者,去术加生姜三两;下多者,还用术;悸者加茯苓二两;渴欲得水者,加术,足前成四两半;腹中痛者,加人参,足前成四两半;寒者,加

干姜足前成四两半;腹满者,去术,加附子一枚。服汤后,如食顷,饮热粥一升许,微自温,勿发揭衣被。

【功用】温中祛寒,益气健脾。

【主治】

1. 中医病证:①脾胃虚寒证。脘腹疼痛或胀满,喜温喜按,或呕吐,或下利,倦怠乏力,饮食不佳,舌淡、苔薄白,脉虚弱或沉细。②阳虚喜唾证、虚寒胸痹证、虚寒霍乱证、阳虚出血证及小儿慢惊等。

2. 西医疾病:急慢性肠胃炎、胃及十二指肠溃疡、胃下垂、慢性菌痢、上消化道出血、慢性肝炎、慢性胆囊炎、冠心病、风心病、慢性肾功能不全、小儿多涎症等病的临床表现符合脾胃虚寒证者。

【用药分析】方中人参补益中气;干姜温中散寒;白术健脾益气;甘草益气和中。

附子理中丸★★★

《太平惠民和剂局方》

【导读】①学用附子理中丸应重视附子干姜用量调配关系、人参白术用量调配关系;②附子理中丸虽是辨治脾胃虚寒重证的重要代表方,但在临床中对脾肾虚寒证等病变也具有良好治疗作用。

【方歌】局方附子理中丸,参术姜草与附子。

【组成】附子炮,去皮,脐 人参去芦 干姜炮 白术 甘草炙,各三两(各90g)

【用法】将药研为细散状,以蜜为丸,每次服3g,以水送服,温热服之,饭前服用。用汤剂可用原方量的1/10。

【功用】温阳逐寒,益气健脾。

【主治】

1. 中医病证:脾胃虚寒重证;脘腹疼痛,恶心呕吐,下利清谷,畏寒肢冷,或霍乱吐泻转筋,舌淡、苔薄白,脉弱或紧;或脾肾阳虚证。

2. 西医疾病:急慢性肠胃炎、胃及十二指肠溃疡、胃下垂、慢性菌痢、上消化道出血、慢性肝炎、慢性胆囊炎、冠心病、风心病、慢性肾功能不全、小儿多涎症等病的临床表现符合脾胃虚寒重证者。

【用药分析】方中人参、甘草益气生津;白术健脾益气燥湿;干姜温暖脾胃;附子温肾壮阳。

理中化痰丸★★★
《明医杂著》

【导读】①学用理中化痰丸应重视半夏干姜用量调配关系、人参白术用量调配关系、茯苓半夏用量调配关系;②理中化痰丸虽是辨治脾胃虚寒夹痰证的重要代表方,但在临床中对肺脾虚寒夹痰证等病变也具有良好治疗作用。

【方歌】明医理中化痰丸,参术姜草苓半夏。

【组成】人参　白术　干姜　甘草　茯苓　姜半夏各三钱(各9g)

【用法】将药研为细散状,每次服9g。

【功用】温中祛寒,健脾化痰。

【主治】

1. 中医病证:脾胃虚寒夹痰证。脘腹疼痛,食少难消,呕吐痰涎,大便溏泄,畏寒肢冷,舌淡,苔腻,脉弱。

2. 西医疾病:急慢性肠胃炎、胃及十二指肠溃疡、胃下垂、慢性菌痢、上消化道出血、慢性肝炎、慢性胆囊炎、冠心病、风心病、慢性肾功能不全、小儿多涎症等病的临床表现符合脾胃虚寒夹痰证者。

【用药分析】方中人参、甘草益气生津;白术健脾益气燥湿;干姜温胃散寒;半夏醒脾降逆燥湿;茯苓健脾通泄渗利。

小建中汤★

《伤寒杂病论》

【导读】①学用小建中汤应重视桂枝芍药用量调配关系、桂枝饴糖用量调配关系、芍药饴糖用量调配关系;②小建中汤虽是辨治气血虚寒证的重要代表方,但在临床中对气血虚发热证等病变也具有良好治疗作用。

【方歌】小建中汤芍药多,桂姜甘草大枣和,
　　　　饴糖为主补中气,温养心脾功效可。

【组成】桂枝去皮,三两(9g)　甘草炙,二两(6g)
芍药六两(18g)　生姜切,三两(9g)　大枣擘,十二枚
胶饴一升(70mL)

【用法】上六味,以水七升,煮取三升,去滓。内饴,更上微火消解。温服一升,日三服。呕家不可与建中汤,以甜故也。

【功用】温补气血,和里缓急。

【主治】

1. 中医病证:气血虚寒证。腹中急痛,喜温喜按,或心中悸而烦,或手足烦热,口干咽燥,或虚劳发黄,面色不荣,舌淡、苔薄白,脉细弱。

2. 西医疾病:神经衰弱、心律不齐、缺铁性贫血、再生障碍性贫血、功能性发热、肠系膜淋巴结核、慢性肠胃炎、慢性肝炎、室上性心动过速、冠心病、风湿性心脏病等病的临床表现符合气血虚寒证者。

【用药分析】方中胶饴(饴糖)温补脾胃,化生气血;芍药补血敛阴;大枣补益中气;桂枝温阳散寒;生姜调理脾胃;炙甘草益气和中。

当归建中汤 ★ ★ ★

《千金翼方》

【导读】①学用当归建中汤应重视当归芍药用量调配关系、桂心生姜用量调配关系、甘草生姜用量调配关系;②当归建中汤虽是辨治气血虚证的重要代表方,但在临床中对气血虚寒证等病变也具有良好治疗作用。

【方歌】小建中汤加当归,命名当归建中汤。

【组成】当归四两(12g) 桂心三两(9g) 甘草炙,

二两(6g) 芍药六两(18g) 生姜三两(9g) 大枣擘,
十枚(10枚)

【用法】用水700mL,煮取药液210mL,每日分3次
服。若气虚明显者,加饴糖70mL,若无生姜,以干姜9g代
之;若血虚甚者,可加地黄18g,阿胶6g熔化;若无当归,
以川芎代之。

【功用】温补气血,缓急止痛。

【主治】

1. 中医病证:(产后)气血虚证。虚羸不足,腹中急
痛,或小腹急挛痛,或引腰背疼痛,倦怠,呼吸少气,不欲
饮食,舌淡,苔薄白,脉弱。

2. 西医疾病:神经衰弱、心律不齐、缺铁性贫血、再生
障碍性贫血、功能性发热、肠系膜淋巴结核、慢性肠胃炎、
慢性肝炎、室上性心动过速、冠心病、风湿性心脏病等病
的临床表现符合(产后)气血虚者。

【用药分析】方中当归补血养血活血;饴糖、大枣益气
补血;芍药补血缓急;桂心辛散温通;生姜辛散温胃;甘草
偏于生津。

吴茱萸汤★

《伤寒杂病论》

【导读】①学用吴茱萸汤应重视吴茱萸生姜用量调配
关系、吴茱萸人参用量调配关系;②吴茱萸汤虽是辨治肝
虚寒证的重要代表方,但在临床中对心胃虚寒证等病变

也具有良好治疗作用。

【方歌】吴茱萸汤人参枣,生姜五两温里好,

阳明寒呕厥阴逆,温肝暖胃止下利。

【组成】吴茱萸洗,一升(24g) 人参三两(9g) 生姜切,六两(18g) 大枣擘,十二枚(12枚)

【用法】上四味,以水七升,煮取二升,去滓。温服七合,日三服(汤剂:水煎服)。

【功用】温肝暖胃,散寒降逆。

【主治】

1. 中医病证:肝胃虚寒证。食谷欲呕,或干呕,吐涎沫,或吞酸,头痛,或巅顶头痛,或胸膈满闷,手足厥冷,或下利,或烦躁,舌淡、苔薄白,脉沉或迟。

2. 西医疾病:胃及十二指肠溃疡、幽门梗阻、神经性呕吐、慢性非特异性结肠炎、神经性头痛、冠心病、高血压、痛经等病的临床表现符合肝胃虚寒证者。

【用药分析】方中吴茱萸散寒降逆;人参补益中气;生姜温中散寒;大枣补益中气。

第二节 回阳救逆

四逆汤 ★

《伤寒杂病论》

【导读】①学用四逆汤应重视附子甘草用量调配关

系、附子干姜用量调配关系;②四逆汤虽是辨治心阳虚欲脱证的重要代表方,但在临床中对心肾阳虚欲脱等病变也具有良好治疗作用。

【方歌】四逆汤中附草姜,四肢厥逆急煎尝,
　　　　腹痛吐泻脉微细,急投此方可回阳。

【组成】甘草炙,二两(6g)　干姜一两半(4.5g)　附子生用,去皮,破八片,一枚(5g)

【用法】上三味,以水三升,煮取一升二合,去滓。分温再服,强人可加大附子一枚,干姜三两。

【功用】温里壮阳,回阳救逆。

【主治】

1. 中医病证:①少阴阳虚阴寒证。手足厥逆,恶寒蜷卧,腹痛,下利清谷,呕吐而渴,精神萎靡,或心悸怔忡,面色苍白,舌淡、苔薄白,脉微欲绝。②亡阳证。手足厥逆,面色苍白,大汗淋漓,神志昏厥,脉微欲绝。

2. 西医疾病:风湿性心脏病、肺心病之心力衰竭、休克、病态窦房结综合征、急慢性肠胃炎、慢性阻塞性肺疾病、支气管哮喘、甲状腺功能低下、风湿性关节炎、类风湿关节炎等病的临床表现符合少阴阳虚阴寒证者。

【用药分析】方中生附子温壮阳气;干姜温暖脾胃;甘草益气和中。

参附汤★★★

《医方类聚》引《济生续方》

【导读】①学用参附汤应重视人参附子用量调配关系;②参附汤虽是辨治心阳虚证的重要代表方,但在临床中对脾肾阳虚证等病变也具有良好治疗作用。

【方歌】参附汤益气回阳,阳气暴脱用子良。

【组成】人参半两(15g)　附子炮,去皮脐,一两(30g)

【用法】水煎服。

【功用】益气回阳固脱。

【主治】

1. 中医病证:阳气暴脱证。四肢厥逆,大汗淋漓,面色苍白,呼吸微弱,或神志昏厥,脉微欲绝。

2. 西医疾病:风湿性心脏病、肺心病之心力衰竭、休克、病态窦房结综合征、急慢性肠胃炎、慢性阻塞性肺疾病、支气管哮喘、甲状腺功能低下症、风湿性关节炎、类风湿关节炎等病的临床表现符合阳气暴脱证者。

【用药分析】方中附子温壮阳气;人参大补元气,生津止渴。

回阳救急汤★★

《伤寒六书》

【导读】①学用回阳救急汤应重视干姜附子用量调配关系、人参白术用量调配关系、肉桂五味子用量调配关系;②回阳救急汤虽是辨治心阳虚衰证的重要代表方,但在临床中对脾肾阳虚重证等病变也具有良好治疗作用。

【方歌】回阳救急四逆汤,再加六君合成方,

肉桂五味与麝香,口唇青紫此方良。

【组成】熟附子(9g) 干姜(6g) 人参(6g) 甘草炙(9g) 白术炒(9g) 肉桂(3g) 陈皮(6g) 五味子(3g) 茯苓(9g) 半夏制(9g)

【用法】水煎服,临服入麝香0.1g调服。

【功用】回阳固脱,益气生脉。

【主治】

1. 中医病证:真阳虚衰证。四肢厥逆,恶寒蜷卧,神衰欲寐,吐泻腹痛,面色苍白或青紫,或汗出不止,舌淡、苔白,脉微欲绝或无脉。

2. 西医疾病:感染性休克、出血性休克、心力衰竭、血栓闭塞性脉管炎、肝性脑病等病的临床表现符合真阳虚衰证者。

【用药分析】方中人参、甘草益气生津;白术健脾益气燥湿;茯苓偏于渗湿;附子壮阳温阳;肉桂、干姜温阳散寒;陈皮理气和中;五味子益气敛阴;半夏降泄浊逆;麝香

芳香开窍化浊。

回阳救急汤★★★
《重订通俗伤寒论》

【导读】①学用回阳救急汤应重视干姜附子肉桂用量调配关系、麦冬五味子用量调配关系、人参莪术用量调配关系;②回阳救急汤虽是辨治心阳虚伤阴证的重要代表方,但在临床中对脾肾阳虚伤阴证等病变也具有良好治疗作用。

【方歌】通俗回阳救急汤,附子瑶桂参麦冬,

　　　　川姜半夏湖广术,五味陈皮草麝香。

【组成】黑附子三钱(9g)　紫瑶桂五分(1.5g)　别直参二钱(6g)　原麦冬辰砂染,三钱(9g)　川姜二钱(6g)　姜半夏一钱(3g)　湖广术(莪术)钱半(5g)　北五味三分(1g)　炒广皮八分(3g)　真麝香三厘(0.1g),冲　清炙草八分(3g)

【用法】水煎服。

【功用】回阳养阴,益气生脉。

【主治】

1. 中医病证:阳衰阴损证。手足厥冷,呕吐痰涎,下利,脉微或无脉。

2. 西医疾病:感染性休克、出血性休克、心力衰竭、血栓闭塞性脉管炎、肝性脑病等病的临床表现符合阳衰阴损证者。

【用药分析】方中人参大补元气;甘草平补中气;附子、干姜、肉桂辛热壮阳,温阳回阳;五味子、麦冬益阴敛阴生津;半夏降逆中和;麝香开窍化浊;莪术活血破滞;陈皮理气和中。

第三节　温经通脉

当归四逆汤★

《伤寒杂病论》

【导读】①学用当归四逆汤应重视当归桂枝用量调配关系、芍药细辛用量调配关系、通草大枣用量调配关系;②当归四逆汤虽是辨治肝寒血虚证的重要代表方,但在临床中对妇科血虚寒证等病变也具有良好治疗作用。

【方歌】当归四逆芍桂枝,细辛甘草通草使,
　　　　手足厥寒脉细绝,温通血脉散寒施。

【组成】当归三两(9g)　桂枝去皮,三两(9g)　芍药三两(9g)　细辛三两(9g)　甘草炙,二两(6g)　通草二两(6g)　大枣擘,二十五枚(25 枚)

【用法】上七味,以水八升,煮取三升,去滓。温服一升,日三服(汤剂:水煎服)。

【功用】温经散寒,养血通脉。

【主治】

1. 中医病证:肝寒血虚证。手足厥寒,或手足疼痛,

或手足麻木,或腰痛,或肌肉筋脉疼痛,或月经愆期,或痛经,或闭经,舌淡、苔薄白,脉细欲绝。

2. 西医疾病:血栓闭塞性脉管炎、脑血栓形成、心力衰竭、多发性神经炎、坐骨神经痛、肥大性脊椎炎、风湿性关节炎、非特异性附睾炎、闭经、痛经、慢性盆腔炎、小儿硬皮肿、雷诺病等病的临床表现符合肝寒血虚证者。

【用药分析】方中当归补血活血;芍药补血敛阴;桂枝温阳通经;细辛散寒止痛;通草通利血脉,大枣益气生血;甘草益气和中。

川芎乌芥汤 ★★★

《杂病辨治八法》

【导读】①学用川芎乌芥汤应重视川乌草乌用量调配关系、当归川芎用量调配关系、川乌草乌甘草用量调配关系;②川芎乌芥汤虽是辨治骨节寒湿证的重要代表方,但在临床中对肌肉风寒湿证等病变也具有良好治疗作用。

【方歌】川芎乌芥草当归,散寒通脉能止痛。

【组成】生川乌3g 生草乌3g 白芥子9g 川芎12g 当归15g 炙甘草12g

【用法】用水分煎2次,合并,每日分3次服。

【功用】散寒通脉,活血止痛。

【主治】

1. 中医病证:骨节寒湿证。骨节疼痛,或脚跟痛,或脚沉,或疼痛因寒湿加重,或下肢困重,舌淡、苔薄或腻,脉沉。

2. 西医疾病:血栓闭塞性脉管炎、脑血栓形成、心力衰竭、多发性神经炎、坐骨神经痛、肥大性脊椎炎、风湿性关节炎、非特异性附睾炎、闭经、痛经、慢性盆腔炎、小儿硬皮肿、雷诺病等病的临床表现符合骨节寒湿证者。

【用药分析】方中生川乌、生草乌散寒止痛;当归、川芎活血行气止痛;白芥子通络化痰;甘草益气和中。

黄芪桂枝五物汤 ★

《伤寒杂病论》

【导读】①学用黄芪桂枝五物汤应重视黄芪芍药用量调配关系、芍药桂枝用量调配关系、黄芪甘草用量调配关系;②黄芪桂枝五物汤虽是辨治气血虚痹证的重要代表方,但在临床中对气血虚寒证等病变也具有良好治疗作用。

【方歌】黄芪桂枝五物汤,芍药大枣与生姜,

　　　　气血虚弱肌不荣,益气补血功效当。

【组成】黄芪三两(9g)　芍药三两(9g)　桂枝三两(9g)　生姜六两(18g)　大枣十二枚(12 枚)

【用法】上五味,以水六升,煮取二升。温服七合,日三服(汤剂:水煎服)。

【功用】益气和营,温经通痹。

【主治】

1. 中医病证:气血虚痹证。肌肤麻木或疼痛,因劳累

加重,头晕目眩,四肢无力,面色不荣,或汗出,或肌肉抽搐,舌淡、苔薄白,脉微涩或紧。

2. 西医疾病:多发性神经根炎、末梢神经炎、面神经炎、皮肤炎、中风后遗症、上肢肌肉震颤、耳源性眩晕、过敏性血小板减少、再生障碍性贫血等病的临床表现符合气血虚痹证者。

【用药分析】方中黄芪益气固卫;桂枝辛温通阳散寒;芍药益营敛阴缓急;生姜调理脾胃;大枣益气和中。

第七章

补益剂

第一节 益 气

四君子汤 ★

《太平惠民和剂局方》

【导读】①学用四君子汤应重视人参白术用量调配关系、人参茯苓用量调配关系、茯苓甘草用量调配关系;②四君子汤虽是辨治脾胃气虚证的重要代表方,但在临床中对脏腑气虚证等病变也具有良好治疗作用。

【方歌】四君子汤人参术,茯苓甘草量相同,

若加陈皮为异功,再加半夏为六君。

更有香砂六君子,随证加减最重要。

【组成】人参去芦　白术　茯苓去皮　甘草炙,各等分(各10g)

【用法】将药研为细散状,每次服6g,以水煎服,服药时加入盐少许,温开水送服亦可。

【功用】益气健脾。

【主治】

1. 中医病证:脏腑气虚证。面色萎黄,语言低微,四

肢无力,神疲倦怠,食少便溏,舌淡,苔白,脉虚弱。

2. 西医疾病:慢性肠胃炎及溃疡、慢性胰腺炎、慢性肝炎、慢性肾炎、心肌炎、风湿性心脏病、慢性支气管炎、脑萎缩、月经不调等病的临床表现符合脏腑气虚证者。

【用药分析】方中人参大补元气;甘草平补中气;白术健脾燥湿;茯苓健脾渗利。

异功散★★★
《小儿药证直诀》

【导读】①学用异功散应重视人参白术用量调配关系、人参茯苓用量调配关系、白术陈皮用量调配关系;②异功散虽是辨治脾胃气虚证的重要代表方,但在临床中对脏腑气虚证等病变也具有良好治疗作用。

【方歌】详见四君子汤。

【组成】人参去芦　白术　茯苓去皮　甘草炙　陈皮各等分(各10g)

【用法】将药研为细散状,每次服6g,用水煎时加入生姜5片,大枣2枚,饭前温服。

【功用】健脾,益气,和胃。

【主治】

1. 中医病证:脾虚夹滞证。食欲减退,或胸脘痞闷不舒,或呕吐泄泻,舌淡、苔薄,脉弱。

2. 西医疾病:慢性肠胃炎及溃疡、慢性胰腺炎、慢性肝炎、慢性肾炎、心肌炎、风湿性心脏病、慢性支气管炎、

脑萎缩、月经不调等病的临床表现符合脾虚夹滞证者。

【用药分析】方中人参大补元气;甘草平补中气;白术健脾燥湿;茯苓健脾渗利;陈皮理气化滞和中。

六君子汤★★★

《妇人大全良方》

【导读】①学用六君子汤应重视人参白术用量调配关系、人参茯苓用量调配关系、半夏陈皮用量调配关系;②六君子汤虽是辨治脾胃气虚夹痰证的重要代表方,但在临床中对脏腑气虚夹痰证等病变也具有良好治疗作用。

【方歌】详见四君子汤。

【组成】人参去芦　白术　茯苓去皮　甘草炙,各三钱(各10g)　陈皮　半夏各一钱(各3g)

【用法】将药研为细散状,每次服6g,用水煎时加入大枣2枚,生姜3片,温服。

【功用】益气健脾,和胃止呕。

【主治】

1. 中医病证:脾胃虚夹痰湿证。不思饮食,恶心呕吐,胸脘痞闷,大便不实,或咳嗽痰多稀白等。

2. 西医疾病:慢性肠胃炎及溃疡、慢性胰腺炎、慢性肝炎、慢性肾炎、心肌炎、风湿性心脏病、慢性支气管炎、脑萎缩、月经不调等病的临床表现符合脾胃虚夹痰湿证者。

【**用药分析**】方中人参大补元气;甘草平补中气;白术健脾燥湿;茯苓健脾渗利;陈皮理气化滞和中;半夏苦温降逆燥湿。

香砂六君子汤★★★
《古今名医方论》

【**导读**】①学用香砂六君子汤应重视人参白术用量调配关系、木香砂仁用量调配关系、半夏陈皮用量调配关系;②香砂六君子汤虽是辨治脾胃气虚夹痰滞证的重要代表方,但在临床中对脏腑气虚夹痰滞证等病变也具有良好治疗作用。

【**方歌**】详见四君子汤。

【**组成**】人参一钱(3g)　白术二钱(6g)　茯苓二钱(6g)　甘草七分(2g)　陈皮八分(2.4g)　半夏一钱(3g)　木香七分(2g)　砂仁八分(2.4g)

【**用法**】水煎服,煎药时加入生姜6g。用汤剂可在原方用量基础上加大3倍。

【**功用**】健脾和胃,理气止痛。

【**主治**】

1. 中医病证:脾虚气滞夹痰证。纳呆,嗳气,脘腹胀满或疼痛,呕吐泄泻,舌淡、苔腻,脉虚弱。

2. 西医疾病:慢性肠胃炎及溃疡、慢性胰腺炎、慢性肝炎、慢性肾炎、心肌炎、风湿性心脏病、慢性支气管炎、脑萎缩、月经不调等病的临床表现符合脾虚气滞夹痰证者。

【用药分析】方中人参大补元气;甘草平补中气;白术健脾燥湿;茯苓健脾渗利;砂仁醒脾和胃,木香行气消积;陈皮理气化滞和中;半夏苦温降逆燥湿。

保元汤★★★

《博爱心鉴》

【导读】①学用保元汤应重视人参黄芪用量调配关系、人参肉桂用量调配关系;②保元汤虽是辨治元气虚损证的重要代表方,但在临床中对气虚夹寒证等病变也具有良好治疗作用。

【方歌】保元桂草黄人参,煎加生姜效果好。

【组成】黄芪(18g)　人参(10g)　肉桂(8g)　甘草(5g)

【用法】水煎服,煎药时加入生姜1片,温服。

【功用】补气温阳。

【主治】

1. 中医病证:元气虚损证。倦怠乏力,少气畏寒;小儿痘疮,阳虚顶陷,血虚浆清,不能发起灌浆,舌淡、苔薄,脉弱。

2. 西医疾病:慢性肠胃炎及溃疡、慢性胰腺炎、慢性肝炎、慢性肾炎、心肌炎、风湿性心脏病、慢性支气管炎、脑萎缩、月经不调等病的临床表现符合元气虚损证者。

【用药分析】方中人参大补元气;黄芪益气固护;肉桂

温阳散寒;甘草平补中气。

参苓白术散★

《太平惠民和剂局方》

【导读】①学用参苓白术散应重视人参白术用量调配关系、莲子肉山药用量调配关系、砂仁薏苡仁用量调配关系、人参桔梗用量调配关系;②参苓白术散虽是辨治脾胃气虚夹湿证的重要代表方,但在临床中对肺虚痰湿证等病变也具有良好治疗作用。

【方歌】参苓白术扁豆陈,山药甘莲砂薏仁,

　　　　桔梗上浮兼保肺,咳嗽有痰亦能治。

【组成】莲子肉去皮,一斤(500g)　薏苡仁一斤(500g)　缩砂仁一斤(500g)　桔梗炒令深黄色,一斤(500g)　白扁豆姜汁浸,去皮,微炒,一斤半(750g)　白茯苓二斤(1 000g)　人参二斤(1 000g)　甘草炒,二斤(1 000g)　白术二斤(1 000g)　山药二斤(1 000g)

【用法】将药研为细散状,每次服6g,用大枣煎汤调服,小儿用药可酌情调整用量。用汤剂可用原方量的1/50。

【功用】益气健脾,渗湿止泻。

【主治】

1. 中医病证:①脾虚夹湿证。饮食不化,胸脘痞闷,肠鸣泄泻,四肢乏力,形体消瘦,面色萎黄,舌淡、苔白腻,脉虚缓。②肺虚痰湿证。倦怠乏力,胸闷,气短,咳嗽,痰多清稀,舌淡、苔薄白,脉虚弱。

2. 西医疾病:慢性肠胃炎、慢性胰腺炎、慢性胆囊炎、慢性支气管炎、支气管哮喘等病的临床表现符合脾虚夹湿证者。

【用药分析】方中人参大补元气;白术健脾燥湿;山药、莲子益气固涩;茯苓、薏苡仁健脾渗利湿浊;白扁豆益气运湿化湿;砂仁芳香化湿醒脾;桔梗宣利气机;甘草平补中气。

七味白术散★★★
《小儿药证直诀》

【导读】①学用七味白术散应重视人参白术用量调配关系、藿香木香用量调配关系、葛根人参用量调配关系;②七味白术散虽是辨治脾胃气虚夹滞证的重要代表方,但在临床中对肺脾气虚痰湿证等病变也具有良好治疗作用。

【方歌】七味白术参茯苓,甘葛木香有藿香。

【组成】人参二钱五分(8g)　白茯苓五钱(15g)　白术五钱(15g)　甘草一钱(3g)　藿香叶五钱(15g)　木香二钱(6g)　葛根五钱(15g),渴者加至一两(30g)

【用法】将药研为细散状,每次服9g,用水煎煮服用。

【功用】健脾止泻。

【主治】

1. 中医病证:脾虚气滞证。脘腹胀满,呕吐,泄泻等。

2. 西医疾病:慢性肠胃炎、慢性胰腺炎、慢性胆囊炎、慢性支气管炎、支气管哮喘等病的临床表现符合脾虚气滞证者。

【用药分析】方中人参大补元气;甘草平补中气;白术健脾益气燥湿;茯苓健脾利湿;藿香芳香化湿;木香理气导滞;葛根辛凉舒达,升举阳气。

补中益气汤 ★
《脾胃论》

【导读】①学用补中益气汤应重视人参黄芪用量调配关系、柴胡升麻用量调配关系、当归陈皮用量调配关系;②补中益气汤虽是辨治脾胃气虚下陷证的重要代表方,但在临床中对气虚发热证等病变也具有良好治疗作用。

【方歌】补中益气参术芪,升麻柴胡与陈皮,
　　　　当归甘草益气血,甘温除热治下陷。

【组成】黄芪病甚劳役热甚者一钱(3g)　甘草炙,各五分(1.5g)　人参去芦,三分(0.9g)　当归酒焙干或晒干,二分(3g)　橘皮不去白,二分或三分(0.9g)　升麻二分或三分(0.9g)　柴胡二分或三分(0.9g)　白术三分(0.9g)

【用法】将药研为细散状,用水煎煮,饭后热服。用汤剂可在原方用量基础上加大3~5倍。

【功用】补中益气,升阳举陷。

【主治】

1. 中医病证:①脾虚气陷证。饮食减少,体倦肢软,少气懒言,面色萎白,大便溏泻,脉大而虚软;或脱肛,或子宫脱垂,或久泻,或久痢,或崩漏等,气短乏力,舌淡、苔薄,脉虚弱。②气虚发热证。身热,自汗,渴喜热饮,气短乏力等。

2. 西医疾病:慢性肠胃炎、胃下垂、重症肌无力、子宫脱垂、胎动不安、功能性子宫出血等病的临床表现符合脾虚气陷证,或气虚发热证者。

【用药分析】方中人参峻补元气;甘草平补中气;白术健脾燥湿;黄芪益气固表;柴胡疏散解郁;升麻透散升阳;当归补血活血;陈皮理气和中。

举元煎★★★

《景岳全书》

【导读】①学用举元煎应重视人参黄芪用量调配关系、白术升麻用量调配关系、人参升麻用量调配关系;②举元煎虽是辨治气虚下陷轻证的重要代表方,但在临床中对气虚发热轻证等病变也具有良好治疗作用。

【方歌】举元参芪草术麻,气虚下陷随证加。

【组成】人参三至五钱(9~15g) 黄芪炙,三至五钱(9~15g) 炙甘草一至二钱(3~6g) 升麻五至七分(2~3g) 白术一至二钱(3~6g)

【用法】水煎服,温服。若兼阳气虚寒者,可加桂板、附子、干姜治之。若兼滑脱者,可加乌梅 2 个,或加文蛤 5g。

【功用】益气升举。

【主治】

1. 中医病证:气虚下陷证。血崩血脱,亡阳垂危等。

2. 西医疾病:慢性肠胃炎、胃下垂、重症肌无力、子宫脱垂、胎动不安、功能性子宫出血等病的临床表现符合气虚下陷证者。

【用药分析】方中人参峻补元气;甘草平补中气;白术健脾燥湿;黄芪益气固表;升麻辛散升举。

升陷汤★★★
《医学衷中参西录》

【导读】①学用升陷汤应重视升麻黄芪用量调配关系、柴胡升麻用量调配关系、知母桔梗用量调配关系;②升陷汤虽是辨治气陷夹热证的重要代表方,但在临床中对气虚郁热证等病变也具有良好治疗作用。

【方歌】升陷柴芪与知母,桔梗升麻能透达。

【组成】生黄芪六钱(18g)　知母三钱(9g)　柴胡一钱五分(5g)　桔梗一钱五分(5g)　升麻一钱(3g)

【用法】水煎服。

【功用】益气升陷。

【主治】

1. 中医病证:气陷夹热证。气短不足以息,或努力呼吸,有似乎喘,或气息将停,危在顷刻,脉沉迟微弱或参伍不调。

2. 西医疾病:慢性肠胃炎、胃下垂、重症肌无力、子宫脱垂、胎动不安、功能性子宫出血等病的临床表现符合气陷夹热证者。

【用药分析】方中黄芪健脾益气;柴胡、升麻升举阳气;知母清热益阴;桔梗宣利气机。

升阳益胃汤★★★
《内外伤辨惑论》

【导读】①学用升阳益胃汤应重视人参黄芪用量调配关系、羌活防风用量调配关系、半夏白芍用量调配关系;②升阳益胃汤虽是辨治脾胃气虚夹湿热证的重要代表方,但在临床中对脾胃气虚夹风湿证等病变也具有良好治疗作用。

【方歌】升阳益胃芪半夏,参草独活白芍防,
　　　　羌活茯橘柴泽泻,白术黄连枣生姜。

【组成】黄芪二两(60g)　半夏汤洗　人参去芦　甘草炙,各一两(各30g)　独活　防风　白芍药　羌活各五钱(各15g)　橘皮四钱(12g)　茯苓　柴胡　泽泻　白术各三钱(各9g)　黄连一钱(3g)

【用法】将药研为细散状,每次服9~15g,可加生姜5片,大枣2枚,用水煎煮,饭后温服。用汤剂可用原方量的1/5。

【功用】益气升阳,清热除湿。

【主治】

1. 中医病证:脾胃虚弱,湿热滞留证。怠惰嗜卧,四肢不收,体重节肿,口苦舌干,饮食无味,食不消化,大便不调。

2. 西医疾病:慢性肠胃炎、胃下垂、重症肌无力、子宫脱垂、胎动不安、功能性子宫出血等病的临床表现符合脾胃虚弱,湿热滞留证者。

【用药分析】方中人参峻补元气;甘草平补中气;白术健脾燥湿;黄芪益气固表;柴胡疏达升举;防风辛散温通;羌活辛散通络;独活苦辛化浊;黄连清热燥湿;泽泻清热利湿;茯苓益气渗湿;陈皮理气化湿;半夏醒脾燥湿;芍药补血缓急。

玉屏风散 ★
《医方类聚》

【导读】①学用玉屏风散应重视白术黄芪用量调配关系、黄芪防风用量调配关系;②玉屏风散虽是辨治卫气虚证的重要代表方,但在临床中对肺脾气虚证等病变也具有良好治疗作用。

【方歌】玉屏风散用防风,黄芪白术大枣熬,
　　　　表虚汗出有恶风,益气固表止汗好。

【组成】防风一两(30g)　黄芪蜜炙　白术各二两(各60g)

【用法】将药研为细散状,每次服9g,用水煎煮,加入大枣1枚,饭后热服。用汤剂可用原方量的1/5。

【功用】益气固表止汗。

【主治】

1. 中医病证:卫气虚证。汗自出,恶风,面色萎白,舌淡、苔薄白,脉浮虚。亦治虚人腠理不固,易于感冒。

2. 西医疾病:过敏性鼻炎、上呼吸道感染、肾小球肾炎、慢性支气管炎、内分泌失调等病的临床表现符合卫气虚证者。

【用药分析】方中黄芪益气固表;白术健脾益气;防风辛散透达。

生脉散★★

《医学启源》

【导读】①学用生脉散应重视人参五味子用量调配关系、人参麦冬用量调配关系;②生脉散虽是辨治心气阴两虚证的重要代表方,但在临床中对肺脾气阴两虚证等病变也具有良好治疗作用。

【方歌】生脉麦味与人参,保肺清心治暑热,

气少汗多兼口渴,病危脉绝功用彻。

【组成】人参五分(1.5g)　麦冬五分(1.5g)　五味子七粒(3g)

【用法】水煎服。用汤剂可在原方用量基础上加大4倍。

【功用】益气生津,敛阴止汗。

【主治】

1. 中医病证:气阴两虚证。体倦,气短,懒言,口渴,多汗,咽干舌燥,舌红,脉虚弱者;或久咳伤肺,干咳少痰,短气自汗,口舌干燥者。

2. 西医疾病:心律不齐、室性心动过速、心肌缺血、神经衰弱、内分泌失调等病的临床表现符合气阴两伤证者。

【用药分析】方中人参补益中气,兼以生津;五味子益气收敛;麦冬益阴清热。

人参蛤蚧散★

《卫生宝鉴》

【导读】①学用人参蛤蚧散应重视人参蛤蚧用量调配关系、贝母桑白皮用量调配关系、茯苓杏仁用量调配关系;②人参蛤蚧散虽是辨治肺肾虚夹痰热证的重要代表方,但在临床中对肺脾气虚夹痰热证等病变也具有良好治疗作用。

【方歌】人参蛤蚧杏仁草,二母茯苓桑白皮,
　　　　肺为痰热肾为虚,补益肺肾化痰宜。

【组成】蛤蚧一对(50g)全者,河水浸五宿,逐日换水,洗去腥味,酥炙黄色　杏仁炒,去尖,五两(150g)　甘草炙,五两　(150g)　人参二两(60g)　茯苓二两(60g)　贝母二两(60g)　桑白皮二两(60g)　知母二两(60g)

【用法】将药研为细散状,每日用茶送服。用汤剂可

用原方量的 1/5。

【功用】补益肺肾,清热化痰。

【主治】

1. 中医病证:肺肾气虚,痰热内蕴证。咳嗽,气喘,吸气困难,痰稠色黄,或咳吐脓血,胸中烦热,身体消瘦,或肢体浮肿,舌红、苔薄黄,脉虚数。

2. 西医疾病:慢性支气管炎、支气管扩张、肺源性心脏病、间质性肺疾病等病的临床表现符合肺肾虚痰热证者。

【用药分析】方中蛤蚧益肾纳气;人参大补元气;甘草益气和中;茯苓渗利湿浊;杏仁温降化痰;贝母降肺化痰;桑白皮清利湿浊;知母清热益阴。

第二节　补　血

四物汤★

《仙授理伤续断秘方》

【导读】①学用四物汤应重视熟地黄当归白芍用量调配关系、熟地黄川芎用量调配关系;②四物汤虽是辨治血虚证的重要代表方,但在临床中对血虚气滞证等病变也具有良好治疗作用。

【方歌】四物汤中用熟地,当归白芍与川芎,

补血调血有奇功,临证加减记心中。

【组成】熟地黄　当归　白芍　川芎各等分(各12g)

【用法】将药研为细散状,每次服9g,用水煎煮,饭前热服。

【功用】补血调血。

【主治】

1. 中医病证:血虚证。心悸失眠,头晕目眩,面色不荣,指甲无泽,或女子月经不调,或痛经,或闭经,或胎动不安,或漏下不止,舌淡、苔薄,脉虚弱。

2. 西医疾病:缺铁性贫血、再生障碍性贫血、过敏性血小板减少、过敏性皮肤病、习惯性流产、不全流产、子宫复旧不全、不孕症等病的临床表现符合血虚证者。

【用药分析】方中熟地黄补血滋阴,属于静补;当归补血活血,属于动补;白芍偏于敛补缓急;川芎理血行气。

圣愈汤★★★
《医宗金鉴》

【导读】①学用圣愈汤应重视熟地黄人参用量调配关系、当归黄芪用量调配关系;②圣愈汤虽是辨治气血两虚证的重要代表方,但在临床中对气血两虚夹气滞证等病变也具有良好治疗作用。

【方歌】圣愈四物芪人参,补血之中能益气。

【组成】熟地七钱五分(23g)　白芍酒拌,七钱五分(23g)　川芎七钱五分(23g)　人参七钱五分(23g)　当归酒洗,五钱(15g)　黄芪炙,五钱(15g)

【用法】水煎服。用汤剂可用原方量的1/2。

【功用】补血益气。

【主治】

1. 中医病证:气血两虚证。面色萎白或苍白,四肢无力,神疲倦怠,心悸目眩,或女子月经不调,量少或多,质稀色淡,无异味,舌淡、苔薄,脉弱。

2. 西医疾病:缺铁性贫血、再生障碍性贫血、过敏性血小板减少、过敏性皮肤病、习惯性流产、不全流产、子宫复旧不全、不孕症等病的临床表现符合气血两虚证者。

【用药分析】方中熟地黄补血滋阴,属于静补;当归补血活血,属于动补;白芍偏于敛补缓急;人参补脏腑之气,黄芪补肌表之气;川芎理血行气。

桃红四物汤 ★★★

《玉机微义》转引《医垒元戎》,方名始见《医宗金鉴》

【导读】①学用桃红四物汤应重视桃仁红花用量调配关系、川芎白芍用量调配关系、红花当归用量调配关系;②桃红四物汤虽是辨治血虚血瘀证的重要代表方,但在临床中对血虚血瘀夹气滞证等病变也具有良好治疗作用。

【方歌】桃红四物补中活,血虚血瘀功效卓。

【组成】熟地黄二钱或用干地黄(6g)　川芎一钱(3g)　白芍炒,二钱(6g)　当归二钱(6g)　桃仁(6g)红花(6g)

【用法】水煎服,每日服 3 次。用汤剂可在原方用量基础上加大 1 倍。

【功用】养血活血。

【主治】

1. 中医病证:血虚血瘀证。女子经期超前,量多,色紫质黏稠,或有块状,腹痛腹胀。

2. 西医疾病:缺铁性贫血、再生障碍性贫血、过敏性血小板减少、过敏性皮肤病、习惯性流产、不全流产、子宫复旧不全、不孕症等病的临床表现符合血虚血瘀证者。

【用药分析】方中熟地黄补血滋阴,属于静补;当归补血活血,属于动补;白芍偏于敛补缓急;人参补脏腑之气,黄芪补肌表之气;川芎理血行气;桃仁破血滋润;红花活血调经。

补肝汤★★★

《证治准绳》

【导读】①学用补肝汤应重视当归酸枣仁用量调配关系、熟地黄木瓜用量调配关系、白芍甘草用量调配关系;②补肝汤虽是辨治肝血虚筋急证的重要代表方,但在临床中对血虚神动证等病变也具有良好治疗作用。

【方歌】补肝四物酸枣仁,木瓜甘草功效真。

【组成】当归　川芎　熟地黄　白芍　酸枣仁　木瓜　炙甘草各五钱(各15g)

【用法】水煎服。

【功用】补肝益血,柔筋明目。

【主治】

1. 中医病证:肝血虚筋急证。视物模糊,头晕目眩或目干畏光,筋脉拘急,苔薄,脉弱。

2. 西医疾病:缺铁性贫血、再生障碍性贫血、过敏性血小板减少、过敏性皮肤病、习惯性流产、不全流产、子宫复旧不全、不孕症等病的临床表现符合肝血虚筋急证者。

【用药分析】方中熟地黄补血滋阴,属于静补;当归补血活血,属于动补;白芍偏于敛补缓急;人参补脏腑之气,黄芪补肌表之气;酸枣仁偏于安神;川芎理血行气;木瓜舒筋活络;甘草益气和中。

当归补血汤★★

《内外伤辨惑论》

【导读】①学用当归补血汤应重视当归黄芪用量调配关系;②当归补血汤虽是辨治气血虚证的重要代表方,但在临床中对气血虚发热证等病变也具有良好治疗作用。

【方歌】当归补血汤二味,黄芪一两归二钱,

　　　　补气生血血化气,肌热面赤皆能安。

【组成】黄芪一两(30g)　当归酒炙,二钱(6g)

【用法】将药研为细散状,用水煎煮,饭前温服。

【功用】补气生血。

【主治】

1. 中医病证:气血虚发热证。肌热面红,烦渴欲饮,

气短乏力,舌淡、苔薄,脉洪大而虚,重按无力;或女子经期气血虚者,或疮疡溃后,久不愈合者。

2. 西医疾病:内分泌失调、过敏性紫癜、缺铁性贫血、子宫功能性出血等病的临床表现符合气血虚发热证者。

【用药分析】方中黄芪益气固表;当归补血活血。

第三节　气血双补

八珍汤★

《正体类要》

【导读】①学用八珍汤应重视人参当归用量调配关系、白术熟地黄用量调配关系、川芎茯苓用量调配关系;②八珍汤虽是辨治气血两虚证的重要代表方,但在临床中对气血两虚夹瘀湿证等病变也具有良好治疗作用。

【方歌】八珍汤补气血方,四君四物合成汤,

生姜大枣同煎服,气血双补功用芳。

若加黄芪与肉桂,汤名十全能大补。

【组成】人参　白术　白伏苓　当归　川芎　白芍药　熟地黄各一钱(各3g)　甘草炙,五分(2g)

【用法】水煎服,用水煎时加入生姜3片,大枣5枚。用汤剂可在原方用量基础上加大3倍。

【功用】益气补血。

【主治】

1. 中医病证:气血两虚证。面色萎黄,头晕目眩,心悸怔忡,气短懒言,四肢倦怠,食欲减退,或气喘,或痛经,或闭经,或月经不调,或胎动不安,舌淡、苔薄白,脉虚弱或虚大无力。

2. 西医疾病:功能性子宫出血、先兆流产、产后子宫复旧不全、月经不调诸疾、过敏性紫癜、缺铁性贫血、黄体功能不全、再生障碍性贫血、慢性胃炎、慢性肾炎、慢性肝炎等病的临床表现符合气血两虚证者。

【用药分析】方中人参大补人体一身之气;熟地黄大补人体一身之血;白术、大枣、茯苓健脾益气;当归、白芍养血补血和血;川芎活血行气;生姜调和脾胃,使补气药补而不壅滞;甘草补益中气。

十全大补汤★★★

《太平惠民和剂局方》

【导读】①学用十全大补汤应重视人参当归用量调配关系、黄芪熟地黄用量调配关系、肉桂白术用量调配关系;②十全大补汤虽是辨治气血两虚证的重要代表方,但在临床中对气血两虚夹寒滞证等病变也具有良好治疗作用。

【方歌】详见八珍汤。

【组成】人参　肉桂去粗皮　川芎　地黄洗,酒蒸,焙　茯苓　白术焙　甘草炙　黄芪去芦　川当归洗,去芦

白芍药各等分(各12g)

【用法】将药研为细散状,每次服9g,用水煎时加入生姜3片,大枣2枚同煎,不拘时候温服。

【功用】温补气血。

【主治】

1. 中医病证:气血两虚夹寒证。久病体虚,食欲减退,脚膝无力,面色萎黄,精神倦怠,以及疮疡不敛,妇女崩漏,舌淡、苔薄白,脉虚弱。

2. 西医疾病:功能性子宫出血、先兆流产、产后子宫复旧不全、月经不调诸疾、过敏性紫癜、缺铁性贫血、黄体功能不全、再生障碍性贫血、慢性胃炎、慢性肾炎、慢性肝炎等病的临床表现符合气血两虚夹寒证者。

【用药分析】方中熟地黄补血滋阴,属于静补;当归补血活血,属于动补;白芍敛补缓急;人参大补元气;甘草平补中气;黄芪益气固表;白术健脾燥湿;茯苓渗利益气安神;肉桂辛热温阳。

人参养荣汤★★★

原名养荣汤,《三因极一病证方论》

【导读】①学用人参养荣汤应重视人参当归用量调配关系、白术熟地黄用量调配关系、五味子远志用量调配关系;②人参养荣汤虽是辨治气血两虚、心神不安证的重要代表方,但在临床中对气血两虚夹阴伤证等病变也具有良好治疗作用。

【方歌】人参养荣陈志五,十全大补少川芎。

【组成】黄芪　当归　桂心　甘草炙　橘皮　白术人参各一两(各 30g)　白芍药三两(90g)　熟地黄　五味子　茯苓各七钱半(各 22g)　远志去心,炒,半两(15g)

【用法】将药研为细散状,每次服 12g,用水煎时加入生姜 3 片,大枣 2 枚同煎,饭前服用。用汤剂可用原方量的 1/2。

【功用】益气补血,养心安神。

【主治】

1. 中医病证:气血两虚,心神不安证。四肢沉滞,骨肉酸疼,行动喘咳,小便拘急,腰背强痛,心虚惊悸,咽干唇燥,饮食无味,形体瘦削,舌淡、苔薄,脉弱。

2. 西医疾病:功能性子宫出血、先兆流产、产后子宫复旧不全、月经不调诸疾、过敏性紫癜、缺铁性贫血、黄体功能不全、再生障碍性贫血、慢性胃炎、慢性肾炎、慢性肝炎等病的临床表现符合气血两虚,心神不安证者。

【用药分析】方中熟地黄补血滋阴,属于静补;当归补血活血,属于动补;白芍敛补缓急;人参大补元气;甘草平补中气;黄芪益气固表;白术健脾燥湿;五味子敛阴益气;远志开窍化痰;茯苓渗利益气安神;陈皮理气和中;桂心辛热温阳。

泰山磐石散 ★★★

《古今医统大全》

【导读】①学用泰山磐石散应重视人参当归用量调配关系、白术熟地黄用量调配关系、黄芩砂仁用量调配关系;②泰山磐石散虽是辨治气血两虚、胎动不安证的重要代表方,但在临床中对脾肾气血两虚证等病变也具有良好治疗作用。

【方歌】泰山磐石续八珍,少苓加芪芩米仁。

【组成】人参一钱(3g) 黄芪一钱(3g) 当归一钱(3g) 川续断一钱(3g) 黄芩一钱(3g) 白术二钱(6g) 川芎八分(2.4g) 熟地黄八分(2.4g) 白芍药八分(2.4g) 砂仁五分(1.5g) 炙甘草五分(1.5g) 糯米一撮(5g)

【用法】水煎服,饭前或饭后1小时服用;若用于保胎,可于3~5日服1剂;服药4个月,有疾治疾,无疾保胎。用汤剂可在原方用量基础上加大3倍。

【功用】益气健脾,养血安胎。

【主治】

1. 中医病证:气血两虚,胎动不安证。胎动不安,或堕胎,面色淡白,倦怠乏力,不思饮食,舌质淡、苔薄白,脉沉弱。

2. 西医疾病:功能性子宫出血、先兆流产、产后子宫复旧不全、月经不调诸疾、过敏性紫癜、缺铁性贫血、黄体功能不全、再生障碍性贫血、慢性胃炎、慢性肾炎、慢性肝炎等病的临床表现符合气血两虚,胎动不安证者。

【用药分析】方中熟地黄补血滋阴,属于静补;当归补血活血,属于动补;白芍补血敛补缓急;人参大补元气;甘草平补中气;黄芪益气固表;白术健脾安胎;糯米益气固涩;砂仁醒脾安胎;黄芩清热安胎;续断补肾安胎;川芎理血行气。

归脾汤 ★

《济生方》

【导读】①学用归脾汤应重视人参当归用量调配关系、白术茯神用量调配关系、酸枣仁远志用量调配关系、木香龙眼肉用量调配关系;②归脾汤虽是辨治心脾气血两虚证的重要代表方,但在临床中对脾不统血证等病变也具有良好治疗作用。

【方歌】归脾汤用术参芪,归草茯神远志随,
　　　　酸枣木香龙眼肉,煎加姜枣益心脾,
　　　　怔忡健忘俱可却,脾不统血亦能医。

【组成】白术一两(30g)　茯神去木,一两(30g)　黄芪去芦,一两(30g)　龙眼肉一两(30g)　酸枣仁炒,去壳一两(30g)　人参半两(15g)　木香不见火,半两(15g)　甘草炙,二钱半(8g)　当归一钱(3g)　远志蜜炙,一钱(3g)　[当归、远志两味,是从《校注妇人大全良方》补入]

【用法】将药研为细散状,每次服 12g,用水煎时加入生姜 5 片、枣 1 枚同煎,温服,不拘时候。用汤剂可用原方量的 1/3。

【功用】益气补血,健脾养心。

【主治】

1. 中医病证:①心脾两虚证。心悸怔忡,健忘不眠,盗汗虚热,食少体倦,面色萎黄,舌质淡、苔薄白,脉虚弱。②脾不统血证。便血,妇女崩漏,月经超前,量多色淡,或淋漓不止,或带下,舌淡、苔薄白,脉弱。

2. 西医疾病:冠心病、风心病、心肌肥大、神经衰弱、慢性胃炎、血小板减少性紫癜、功能性子宫出血等病的临床表现符合心脾两虚证或脾不统血证者。

【用药分析】方中人参益心补脾;龙眼肉养心补血;黄芪、白术补气健脾;当归补益营血,活血通经;酸枣仁养血安神;茯神益气宁心安神;远志开窍安神;木香行气,兼防滋补药壅滞气机;甘草益气和中。

第四节 滋 阴

六味地黄丸 ★

《小儿药证直诀》

【导读】①学用六味地黄丸应重视熟地黄山药用量调配关系、熟地黄山茱萸用量调配关系、茯苓泽泻用量调配关系;②六味地黄丸虽是辨治肾阴虚证的重要代表方,但在临床中对肝肾阴虚证等病变也具有良好治疗作用。

【方歌】六味地黄滋阴方,熟地八钱二山四,

茯苓泽泻丹皮三,随证加减效最宜。

火旺为主加知柏,阴虚为主加麦味,

视物不佳用杞菊,仅加五叶名都气。

【组成】熟地黄八钱(24g)　山药四钱(12g)　山茱萸四钱(12g)　泽泻三钱(9g)　茯苓去皮,三钱(9g)　牡丹皮三钱(9g)

【用法】将药研为细散状,以蜜为丸,饭前温水送服9g。亦可作汤剂。

【功用】滋补(肝)肾阴。

【主治】

1. 中医病证:(肝)肾阴虚证。腰膝酸软,头目眩晕,耳鸣耳聋,盗汗,遗精,骨蒸潮热,手足心热,或消渴,或虚火牙痛,牙齿动摇,以及小儿囟门迟闭,或足跟痛,口燥咽干,舌红、少苔,脉细数。

2. 西医疾病:慢性肾炎、高血压、糖尿病、结核病、甲状腺功能亢进症、中心性视网膜炎、子宫卵巢发育不良、围绝经期综合征等病的临床表现符合肾阴虚证者。

【用药分析】方中熟地黄滋阴补肾,养血补肝,填精益髓;山药补益脾胃,生化气血;山茱萸补养肝肾,强健筋骨,固涩精气;泽泻泻熟地黄浊腻壅滞;茯苓渗湿健脾;牡丹皮既能清虚热,又能制约山茱萸使之温不助热。

知柏地黄丸★★★

又名知柏八味丸,《医宗金鉴》

【导读】①学用知柏地黄丸应重视熟地黄山药用量调配关系、熟地黄山茱萸用量调配关系、茯苓泽泻用量调配关系、知母黄柏用量调配关系;②知柏地黄丸虽是辨治阴虚火旺证的重要代表方,但在临床中对肝肾阴虚夹郁热证等病变也具有良好治疗作用。

【方歌】详见六味地黄丸。

【组成】熟地黄八钱(24g)　山药四钱(12g)　山茱萸四钱(12g)　泽泻三钱(9g)　茯苓去皮,三钱(9g)　牡丹皮三钱(9g)　知母盐炒　黄柏盐炒,各二钱(各6g)

【用法】将药研为细散状,以蜜为丸,每次服6g,温开水送服。

【功用】滋阴降火。

【主治】

1. 中医病证:阴虚火旺证。虚火牙痛,骨蒸潮热,虚烦盗汗,腰脊酸痛,遗精,舌红、少苔,脉细数。

2. 西医疾病:慢性肾炎、高血压、糖尿病、结核病、甲状腺功能亢进症、中心性视网膜炎、子宫卵巢发育不良、围绝经期综合征等病的临床表现符合阴虚火旺证者。

【用药分析】方中熟地黄滋阴补肾,养血补肝,填精益髓;山药补益脾胃,生化气血;山茱萸补养肝肾,强健筋骨,固涩精气;泽泻泻熟地黄浊腻壅滞;茯苓渗湿健脾;牡丹皮既能清虚热,又能制约山茱萸使之温不助热;知母清热益阴,黄柏清热坚阴。

杞菊地黄丸★★★

《医级》

【导读】①学用杞菊地黄丸应重视熟地黄山药用量调配关系、熟地黄山茱萸用量调配关系、茯苓泽泻用量调配关系、枸杞子菊花用量调配关系;②杞菊地黄丸虽是辨治肝肾阴虚证的重要代表方,但在临床中对肝肾阴虚夹郁热证等病变也具有良好治疗作用。

【方歌】详见六味地黄丸。

【组成】熟地黄八钱(24g)　山药四钱(12g)　山茱萸四钱(12g)　泽泻三钱(9g)　茯苓去皮,三钱(9g)　牡丹皮三钱(9g)　枸杞子　菊花各三钱(各9g)

【用法】将药研为细散状,以蜜为丸,每次服9g,饭前服用。

【功用】滋肾养肝明目。

【主治】

1. 中医病证:肝肾阴虚证。两目昏花,视物模糊,或眼睛干涩,迎风流泪,舌红、少苔,脉细数。

2. 西医疾病:慢性肾炎、高血压、糖尿病、结核病、甲状腺功能亢进症、中心性视网膜炎、子宫卵巢发育不良、围绝经期综合征等病的临床表现符合肝肾阴虚证者。

【用药分析】方中熟地黄滋阴补肾,养血补肝,填精益髓;山药补益脾胃,生化气血;山茱萸补养肝肾,强健筋骨,固涩精气;泽泻泻熟地黄浊腻壅滞;茯苓渗湿健脾;牡丹皮既能清虚热,又能制约山茱萸使之温不助热;菊花清热明目,枸杞子滋阴明目。

都气丸★★★

《医贯》

【导读】①学用都气丸应重视熟地黄山药用量调配关系、熟地黄山茱萸用量调配关系、茯苓泽泻用量调配关系、五味子熟地黄用量调配关系;②都气丸虽是辨治肝肾阴虚证的重要代表方,但在临床中对肺肾阴虚夹郁热证等病变也具有良好治疗作用。

【方歌】详见六味地黄丸。

【组成】熟地黄八钱(24g)　山药四钱(12g)　山茱萸四钱(12g)　泽泻三钱(9g)　茯苓去皮,三钱(9g)　牡丹皮三钱(9g)　五味子二钱(6g)

【用法】将药研为细散状,以蜜为丸,每次服9g,饭前服用。

【功用】滋肾纳气。

【主治】

1. 中医病证:肺肾阴虚证。气喘,咳嗽,口舌干燥,或呃逆,或短气,脉细数。

2. 西医疾病:慢性肾炎、高血压、糖尿病、结核病、甲状腺功能亢进症、中心性视网膜炎、子宫卵巢发育不良、围绝经期综合征等病的临床表现符合肺肾阴虚证者。

【用药分析】方中熟地黄滋阴补肾,养血补肝,填精益髓;山药补益脾胃,生化气血;山茱萸补养肝肾,强健筋骨,固涩精气;泽泻泻熟地黄浊腻壅滞;茯苓渗湿健脾;牡丹皮既能清虚热,又能制约山茱萸使之温不助热;五味子益阴收敛。

麦味地黄丸★★★
原名八仙长寿丸,《寿世保元》

【导读】①学用麦味地黄丸应重视熟地黄山药用量调配关系、熟地黄山茱萸用量调配关系、茯苓泽泻用量调配关系、五味子麦冬用量调配关系;②麦味地黄丸虽是辨治肝肾阴虚证的重要代表方,但在临床中对肺肾阴虚夹郁热证等病变也具有良好治疗作用。

【方歌】详见六味地黄丸。

【组成】熟地黄八钱(24g) 山药四钱(12g) 山茱萸四钱(12g) 泽泻三钱(9g) 茯苓去皮,三钱(9g) 牡丹皮三钱(9g) 麦冬三钱(9g) 五味子二钱(6g)

【用法】将药研为细散状,以蜜为丸,每次服9g,饭前服用,用生姜煎汤送服。

【功用】滋补肺肾。

【主治】

1. 中医病证:肺肾阴虚重证。气喘,咳嗽,颧红潮热,舌红、少苔,脉细数。

2. 西医疾病:慢性肾炎、高血压、糖尿病、结核病、甲状腺功能亢进症、中心性视网膜炎、子宫卵巢发育不良、围绝经期综合征等病的临床表现符合肺肾阴虚重证者。

【用药分析】方中熟地黄滋阴补肾,养血补肝,填精益髓;山药补益脾胃,生化气血;山茱萸补养肝肾,强健筋骨,固涩精气;泽泻泻熟地黄浊腻壅滞;茯苓渗湿健脾;牡丹皮既能清虚热,又能制约山茱萸使之温不助热;五味子益阴收敛;麦冬清热滋阴。

石斛夜光丸 ★★★

原名夜光丸,《原机启微》

【导读】①学用石斛夜光丸应重视草决明羚羊角用量调配关系、枸杞子菟丝子用量调配关系、麦冬黄连用量调配关系、犀角菊花用量调配关系;②石斛夜光丸虽是辨治肝肾阴虚夹郁热证的重要代表方,但在临床中对心肺阴虚夹郁热证等病变也具有良好治疗作用。

【方歌】石斛夜光参茯苓,二冬二地药枸杞,
　　　　牛膝石斛草决明,杏菊菟羊肉苁蓉,
　　　　五味防风草沙苑,黄连枳芎犀箱从。

【组成】麦门冬去心,焙　天门冬去心,焙　生地黄怀州地道　熟地黄怀州地道　新罗参去芦　白茯苓去黑皮　干山药各一两(各30g)　枸杞子拣净　牛膝酒浸,另捣　金钗石斛酒浸,焙干,另捣　草决明炒　杏仁去皮尖,炒　甘菊拣净　菟丝子酒浸,焙干,另捣　羚羊角镑,各

七钱半(各23g)　肉苁蓉酒浸,焙干,另捣　五味子炒
防风去芦　甘草炙赤色,锉　沙苑蒺藜炒　黄连去须
枳壳去瓤,麸炒　川芎　生乌犀(水牛角代)锉　青葙子
各半两(各15g)

【用法】将药研为细散状,以蜜为丸,每次服10g,饭前
温酒送服,用盐汤送服亦可。用汤剂可用原方量的1/2。

【功用】滋补肝肾,清热明目。

【主治】

1. 中医病证:肝肾阴虚,热扰肝窍证。瞳神散大,视
物昏花,羞明流泪,腰膝酸软,以及目内障,舌红、少苔或
苔薄,脉虚弱。

2. 西医疾病:慢性肾炎、高血压、糖尿病、结核病、甲
状腺功能亢进症、中心性视网膜炎、子宫卵巢发育不良、
围绝经期综合征等病的临床表现符合肝肾阴虚,热扰肝
窍证者。

【用药分析】方中熟地黄补血化阴;麦冬、天冬滋阴清
热;石斛滋阴明目;枸杞子滋阴益精;五味子益气敛阴;人
参大补元气;山药益气固涩;茯苓益气渗利;甘草平补中
气;沙苑蒺藜滋补明目;肉苁蓉补阳滋润;菟丝子温阳益
精;牛膝偏于活血;草决明、菊花、青葙子清肝明目;羚羊
角泻肝明目;黄连清热燥湿;生地黄滋阴凉血;水牛角凉
血解毒;杏仁肃降肺气;防风辛温透散;川芎理血行气;枳
壳理气降浊。

左归丸★★

《景岳全书》

【导读】①学用左归丸应重视熟地黄山药用量调配关系、枸杞子菟丝子用量调配关系、鹿角龟板用量调配关系、山茱萸牛膝用量调配关系;②左归丸虽是辨治真阴不足,精气不固证的重要代表方,但在临床中对阴虚伤血证等病变也具有良好治疗作用。

【方歌】左归丸中二山地,枸菟鹿牛与龟板,
　　　　头晕目眩腰膝酸,填精益髓效非凡。

【组成】大熟地黄八两(240g)　山药炒,四两(120g)
山茱萸四两(120g)　枸杞子四两(120g)　川牛膝酒洗,蒸熟,三两(90g)　菟丝子制,四两(120g)　鹿角胶敲碎,炒珠,四两(120g)　龟板胶切碎,炒珠,四两(120g)

【用法】先将熟地黄蒸烂,制为膏状,然后将其余药研为散状,以蜜为丸,每次服9g,饭前用温开水或淡盐汤送服。用汤剂可用原方量的1/10。

【功用】滋阴补肾,填精益髓。

【主治】

1. 中医病证:真阴不足,精气不固证。头晕目眩,站立不稳,腰膝酸软,遗精滑泄,自汗盗汗,口燥舌干,舌红、少苔,脉细。

2. 西医疾病:子宫卵巢发育不良、睾丸发育不良、内分泌失调等病的临床表现符合真阴不足,精气不固证者。

【用药分析】方中熟地黄补肾益精,滋补真阴;山茱萸养肝滋肾,固精敛汗;山药益气化阴,滋肾固精;枸杞子补肾益精,养肝明目;龟板峻补精髓;鹿胶补阳,阳能化阴;川牛膝、菟丝子益肝肾,强筋骨,壮腰膝。

左归饮★★★
《景岳全书》

【导读】①学用左归饮应重视熟地黄山药用量调配关系、枸杞子山茱萸用量调配关系、茯苓甘草用量调配关系;②左归饮虽是辨治肾阴虚证的重要代表方,但在临床中对阴虚伤气证等病变也具有良好治疗作用。

【方歌】左归饮中药熟地,枸草茯苓山茱萸。

【组成】熟地黄二三钱(6～9g),或加至一二两(30～60g)　山药　枸杞子各二钱(各6g)　炙甘草一钱(3g)　茯苓一钱半(5g)　山茱萸畏酸者少用之,一二钱(3～6g)

【用法】水煎服,饭前或饭后1小时左右服用。

【功用】补益肾阴。

【主治】

1. 中医病证:肾阴虚证。腰酸遗精,盗汗,口燥咽干,渴欲饮水,舌尖红,脉细数。

2. 西医疾病:子宫卵巢发育不良、睾丸发育不良、内分泌失调等病的临床表现符合肾阴虚证者。

【用药分析】方中熟地黄补血化阴;枸杞子滋阴益精;山药益气固涩;茯苓益气渗利;甘草益气生津;山茱萸温

肾固精。

大补阴丸★

《丹溪心法》

【导读】①学用大补阴丸应重视熟地黄龟板用量调配关系、黄柏知母用量调配关系;②大补阴丸虽是辨治三焦阴虚证的重要代表方,但在临床中对三焦阴虚夹郁热证等病变也具有良好治疗作用。

【方歌】大补阴丸用熟地,黄柏知母与龟板,

　　　　脊髓和蜜重滋阴,潮热盗汗遗精罢。

【组成】熟地黄酒蒸　龟板酥炙,各六两(各180g)
黄柏炒褐色　知母酒浸,炒,各四两(各120g)

【用法】将药研为细散状,并将猪脊髓蒸熟,以蜜为丸。每次服6~9g,饭前用淡盐汤送服。用汤剂可用原方量的1/10。

【功用】滋阴降火。

【主治】

1. 中医病证:三焦阴虚证。骨蒸潮热,手足心热,心烦易怒,盗汗遗精,咳嗽咯血,足膝疼痛,舌红、少苔,脉细数。

2. 西医疾病:糖尿病、甲状腺功能亢进症、肾结核、骨结核、淋巴结核等病的临床表现符合三焦阴虚证者。

【用药分析】方中龟板滋补阴精,壮水制火;熟地黄大补阴血,化生阴精;知母既能清肺热,又能滋肾阴;黄柏清

泻虚热而坚阴,兼防滋补药湿浊壅滞。

虎潜丸★★★

《丹溪心法》

【导读】①学用虎潜丸应重视熟地黄龟板用量调配关系、黄柏知母用量调配关系、锁阳虎骨用量调配关系;②虎潜丸虽是辨治肝肾虚损证的重要代表方,但在临床中对肝肾虚损夹郁热证等病变也具有良好治疗作用。

【方歌】虎潜丸中用龟板,熟地白芍柏锁阳,

知母陈皮与干姜,补益肝肾筋骨强。

【组成】龟板酒炙,四两(120g)　熟地黄二两(60g)　白芍二两(60g)　锁阳一两(30g)　虎骨(以鹿骨或牛骨代替)炙,一两(30g)　黄柏酒炒,半斤(250g)　知母酒炒,二两(60g)　陈皮二两(60g)　干姜半两(15g)

【用法】将药研为细散状,以酒糊为丸,或加金箔1片,或用生地黄,若懒言少语者加山药调配服用。用汤剂可用原方量的1/5。

【功用】补益肝肾,强健筋骨。

【主治】

1. 中医病证:肝肾虚损证。两足痿软,或肌肉萎缩,或腰痛,头晕目眩,腰膝酸软,舌红、少苔或苔薄略黄。

2. 西医疾病:重症肌无力、肌营养不良症、肌神经萎缩症、糖尿病、甲状腺功能亢进症等病的临床表现符合肝肾虚损证者。

【用药分析】方中熟地黄补血滋阴;龟板滋阴填精;白芍补血敛阴缓急;黄柏清热坚阴;知母清热养阴;锁阳补肾温阳;牛骨强壮筋骨;陈皮理气化滞;干姜温通阳气。

一贯煎 ★

《续名医类案》

【导读】①学用一贯煎应重视沙参麦冬用量调配关系、生地黄枸杞子用量调配关系、当归川楝子用量调配关系;②一贯煎虽是辨治肝阴虚证的重要代表方,但在临床中对肝肾阴虚证或肝肺阴虚证等病变也具有良好治疗作用。

【方歌】一贯煎中细生地,沙参麦冬当归身,

川楝枸杞疏中滋,滋补肝阴功用珍。

【组成】北沙参　麦冬　当归身各三钱(各9g)　生地黄六钱至一两五钱(18~45g)　枸杞子三钱至六钱(9~18g)　川楝子一钱半(5g)

【用法】水煎服。

【功用】滋阴疏肝。

【主治】

1. 中医病证:肝阴虚证。胁痛脘痞,食欲减退,吞酸吐苦,咽干口燥,舌红少津、少苔,脉细弱或细弦;或疝气瘕聚。

2. 西医疾病:慢性肝炎、慢性胃炎、胃及十二指肠溃疡、肋间神经痛、慢性胆囊炎等病的临床表现符合肝阴虚

证者。

【用药分析】方中重用生地黄滋阴养血,补益肝阴;北沙参养肝阴;麦冬滋肝阴,清虚热;枸杞子滋养肾阴而涵肝木;当归身补肝血而化阴;川楝子既能疏肝解郁,又能兼防滋补药壅滞气机,还能清泻肝中郁热。

百合固金汤★

《慎斋遗书》

【导读】①学用百合固金汤应重视百合麦冬用量调配关系、生地黄玄参用量调配关系、桔梗贝母用量调配关系;②百合固金汤虽是辨治肺阴虚证的重要代表方,但在临床中对肺肾阴虚证或肺肾阴虚夹痰证等病变也具有良好治疗作用。

【方歌】百合固金二地黄,玄参贝母桔甘藏,

麦冬芍药当归配,治疗阴虚喘咳方。

【组成】百合一钱半(4.5g) 熟地 生地 当归身各三钱(各9g) 白芍 甘草各一钱(各3g) 桔梗 玄参各八分(各2.4g) 贝母 麦冬各一钱半(各4.5g)

【用法】水煎服。

【功用】滋肺益阴,止咳化痰。

【主治】

1. 中医病证:肺阴虚证。咳嗽,痰少,或痰中带血,气喘气急,口燥咽干,咽喉燥痛,头晕目眩,潮热颧红,盗汗,手足心热,或大便干结,或小便短赤,舌红、少苔,脉细数。

2. 西医疾病:肺结核、骨结核、淋巴结核、腹膜结核、神经衰弱、慢性支气管炎、慢性阻塞性肺疾病、心肌炎等病的临床表现符合肺阴虚证者。

【用药分析】方中百合滋阴清热,润肺止咳;生地黄养阴清热,凉血止血;熟地黄补血养阴;麦冬清热滋阴生津;玄参清热凉血;当归补血助阴;白芍养血敛阴;贝母清热润肺,化痰止咳;桔梗宣利肺气,化痰散结,利咽喉;生甘草清泻肺热。

补肺阿胶汤 ★ ★ ★

原名阿胶散,又名补肺散,《小儿药证直诀》

【导读】①学用补肺阿胶汤应重视阿胶糯米用量调配关系、牛蒡子马兜铃用量调配关系、杏仁甘草用量调配关系;②补肺阿胶汤虽是辨治肺阴虚夹热证的重要代表方,但在临床中对肺血虚夹热证等病变也具有良好治疗作用。

【方歌】补肺阿胶马兜铃,牛蒡甘草杏糯米,
　　　　养阴补肺能止血,咳嗽气喘咯血止。

【组成】阿胶麸炒,一两五钱(45g)　鼠粘子(牛蒡子)炒香,二钱五分(8g)　甘草炙,二钱五分(8g)　马兜铃焙,五钱(15g)　杏仁去皮尖,七个(2g)　糯米炒,一两(30g)

【用法】将药研为细散状,每次服4g,用水煎煮,食后温服。

【功用】养阴补肺,清热止血。

【主治】

1. 中医病证:小儿肺阴虚热证。咳嗽,气喘,咽喉干燥,咳痰不多,或痰中带血,舌红、少苔,脉细数。

2. 西医疾病:肺源性心脏病、肺结核、支气管炎、支气管肺炎、大叶性肺炎恢复期、心肌炎、心血管神经症、β-受体过敏综合征、心动过速、心律失常、高血压、冠心病、甲状腺功能亢进症、糖尿病等病的临床表现符合小儿肺阴虚热证者。

【用药分析】方中阿胶补血滋阴;牛蒡子辛散宣肺;马兜铃苦泄降肺;杏仁肃降肺气;糯米、甘草补益肺气。

益胃汤 ★★

《温病条辨》

【导读】①学用益胃汤应重视沙参麦冬用量调配关系、生地黄玉竹用量调配关系;②益胃汤虽是辨治胃阴虚证的重要代表方,但在临床中对肺脾阴虚证等病变也具有良好治疗作用。

【方歌】益胃汤中用沙参,麦冬冰糖细生地,

滋养脾胃有玉竹,胃脘隐痛皆能除。

【组成】沙参三钱(9g)　麦冬五钱(15g)　冰糖一钱(3g)　细生地五钱(15g)　玉竹炒香,一钱五分(5g)

【用法】水煎服,每日分3次服。

【功用】养阴益胃。

【主治】

1. 中医病证:脾胃阴虚证。胃脘隐隐作痛,或饥不欲食,口舌干燥,或大便干结,小便短赤,舌红少津、苔少,脉细或细数。

2. 西医疾病:慢性肠胃炎、慢性肝炎、慢性支气管炎、心肌炎、慢性肾炎等病的临床表现符合脾胃阴虚证者。

【用药分析】方中沙参、玉竹滋养脾胃,清热润燥;麦冬、生地黄滋胃阴清虚热;冰糖滋阴生津,兼以益气。

沙参麦冬汤★★★

《温病条辨》

【导读】①学用沙参麦冬汤应重视沙参麦冬用量调配关系、桑叶玉竹用量调配关系;②沙参麦冬汤虽是辨治肺胃阴虚证的重要代表方,但在临床中对肝脾阴虚证等病变也具有良好治疗作用。

【方歌】沙参麦冬玉竹草,桑叶扁豆天花粉,
　　　　益胃养肺能生津,既能治胃又治肺。

【组成】沙参三钱(9g)　玉竹二钱(6g)　生甘草一钱(3g)　冬桑叶　生扁豆　花粉各一钱五分(各5g)麦冬三钱(9g)

【用法】水煎服,每日分2次服。

【功用】益胃养肺,滋阴生津。

【主治】

1. 中医病证:肺胃阴虚证。胃脘隐隐不适,口舌干

燥,或大便干结,或干咳或少痰,舌红、少苔,脉细。

2. 西医疾病:慢性肠胃炎、慢性肝炎、慢性支气管炎、心肌炎、慢性肾炎等病的临床表现符合肺胃阴虚证者。

【用药分析】方中沙参、麦冬、花粉、玉竹清热生津滋阴;冬桑叶辛凉清透郁热;扁豆健脾化湿;甘草益气生津。

第五节 补 阳

右归丸★
《景岳全书》

【导读】①学用右归丸应重视熟地黄当归用量调配关系、附子肉桂用量调配关系、杜仲鹿角胶用量调配关系、菟丝子枸杞子用量调配关系;②右归丸虽是辨治肾阳虚证的重要代表方,但在临床中对肾阳虚伤阴血证等病变也具有良好治疗作用。

【方歌】右归丸中附桂地,山药茱萸菟丝归,

　　　　杜仲鹿胶枸杞子,补肾益阳功用魁。

【组成】熟地黄八两(240g)　山药炒,四两(120g)　山茱萸微炒,三两(90g)　枸杞子微炒,三两(90g)　菟丝子制,四两(120g)　鹿角胶炒珠,四两(120g)　杜仲姜汁炒,四两(120g)　肉桂二两(60g)　当归三两(90g)　制附子二两(60g)

【用法】先将熟地黄蒸烂制为膏状,其余药研为散状,

以蜜为丸,每次服 6~9g,用温开水送服。用汤剂可用原方量的1/10。

【功用】温补肾阳,兼益精髓。

【主治】

1. 中医病证:肾阳虚证。腰膝酸软,畏寒肢冷,阳痿遗精,或阳虚无子,或宫寒不孕,或食欲减退,大便不实,或小便自遗,或神疲气少,舌淡、苔薄白,脉沉弱。

2. 西医疾病:肾病综合征、子宫卵巢发育不良、睾丸发育不良、骨质疏松症、白细胞减少症等病的临床表现符合肾阳虚证者。

【用药分析】方中鹿角胶、杜仲、菟丝子温补阳气;肉桂、附子温壮阳气;当归、熟地黄大补阴血;枸杞子滋阴和阳;山药益气助阳补阳;山茱萸温肾固精,强健筋骨。

右归饮★★★
《景岳全书》

【导读】①学用右归饮应重视熟地黄山药用量调配关系、附子肉桂用量调配关系、杜仲山茱萸用量调配关系;②右归饮虽是辨治肾阳虚轻证的重要代表方,但在临床中对肾阳虚伤阴血轻证等病变也具有良好治疗作用。

【方歌】右归饮地山茱萸,桂附草枸药杜仲。

【组成】熟地二三钱或加至一二两(6~9g 或 30~60g) 山药炒,二钱(6g) 山茱萸一钱(3g) 枸杞子二钱(6g) 甘草炙,一二钱(3~6g) 杜仲姜制,二钱(6g)

肉桂一二钱(3~6g) 附子一二三钱(3g、6g、9g)

【用法】水煎服,饭前或饭后1小时服用。

【功用】温阳益精,滋阴补血。

【主治】

1. 中医病证:肾阳虚弱,精血不足证。遗精阳痿,或精冷滑泄,全身瘦弱,腰膝酸软,神疲乏力,头晕目眩,舌红、苔薄,脉虚弱。

2. 西医疾病:肾病综合征、子宫卵巢发育不良、睾丸发育不良、骨质疏松症、白细胞减少症等病的临床表现符合肾阳虚弱,精血不足证者。

【用药分析】方中杜仲补肾壮筋骨;山茱萸补肾固精气;附子温壮心肾;肉桂偏于温暖中阳;熟地黄补血化阴;枸杞子滋阴益精;山药益气固涩;甘草益气生津。

桂枝加附子汤 ★

《伤寒杂病论》

【导读】①学用桂枝加附子汤应重视桂枝附子用量调配关系、芍药附子用量调配关系、附子大枣用量调配关系;②桂枝加附子汤虽是辨治心阳虚证的重要代表方,但在临床中对太阳中风夹阳虚等病变也具有良好治疗作用。

【方歌】桂枝汤中加附子,主治心阳虚弱证,
　　　　心悸胸闷或胸满,若有表虚亦奏功。

【组成】桂枝去皮,三两(9g)　芍药三两(9g)　甘草

炙,二两(6g)　生姜切,三两(9g)　大枣擘,十二枚　附子炮,去皮,破八片,一枚(5g)

【用法】上六味,以水七升,煮取三升,去滓。温服一升。本云:桂枝汤,今加附子,将息如前法。

【功用】温补心阳。

【主治】

1. 中医病证:心阳虚证。心悸,或怔忡,或烦躁,手足不温,汗出,胸闷,或胸满,气短,口淡不渴,舌质淡、苔薄白,脉弱。

2. 西医疾病:感冒、风湿性心脏病、冠心病、心律不齐、心绞痛、心肌梗死、室性早搏等病的临床表现符合心阳虚证者。

【用药分析】方中桂枝温阳解肌;附子温壮阳气;芍药益营敛汗;生姜辛温通阳;大枣补益中气;甘草益气和中。

第六节　阴阳俱补

炙甘草汤 ★

《伤寒杂病论》

【导读】①学用炙甘草汤应重视炙甘草人参用量关系、炙甘草生地黄用量调配关系、炙甘草桂枝用量调配关系、炙甘草麦冬用量调配关系;②炙甘草汤虽是辨治心阴阳俱虚证的重要代表方,但在临床中对气血阴阳俱虚证等病变也具有良好治疗作用。

【方歌】炙甘草汤参桂姜,麦冬生地麻仁裹,

大枣阿胶加酒服,虚劳肺痿亦有效。

【组成】甘草炙,四两(12g)　生姜切,三两(9g)　人参二两(6g)　生地黄一斤(48g)　桂枝去皮,三两(9g)　阿胶二两(6g)　麦门冬去心,半升(12g)　麻仁半升(12g)　大枣擘,三十枚

【用法】上九味,以清酒七升,水八升,先煮八味,取三升,去滓。内胶烊消尽,温服一升,日三服。一名复脉汤。

【功用】滋阴养血,温阳益气。

【主治】

1. 中医病证:①心阴阳俱虚证。心动悸,或怔忡,或自汗,或盗汗,胸痛、胸闷,气短,头晕,两颧暗红,或痰中带血,或手足心热,或手足不温,或口干欲饮水,舌红、少苔,或舌淡或紫,脉结代。②虚劳肺痿证。唾涎沫,咳嗽,气喘,或盗汗,或自汗,或手足心热,或手足不温。

2. 西医疾病:病毒性心肌炎、病态窦房结综合征、β-受体功能亢进综合征、风湿性心脏病、冠心病、频发性室性期前收缩、心力衰竭、缺血性心脏病等病的临床表现符合心阴阳俱虚证者。

【用药分析】方中炙甘草益气化阳,生血化阴;人参、大枣补益中气;桂枝、生姜温阳化阳;阿胶、生地黄养血补血;麻仁、麦冬滋阴化阴;清酒温通气血。

加减复脉汤 ★★★

《温病条辨》

【导读】①学用加减复脉汤应重视炙甘草麦冬用量调配关系、干地黄白芍用量调配关系、阿胶麻仁用量调配关系;②加减复脉汤虽是辨治心阴血虚证的重要代表方,但在临床中对心肺阴血虚证等病变也具有良好治疗作用。

【方歌】加减复脉芍甘草,地黄麦冬麻仁胶。

【组成】炙甘草六钱(18g)　干地黄六钱(18g)　生白芍六钱(18g)　麦冬不去心,五钱(15g)　阿胶三钱(9g)　麻仁三钱(9g)

【用法】水煎服,每日分3次服。

【功用】滋阴养血,养阴润燥。

【主治】

1. 中医病证:心阴血虚证。心悸或怔忡,身热面赤,手足心热,口舌干燥,舌红、少苔,脉细虚。

2. 西医疾病:病毒性心肌炎、病态窦房结综合征、β-受体功能亢进综合征、风湿性心脏病、冠心病、频发性室性期前收缩、心力衰竭、缺血性心脏病等病的临床表现符合心阴血虚证者。

【用药分析】方中生地黄滋阴凉血;阿胶补血化阴;白芍补血敛阴;麻仁滋阴润通;麦冬滋阴清热;甘草益气和中。

肾气丸 ★

《伤寒杂病论》

【导读】①学用肾气丸应重视干地黄牡丹皮泽泻用量调配关系、干地黄附子桂枝用量调配关系、茯苓泽泻用量调配关系、桂枝附子用量调配关系;②肾气丸虽是辨治肾阴阳俱虚证的重要代表方,但在临床中对寒热夹杂证等病变也具有良好治疗作用。

【方歌】肾气丸治阴阳虚,干地山药及山萸,

丹皮苓泽加桂附,引火归原阴阳复。

【组成】干地黄八两(24g)　薯蓣(即山药)四两(12g)　山茱萸四两(12g)　泽泻三两(9g)　茯苓三两(9g)　牡丹皮三两(9g)　桂枝一两(3g)　附子炮,一两(3g)

【用法】上八味,末之,炼蜜和丸,梧子大,酒下十五丸,加至二十五丸,日再服。

【功用】温补肾阳,滋补肾阴。

【主治】

1. 中医病证:①肾阴阳俱虚证。腰痛,下半身冷,少腹拘急,阳痿滑泄,小便不利,或小便反多,或口舌生疮,舌质淡而胖、苔薄或燥,脉沉弱。②消渴,脚气,痰饮,转胞。

2. 西医疾病:肾小球肾炎、尿毒症、神经性膀胱炎、冠心病、糖尿病、睾丸发育不良、子宫发育不良、围绝经期综

合征、多发性骨髓炎、腰椎增生等病的临床表现符合肾阴阳俱虚证者。

【用药分析】方中干地黄滋补阴津,清热凉血;附子温壮阳气;桂枝温阳通经;山药健脾益气;山茱萸温阳固精;泽泻渗利浊腻;茯苓益气渗利;牡丹皮清热凉血,酒助阳行血,蜜益气缓急。

加味肾气丸★★★

《济生方》

【导读】①学用加味肾气丸应重视熟地黄山茱萸用量调配关系、附子官桂用量调配关系、车前子川牛膝用量调配关系;②加味肾气丸虽是辨治肾虚水肿证的重要代表方,但在临床中对心肾虚水肿证等病变也具有良好治疗作用。

【方歌】肾气牛膝与车前,易名加味肾气丸,
　　　　再加鹿茸与五味,方名易为十补丸。

【组成】附子炮,去皮,脐　白茯苓去皮　泽泻　山茱萸取肉　山药炒　车前子酒蒸　牡丹皮去木,各一两(各30g)　官桂不见火　川牛膝去芦,酒浸　熟地黄各两半(各45g)

【用法】将药研为细散状,以蜜为丸,每次服9g,饭前以米汤送服。用汤剂可用原方量的1/3。

【功用】温阳益阴,利水消肿。

【主治】

1. 中医病证:肾虚水肿证。腰痛,腰重,脚肿,小便不利。

2. 西医疾病:肾小球肾炎、尿毒症、神经性膀胱炎、冠心病、糖尿病、睾丸发育不良、子宫发育不良、围绝经期综合征、多发性骨髓炎、腰椎增生等病的临床表现符合肾虚水肿证者。

【用药分析】方中熟地黄滋补阴血;附子、官桂辛热壮阳,温暖阳气;山药补益中气;牛膝、山茱萸补益肝肾,强健筋骨;牡丹皮清热凉血;茯苓益气渗利;泽泻清热利水;车前子利水消肿。

十补丸★★★

《济生方》

【导读】①学用十补丸应重视熟地黄山茱萸用量调配关系、附子肉桂用量调配关系、五味子鹿茸用量调配关系;②十补丸虽是辨治肾阳虚精亏证的重要代表方,但在临床中对心肾阳虚伤阴证等病变也具有良好治疗作用。

【方歌】详见加味肾气丸。

【组成】附子炮,去皮,脐　五味子各二两(各60g)山茱萸取肉　山药锉,炒　牡丹皮去木　鹿茸去毛,酒蒸　熟地黄洗,酒蒸　肉桂去皮,不见火　白茯苓去皮　泽泻各一两(各30g)

【用法】将药研为细散状,以蜜为丸,每次服9g,饭前用盐酒或盐汤送服。用汤剂可用原方量的1/3。

【功用】补肾阳,益精血。

【主治】

1. 中医病证:肾阳虚弱,精血不足证。面色黧黑,足冷足肿,耳鸣耳聋,肢体羸瘦,足膝软弱,小便不利,腰脊疼痛等。

2. 西医疾病:肾小球肾炎、尿毒症、神经性膀胱炎、冠心病、糖尿病、睾丸发育不良、子宫发育不良、围绝经期综合征、多发性骨髓炎、腰椎增生等病的临床表现符合肾阳虚弱,精血不足证者。

【用药分析】方中熟地黄补血滋阴;五味子敛阴益气;鹿茸补阳生精;山茱萸温肾固精;附子、肉桂辛热壮阳,温暖阳气;山药补益中气;牡丹皮清热凉血;茯苓益气渗利;泽泻利水清热。

地黄饮子★★

《黄帝素问宣明论方》

【导读】①学用地黄饮子应重视干地黄巴戟天用量调配关系、附子肉桂用量调配关系、远志菖蒲用量调配关系、五味子麦冬用量调配关系;②地黄饮子虽是辨治心肾阴阳两虚证的重要代表方,但在临床中对心肾阴阳两虚夹痰证等病变也具有良好治疗作用。

【方歌】地黄饮子山萸斛,麦味菖蒲远志茯,
　　　　苁蓉桂附巴戟天,少入薄荷姜枣服。

【组成】干地黄　巴戟去心　山茱萸　石斛　肉苁蓉酒浸,焙　附子炮　五味子　肉桂　白茯苓　麦门冬去心　菖蒲　远志去心,各等分(各10g)

【用法】将药研为细散状,每次服9g,用水煎时加入生姜5片,大枣1枚,薄荷5g同煎,不拘时候服。

【功用】滋心肾阴,补心肾阳,开窍化痰。

【主治】

1. 中医病证:心肾阴阳两虚证(喑痱)。舌强不能言,足废不能用,口干不欲饮,足冷面赤,苔薄,脉沉细弱。

2. 西医疾病:高血压、高脂血症、脑动脉硬化、多发性神经炎等病的临床表现符合心肾阴阳两虚证者。

【用药分析】方中干地黄滋补阴血;巴戟天温补阳气;石斛、麦冬助干地黄以滋阴;肉苁蓉、山茱萸助巴戟天以补阳;附子、肉桂温阳散寒;五味子敛阴生津;远志、菖蒲开窍化痰,交通心肾;白茯苓益气健脾安神;生姜调理脾胃;薄荷疏利气机;大枣益气和中。

龟鹿二仙胶★★

《医方考》

【导读】①学用龟鹿二仙胶应重视鹿角龟板用量调配关系、人参枸杞子用量调配关系;②龟鹿二仙胶虽是辨治阴阳俱虚证的重要代表方,但在临床中对阴阳俱虚伤气证等病变也具有良好治疗作用。

【方歌】龟鹿二仙枸杞参,益气壮阳更滋阴,遗精阳痿或血少,阴阳气血俱虚宜。

【组成】枸杞子三十两(90g) 鹿角十斤(5 000g)
龟板五斤(2 500g) 人参十五两(450g)

【用法】将药研为细散状,每日早晨用酒调服9g;用汤
剂可用原方用量的1/100。

【功用】益气壮阳,滋阴填精。

【主治】

1. 中医病证:阴阳俱虚证。全身瘦弱,遗精,阳痿,或
经血稀少,两目昏花,腰膝酸软,头晕目眩,舌红、少苔,脉
细弱。

2. 西医疾病:肺结核、骨结核、内分泌失调、神经衰弱
等病的临床表现符合阴阳俱虚证者。

【用药分析】方中鹿角温肾壮阳,益精补血;龟板填精
补髓,滋阴养血;人参益气,助鹿角以壮阳;枸杞子滋阴,
助龟板以强阴。

七宝美髯丹★★

《医方集解》

【导读】①学用七宝美髯丹应重视何首乌破故纸用量
调配关系、当归枸杞子用量调配关系、牛膝菟丝子用量调
配关系;②七宝美髯丹虽是辨治肝肾精血亏虚证的重要
代表方,但在临床中对心肾精血不足证等病变也具有良
好治疗作用。

【方歌】七宝美髯何首乌,茯苓牛膝枸杞归,

菟丝破故黑芝麻,乌发生发皆有魁。

【组成】何首乌大者,去皮,切片,黑豆拌,九蒸九晒,赤白各一斤(各500g)　赤白茯苓乳拌,牛奶拌均,各半斤(各250g)　怀牛膝酒浸,同首乌第七次蒸至九次,半斤(250g)　当归酒洗,半斤(250g)　枸杞子酒浸　菟丝子酒浸蒸,各半斤(各250g)　破故纸用黑芝麻拌炒,四两(120g)

【用法】将药研为细散状,以蜜为丸,用盐汤或酒送服,并忌铁器;用汤剂可用原方用量的1/10。

【功用】益精补肾,补血益肝。

【主治】

1. 中医病证:肝肾阴血亏虚证。须发早白,牙齿动摇,梦遗滑精,或经血稀少,腰膝酸软,耳鸣头晕,目眩,舌淡苔薄,脉虚弱。

2. 西医疾病:免疫功能低下、内分泌失调、神经衰弱、子宫或睾丸发育不良症等病的临床表现符合肝肾阴血亏虚证者。

【用药分析】方中何首乌补肝肾,益精血,乌须发,壮筋骨;枸杞子滋阴;菟丝子温阳;当归补血养肝;牛膝补肝肾,坚筋骨,活血脉;补骨脂补肾壮阳固精;赤茯苓、白茯苓益气健脾,生化气血,兼渗利浊腻。

第八章

固涩剂

第一节　固表止汗

牡蛎散 ★

《太平惠民和剂局方》

【导读】①学用牡蛎散应重视牡蛎黄芪用量调配关系、黄芪麻黄根用量调配关系；②牡蛎散虽是辨治气阴两虚自汗盗汗证的重要代表方，但在临床中对心肾气阴两虚证等病变也具有良好治疗作用。

【方歌】牡蛎散中用黄芪，麻黄根专长止汗，

　　　　气阴两虚常用方，临证加减用之良。

【组成】黄芪去苗土　麻黄根洗　牡蛎米泔浸，刷去土，火烧通赤，各一两(各30g)

【用法】将药研为细散状，每次服9g，用水煎时加入小麦100粒同煎，温热服用，每日分2次服，不拘时候。

【功用】益气固表，敛阴止汗。

【主治】

1. 中医病证：气阴两虚证。自汗出，夜卧尤甚(盗汗)，日久不止，心悸惊惕，短气疲倦，舌淡，脉细弱。

2. 西医疾病:神经衰弱、内分泌紊乱、心动过速、结核病等病的临床表现符合气阴两虚证者。

【用药分析】方中黄芪甘温益气,固表止汗;牡蛎敛阴潜阳,固涩止汗;麻黄根甘平,功能止汗;小麦之甘凉,益气养心,固表止汗,清退虚热。

第二节　敛肺止咳

九仙散★

王子昭方,录自《卫生宝鉴》

【导读】①学用九仙散应重视罂粟壳人参用量调配关系、五味子乌梅用量调配关系、贝母桑白皮桔梗款冬花用量调配关系;②九仙散虽是辨治肺气阴两虚证的重要代表方,但在临床中对肺气阴两虚夹热证等病变也具有良好治疗作用。

【方歌】九仙散中乌梅用,五味罂粟共相从,

　　　　参胶款桑贝桔梗,气阴两伤加减用。

【组成】人参另炖　款冬花　桔梗　桑白皮　五味子　阿胶　贝母各五分(各1.5g)　乌梅一个(1个)　罂粟壳蜜炙,二钱(6g)

【用法】将药研为细散状,用水煎时加入生姜1片,大枣1枚,温热服用。用汤剂可在原方用量基础上再加大5倍。

【功用】敛肺止咳,益气养阴。

【主治】

1. 中医病证:肺气阴两虚证。久咳不已,气喘,自汗,或盗汗,痰少而黏,倦怠乏力,口干,舌淡或红、苔薄,脉虚数。

2. 西医疾病:慢性气管炎、慢性阻塞性肺疾病、肺源性心脏病等病的临床表现符合肺气阴两虚证者。

【用药分析】方中罂粟壳益肺敛肺止咳;人参补益肺气;五味子、乌梅收敛肺气,兼益肺阴;桑白皮清肺泻热降气;贝母化痰清热降逆;阿胶补血滋阴养肺;桔梗宣利肺气祛痰;款冬花宣肺气止咳。

五味子汤★★★

《证治准绳》

【导读】①学用五味子汤应重视五味子人参用量调配关系、杏仁陈皮用量调配关系、麦冬大枣用量调配关系;②五味子汤虽是辨治肺气阴两虚夹气滞证的重要代表方,但在临床中对肺气阴两虚夹痰证等病变也具有良好治疗作用。

【方歌】五味子汤参麦冬,杏陈生姜与大枣。

【组成】五味子(12g)　人参(9g)　麦冬(15g)　杏仁(12g)　陈皮(6g)　生姜(9g)　大枣(5枚)

【用法】水煎服。

【功用】益气滋阴,收敛肺气。

【主治】

1. 中医病证:肺气阴两虚轻证。咳嗽,或气喘,自汗,痰少,或产后咳喘,舌苔薄,脉弱。

2. 西医疾病:慢性气管炎、慢性阻塞性肺疾病、肺源性心脏病等病的临床表现符合肺气阴两虚轻证者。

【用药分析】方中五味子益气敛肺;麦冬滋阴清热;人参大补元气;大枣平补中气;杏仁肃降肺气;陈皮理气和;生姜偏于宣散。

第三节　固肠止泻

真人养脏汤★
《太平惠民和剂局方》

【导读】①学用真人养脏汤应重视罂粟壳人参用量调配关系、肉桂肉豆蔻用量调配关系、当归白芍用量调配关系;②真人养脏汤虽是辨治脾胃虚寒证的重要代表方,但在临床中对脾胃虚寒夹血虚证等病变也具有良好治疗作用。

【方歌】真人养脏木香诃,罂粟当归肉豆和,
　　　　　术芍参桂甘草供,虚寒滑脱最符合。

【组成】人参　当归去芦　白术焙,各六钱(各18g)
肉豆蔻面裹煨,半两(15g)　肉桂去粗皮　炙甘草各八钱
(各24g)　白芍一两六钱(45g)　木香不见火,一两四钱

（42g） 诃子去核,一两二钱（36g） 罂粟壳去蒂萼,蜜炙,三两六钱（108g）

【用法】将药研为细散状,每次服 6～9g,用水煎服,饭前温服。服药期间忌饮酒、生冷面食、鱼腥、油腻。用汤剂可用原方量的1/2。

【功用】温补脾肾,涩肠固脱。

【主治】

1. 中医病证:脾肾虚寒证。久泻久痢,或大便滑脱不禁,腹痛、脐腹隐痛或剧痛,喜按喜温,或便脓血,里急后重,倦怠食少,舌淡,脉虚。

2. 西医疾病:慢性肠炎、慢性非特异性溃疡性结肠炎、过敏性结肠炎、慢性菌痢、慢性盆腔炎、慢性附件炎等病的临床表现符合脾肾虚寒证者。

【用药分析】方中人参补益脾肾;罂粟壳涩肠固脱止泻;肉豆蔻温脾暖肾,收敛涩肠止泻;诃子顾护中气止泻;白术健脾,运化水湿;肉桂温暖脾肾散寒;当归、白芍,养血和血,缓急止痛;木香行气导滞;甘草补益正气。

四神丸★★
《内科摘要》

【导读】①学用四神丸应重视肉豆蔻补骨脂用量调配关系、五味子吴茱萸用量调配关系;②四神丸虽是辨治脾虚肾泄证的重要代表方,但在临床中对脾肾虚寒证等病变也具有良好治疗作用。

【方歌】四神故纸与吴萸,肉蔻五味四般依,

大枣生姜为丸服,五更肾泄最相宜。

【组成】肉豆蔻二两(60g)　补骨脂四两(120g)　五味子　吴茱萸各二两(各60g)

【用法】将药研为细散状,用水300mL,煎生姜12g,大枣50枚,取枣肉和为丸,每次服9g,饭前服用。用汤剂可用原方量的1/10。

【功用】温肾暖脾,固肠止泻。

【主治】

1. 中医病证:脾虚肾泄证。五更泄泻,腹痛欲泻,或腹中拘急,泄后疼痛缓解,不思饮食,神疲乏力,舌淡,脉虚。

2. 西医疾病:慢性结肠炎、过敏性肠炎、慢性胃炎等病的临床表现符合脾虚肾泄证者。

【用药分析】方中补骨脂补益肾阳,温养脾气;肉豆蔻温脾暖肾,涩肠止泻;吴茱萸温里散寒,暖肝脾肾;五味子益气固肾,涩精止泻;生姜温阳散寒,温暖脾胃;大枣益气和中。

桃花汤 ★

《伤寒杂病论》

【导读】①学用桃花汤应重视干姜赤石脂用量调配关系、干姜粳米用量调配关系;②桃花汤虽是辨治肾阳虚滑脱证的重要代表方,但在临床中对脾阳虚失血证等病变

也具有良好治疗作用。

【方歌】桃花汤中干姜米,赤石脂用法奇异,

主治阳虚便脓血,温阳固脱最相宜。

【组成】赤石脂一半全用,一半筛末,一斤(48g)　干姜一两(3g)　粳米一升(24g)

【用法】上三味,以水七升,煮米令熟,去滓。温服七合,内赤石脂末方寸匕,日三服。若一服愈,余勿服。

【功用】温涩固脱。

【主治】

1. 中医病证:肾阳虚滑脱证。腹痛,喜温喜按,小便不利,下利不止,便脓血,恶寒,腰酸,舌淡,脉弱。

2. 西医疾病:慢性结肠炎、慢性痢疾、阿米巴痢疾、消化道出血、心肌缺血、脉管炎、功能性子宫出血等病的临床表现符合阳虚滑脱证者。

【用药分析】方中干姜温阳散寒;赤石脂温涩固脱;粳米益气和中。

第四节　固精止遗

金锁固精丸★

《医方集解》

【导读】①学用金锁固精丸应重视沙苑蒺藜芡实用量调配关系、龙骨牡蛎用量调配关系、莲肉莲须用量调配关

系;②金锁固金丸虽是辨治肾虚不固证的重要代表方,但在临床中对心肾不交证等病变也具有良好治疗作用。

【方歌】金锁固精芡莲须,龙骨牡蛎共沙苑,

莲子养心交于肾,遗精滑泄病证安。

【组成】沙苑蒺藜　芡实　莲须　莲肉各二两(各60g)　龙骨酥炙　牡蛎煅,各一两(各30g)

【用法】将药研为细散状,以莲肉煮粉糊丸,每次服9g,饭前淡盐汤服。用汤剂可用原方量的1/5。

【功用】涩精补肾。

【主治】

1. 中医病证:肾虚不固证。遗精滑泄,腰酸耳鸣,神疲乏力,舌淡、苔白,脉细弱。

2. 西医疾病:性神经衰弱、慢性前列腺炎、前列腺增生、重症肌无力、乳糜尿等病的临床表现符合肾虚不固证者。

【用药分析】方中沙苑蒺藜补肾固精;芡实助沙苑蒺藜益脾补肾固精;莲子、莲须,滋补交通心肾;龙骨、牡蛎重镇交通心肾,龙骨偏于安神,牡蛎偏于涩精止遗。

水陆二仙丹★★★

《洪氏集验方》

【导读】①学用水陆二仙丹应重视芡实金樱子用量调配关系;②水陆二仙丹虽是辨治肾虚滑泄证的重要代表方,但在临床中对女子带下证等病变也具有良好治疗

作用。

【方歌】水陆二仙金芡实,肾虚滑泄此方宜。

【组成】芡实　金樱子各等分(各12g)

【用法】将药研为细散状,每次服9g,以盐汤送服。

【功用】补肾涩精。

【主治】

1. 中医病证:肾虚滑泄证。遗精,白浊,小便频数,女子带下。

2. 西医疾病:性神经衰弱、前列腺炎、内分泌失调等病的临床表现符合肾虚滑泄证者。

【用药分析】方中芡实健脾固涩;金樱子补肾固涩。

桑螵蛸散 ★★

《本草衍义》

【导读】①学用桑螵蛸散应重视桑螵蛸龟板用量调配关系、人参茯神用量调配关系、龙骨菖蒲用量调配关系;②桑螵蛸散虽是辨治心肾两虚证的重要代表方,但在临床中对心神不固证等病变也具有良好治疗作用。

【方歌】桑螵蛸散远龟菖,龙骨茯神人参当,

　　　　遗尿遗精神恍惚,调补心肾功用长。

【组成】桑螵蛸　远志　菖蒲　龙骨　人参　茯神　当归　龟甲酥炙,各一两(各30g)

【用法】将药研为细散状,睡卧前以人参汤送服6g。

【功用】调补心肾,涩精止遗。

【主治】

1. 中医病证:心肾两虚证。小便频数,或尿如米泔色,或遗尿遗精,心神恍惚,健忘,舌淡、苔白,脉细弱。

2. 西医疾病:慢性前列腺炎、慢性膀胱炎、膀胱神经麻痹、糖尿病等病的临床表现符合心肾两虚证者。

【用药分析】方中桑螵蛸补肾固精止遗;人参大补元气;龟板滋阴潜阳固肾;龙骨益阴潜阳安神;当归补血益心;茯神宁心安神;远志定志安神;菖蒲开窍安神。

缩泉丸 ★★★
《妇人良方》

【导读】①学用缩泉丸应重视乌药益智仁用量调配关系;②缩泉丸虽是辨治膀胱虚寒证的重要代表方,但在临床中对女子带下证等病变也具有良好治疗作用。

【方歌】缩泉丸中乌药智,温肾祛寒遗尿止。

【组成】乌药　益智仁各等分(各12g)

【用法】将药研为细散状,以酒煎煮山药末为糊,每次服12g,每日分3次服。

【功用】温肾祛寒,缩尿止遗。

【主治】

1. 中医病证:肾膀胱虚寒证。小便频数,或遗尿不止,舌淡,脉沉弱。

2. 西医疾病:慢性前列腺炎、慢性膀胱炎、膀胱神经麻痹、糖尿病等病的临床表现符合肾膀胱虚寒证者。

【用药分析】方中乌药温肾止遗;益智仁温肾涩精。

第五节　益气止带

完带汤★

《傅青主女科》

【导读】①学用完带汤应重视人参山药用量调配关系、白术苍术用量调配关系、柴胡白芍用量调配关系、车前子陈皮用量调配关系;②完带汤虽是辨治脾虚肝郁带下证的重要代表方,但在临床中对脾虚泄泻证等病变也具有良好治疗作用。

【方歌】完带汤中二术陈,人参甘草车前子,

柴胡山药黑荆芥,健脾疏肝带能止。

【组成】白术土炒,一两(30g)　苍术制,三钱(9g)

山药一两(30g)　人参二钱(6g)　白芍酒炒,五钱(15g)

车前子酒炒,三钱(9g)　甘草一钱(3g)　陈皮五分(2g)　黑荆芥五分(2g)　柴胡六分(2g)

【用法】水煎服。

【功用】健脾疏肝,化湿止带。

【主治】

1. 中医病证:脾虚肝郁带下证。带下色白,或带下淡黄,清稀如涕,肢体倦怠,或情绪不佳,或情绪低落,或急躁,舌淡、苔白,脉弱。

2. 西医疾病:过敏性阴道炎、真菌性阴道炎、宫颈糜烂、附件炎、子宫内膜炎、慢性肠胃炎等病的临床表现符合脾虚肝郁带下证者。

【用药分析】方中白术健脾燥湿;苍术燥湿醒脾;人参益气固摄止带;山药益气固涩止带;陈皮理气化湿止带;柴胡疏肝理气;白芍补血柔肝,敛阴缓急;黑荆芥祛风胜湿止带;车前子利湿泻湿止带;甘草益气和中。

易黄汤★★

《傅青主女科》

【导读】①学用易黄汤应重视山药芡实用量调配关系、黄柏车前子用量调配关系、白果芡实用量调配关系;②易黄汤虽是辨治气虚湿热带下证的重要代表方,但在临床中对湿热下注夹气虚证等病变也具有良好治疗作用。

【方歌】易黄汤中芡山药,黄柏白果车前子,

　　　　湿热带下夹气虚,补气清热与利湿。

【组成】山药炒,一两(30g)　芡实炒,一两(30g)黄柏盐水炒,二钱(6g)　车前子酒炒,一钱(3g)　白果碎,十枚(12g)

【用法】水煎服。

【功用】清热益气,化湿止带。

【主治】

1. 中医病证:湿热气虚证。带下色黄,色黄如浓茶

汁,其气臭秽,或阴部潮湿,肢体困倦,四肢无力,神疲气短,舌红、苔黄,脉弱或数。

2. 西医疾病:宫颈糜烂、慢性盆腔炎、慢性附件炎、过敏性阴道炎、老年性阴道炎等病的临床表现符合湿热气虚证者。

【用药分析】方中黄柏清热燥湿止带;山药益气固涩止带;芡实健脾固涩止带;白果收敛止带;车前子利湿清热止带效。

清带汤★★★

《医学衷中参西录》

【导读】①学用清带汤应重视山药海螵蛸用量调配关系、龙骨牡蛎用量调配关系、山药茜草用量调配关系;②清带汤虽是辨治脾虚赤带证的重要代表方,但在临床中对气虚滑脱证等病变也具有良好治疗作用。

【方歌】清带汤中龙山药,牡蛎茜草海螵蛸。

【组成】生山药一两(30g)　生龙骨捣细,六钱(18g)生牡蛎捣细,六钱(18g)　海螵蛸四钱(12g)　茜草三钱(9g)

【用法】水煎服。

【功用】健脾止带,收敛理血。

【主治】

1. 中医病证:脾虚赤带证。带下赤白相兼,清稀量多,经久不愈,腰酸腿软,舌淡、苔薄,脉弱。

2. 西医疾病：内分泌失调、宫颈糜烂、慢性盆腔炎、慢性附件炎、过敏性阴道炎、老年性阴道炎等病的临床表现符合脾虚赤带证者。

【用药分析】方中山药健脾益气，固涩止带；龙骨、牡蛎、海螵蛸收敛止带，固遗止血；茜草化瘀止血止带。

第九章
安神剂

第一节　重镇安神

朱砂安神丸★
《医学发明》

【导读】①学用朱砂安神丸应重视朱砂黄连用量调配关系、生地黄当归用量调配关系、朱砂甘草用量调配关系;②朱砂安神丸虽是辨治心火亢盛、阴血不足证的重要代表方,但在临床中对心肝阴血虚夹热证等病变也具有良好治疗作用。

【方歌】朱砂安神治心火,黄连甘草地当归,

　　　　失眠多梦与怔忡,泻火养血有奇功。

【组成】朱砂半两(15g)　黄连六钱(18g)　炙甘草五钱半(17g)　当归二钱半(8g)　生地黄二钱半(8g)

【用法】将药研为细散状,每次服3g,口腔含化,饭后服用。

【功用】清热养血,重镇安神。

【主治】

1. 中医病证:心火亢盛,阴血不足证。失眠多梦,惊

悸怔忡,心烦神乱,舌红、苔薄黄或少苔,脉细数。

2. 西医疾病:神经衰弱、神经性头痛、三叉神经痛、精神抑郁症、疑病症、精神分裂症等病的临床表现符合心火亢盛,阴血不足证者。

【用药分析】方中朱砂清心热,凉心血,重镇安神;生地黄养阴益血清热;黄连清热除烦;当归补血活血;甘草益气和中。

生铁落饮 ★★★

《医学心悟》

【导读】①学用生铁落饮应重视生铁落辰砂用量调配关系、贝母胆南星用量调配关系、远志石菖蒲用量调配关系;②生铁落饮虽是辨治痰火扰心证的重要代表方,但在临床中对心肝痰热证等病变也具有良好治疗作用。

【方歌】生铁落饮贝二冬,胆星橘红菖远志,
连翘二茯钩藤砂,丹参活血能安神。

【组成】天冬去心　麦冬去心　贝母各三钱(各9g)
胆星　橘红　远志肉　石菖蒲　连翘　茯苓　茯神各一钱(各3g)　元钩藤　丹参各一钱五分(各5g)　辰砂三分(1g)　生铁落(50g)

【用法】水煎服。

【功用】清热涤痰,镇心安神。

【主治】

1. 中医病证:痰火扰心证。精神狂躁不安,舌红、苔

黄腻,脉沉。

2. 西医疾病:神经衰弱、神经性头痛、三叉神经痛、精神抑郁症、疑病症、精神分裂症等病的临床表现符合痰火扰心证者。

【用药分析】方中辰砂清心安神;生铁落泻肝安神;远志化痰安神;石菖蒲开窍安神;茯苓益气安神;茯神养心安神;丹参活血安神;麦冬滋阴清心,天冬滋肾降逆;胆南星苦降散结,贝母软坚消菩;陈皮理气化痰;连翘清热解毒;钩藤平肝息风止痉。

磁朱丸★★★

《备急千金要方》

【导读】①学用磁朱丸应重视磁石朱砂用量调配关系;②磁朱丸虽是辨治心肾郁热证的重要代表方,但在临床中对心肝郁热证等病变也具有良好治疗作用。

【方歌】磁朱丸中用神曲,治疗心肾郁热证。

【组成】磁石二两(60g) 朱砂一两(30g) 神曲四两(120g)

【用法】将药研为细散状,以蜜为丸,每次服6g,每日分3次服。用汤剂可用原方量的1/10。

【功用】清心滋肾,安神明目。

【主治】

1. 中医病证:心肾郁热证。失眠多梦,心悸头晕,耳鸣耳聋,视物昏花,舌红、少苔,脉细。亦治癫痫。

2. 西医疾病:睡眠障碍、神经衰弱、神经性头痛、三叉神经痛、精神抑郁症、疑病症、精神分裂症等病的临床表现符合心肾郁热证者。

【用药分析】方中朱砂安神清心;磁石滋肾清心;神曲消食和中。

珍珠母丸 ★★★

《普济本事方》

【导读】①学用珍珠母丸应重视珍珠龙齿用量调配关系、酸枣仁柏子仁用量调配关系、人参沉香用量调配关系;②珍珠母丸虽是辨治肝热扰心证的重要代表方,但在临床中对心肝郁热证等病变也具有良好治疗作用。

【方歌】珍珠母丸归地黄,人参枣仁柏子仁,
      犀角茯神龙沉香,滋阴养血能安神。

【组成】珍珠母研如粉,三分(1g) 当归 熟地黄各一两半(各45g) 人参去芦 酸枣仁 柏子仁各一两(各30g) 犀角(水牛角代)镑为细末 茯神 沉香 龙齿各半两(各15g)

【用法】将药研为细散状,以蜜为丸,朱砂为衣,每次服9g,以金银花、薄荷煎汤送服,中午和夜晚睡前服药为佳。

【功用】滋阴养血,镇心安神。

【主治】

1. 中医病证:阴血不足,肝阳偏亢证。神志不宁,入

夜少寐,时而惊悸,头晕目眩,脉细弦。

2. 西医疾病:睡眠障碍、神经衰弱、神经性头痛、三叉神经痛、精神抑郁症、疑病症、精神分裂症等病的临床表现符合阴血不足,肝阳偏亢证者。

【用药分析】方中珍珠母清肝;龙齿清心;酸枣仁养心;栀子仁益阴;茯神益心;人参大补元气;熟地黄、当归补血滋阴;当归补血活血;水牛角清解心热;沉香降气纳气。

第二节 养心安神

天王补心丹★
《摄生秘剖》

【导读】①学用天王补心丹应重视天冬麦冬用量调配关系、人参丹参玄参用量调配关系、酸枣仁柏子仁用量调配关系;②天王补心丹虽是辨治心阴血虚证的重要代表方,但在临床中对心阴血虚夹郁热证等病变也具有良好治疗作用。

【方歌】天王补心柏枣仁,二冬生地与归身,
三参桔梗朱砂味,远志茯苓共调心。

【组成】酸枣仁　柏子仁炒　当归身酒洗　天门冬去心　麦门冬去心各二两(各60g)　生地黄酒洗,四两(120g)　人参去芦　玄参微炒　丹参微炒　白茯苓去皮

远志去心,炒　五味子烘　桔梗各五钱(各15g)

【用法】将药研为细散状,以蜜为丸,朱砂为衣,饭前温开水送服9g,或以龙眼肉汤送服。忌用胡荽、萝卜、鱼腥、烧酒。用汤剂可用原方量的1/5。

【功用】滋补心阴,养血安神。

【主治】

1. 中医病证:心阴血虚证。心悸失眠,心烦急躁,多梦遗精,健忘头晕,盗汗,或潮热,或手足心热,口舌生疮,大便干结,小便短赤,舌红、少苔,脉细数。

2. 西医疾病:心律失常、神经衰弱、甲状腺功能亢进、围绝经期综合征、抑郁症等病的临床表现符合心阴血虚证者。

【用药分析】方中天冬、麦冬滋阴降逆清心;玄参清热滋阴;当归补血润燥;酸枣仁养心安神;柏子仁滋阴安神;五味子补血敛阴;人参益气止血;茯苓益气渗利,朱砂清心安神;丹参活血安神;远志化痰开窍;桔梗宣利气机。

柏子养心丸★★★

《体仁汇编》

【导读】①学用柏子养心丸应重视柏子仁石菖蒲用量调配关系、枸杞子麦冬用量调配关系、当归熟地黄用量调配关系;②柏子养心丸虽是辨治心阴血虚证的重要代表方,但在临床中对心肝阴血虚证等病变也具有良好治疗作用。

【方歌】柏子养心枸麦冬,当归菖蒲玄茯神,

熟地甘草蜜为丸,养心安神又滋阴。

【组成】柏子仁四两(120g) 枸杞子三两(90g) 麦门冬 当归 石菖蒲 茯神各一两(各30g) 玄参 熟地黄各二两(各60g) 甘草五钱(15g)

【用法】将药研为细散状,以蜜为丸,每次服9g。用汤剂可用原方量的1/3。

【功用】养心安神,补血滋阴。

【主治】

1. 中医病证:心阴血虚证。心悸怔忡,心烦失眠,多梦、口干、咽燥,或头晕,或耳鸣,或健忘盗汗,或腰酸,舌红、少苔,脉细数。

2. 西医疾病:心律失常、神经衰弱、甲状腺功能亢进症、围绝经期综合征、抑郁症等病的临床表现符合心阴血虚证者。

【用药分析】方中麦冬滋阴清心;枸杞子滋阴益肾;柏子仁安神滋阴;石菖蒲安神开窍,茯神安神益气;熟地黄补血滋阴;当归补血活血;玄参清热凉血;甘草益气和中。

孔圣枕中丹★★★

原名孔子大圣知枕中方,《备急千金要方》

【导读】①学用孔圣枕中丹应重视龟板龙骨用量调配关系、远志石菖蒲用量调配关系;②孔圣枕中丹虽是辨治心肾不足证的重要代表方,但在临床中对心肝窍闭证等

病变也具有良好治疗作用。

【方歌】孔圣枕中用龟板,菖蒲龙骨与远志。

【组成】龟板　龙骨　远志　菖蒲各等分(各12g)

【用法】将药研为细散状,以酒调服6~9g,每日分3次服;亦可以蜜为丸,每次服6g,以黄酒送服。

【功用】补肾宁心,益智安神。

【主治】

1. 中医病证:心肾不足证。健忘失眠,心神不安。

2. 西医疾病:心律失常、神经衰弱、甲状腺功能亢进、围绝经期综合征、抑郁症等病的临床表现符合心肾不足证者。

【用药分析】方中龟板滋阴定志;龙骨重镇安神;菖蒲安神开窍;远志化痰安神。

酸枣仁汤 ★

《伤寒杂病论》

【导读】①学用酸枣仁汤应重视酸枣仁茯苓用量调配关系、酸枣仁知母用量调配关系;②酸枣仁汤虽是辨治心肝阴血虚证的重要代表方,但在临床中对心肝肾阴血虚证等病变也具有良好治疗作用。

【方歌】酸枣仁汤甘草知,茯苓川芎合成方,

　　　　主治肝阴血虚弱,失眠多梦头昏眩。

【组成】酸枣仁二升(48g)　甘草一两(3g)　知母二两(6g)　茯苓二两(6g)　川芎二两(6g)

【用法】上五味,以水八升,煮酸枣仁,得六升,内诸药,煮取三升,分温三服。

【功用】补肝益血,清热定魂。

【主治】

1. 中医病证:心肝阴血虚证。虚烦心悸,失眠多梦,头晕目眩,两目干涩,指甲失泽,或急躁,手足烦热,咽干口燥,舌红、少苔或薄黄,脉弦细。

2. 西医疾病:神经衰弱、内分泌失调、抑郁症、围绝经期综合征等病的临床表现符合心肝阴血虚证者。

【用药分析】方中酸枣仁补血舍魂,养心安神;茯苓益气渗利安神;知母清热滋阴;川芎理血行气;甘草益气和中。

安神定志丸★★
《医学心悟》

【导读】①学用安神定志丸应重视人参龙齿用量调配关系、远志石菖蒲用量调配关系、茯苓茯神用量调配关系;②安神定志丸虽是辨治心气虚弱夹痰证的重要代表方,但在临床中对心肾不足、神志不安证等病变也具有良好治疗作用。

【方歌】安神定志朱龙齿,人参二茯远菖蒲,
　　　　服药蜜调能益气,心虚痰扰皆能除。

【组成】人参一两(30g)　茯苓一两(30g)　茯神一两(30g)　远志一两(30g)　石菖蒲五钱(15g)　龙齿五

钱(15g)

【用法】将药研为细散状,以蜜为丸,以辰砂为衣,每次服6g,以黄酒送服。用汤剂可用原方量的1/3。

【功用】益气化痰,安神定志。

【主治】

1. 中医病证:心气虚弱,痰扰心神证。失眠多梦,心烦不宁,心悸怔忡,健忘头沉,易惊,神疲乏力,面色不荣,舌质淡、苔薄腻或厚,脉虚弱或沉滑。

2. 西医疾病:神经衰弱、心律不齐、心动过速、焦虑症、抑郁症、围绝经期综合征等病的临床表现符合心气虚弱、痰扰心神证者。

【用药分析】方中人参大补元气,养心安神;龙齿重镇安神;茯苓、茯神健脾益气,渗利痰湿,宁心安神;远志、石菖蒲化痰开窍安神;朱砂助龙齿重镇安神;蜜能益气和中。

第三节 交通心肾

黄连阿胶汤★

《伤寒杂病论》

【导读】①学用黄连阿胶汤应重视黄连阿胶用量关系、黄连芍药用量调配关系、芍药鸡子黄用量调配关系;

②黄连阿胶汤虽是辨治心肾虚热证的重要代表方,但在临床中对心肝虚热证等病变也具有良好治疗作用。

【方歌】黄连阿胶鸡子黄,黄芩芍药合成方,

清热育阴交心肾,心烦失眠功效赏。

【组成】黄连四两(12g) 黄芩二两(6g) 芍药二两(6g) 鸡子黄二枚 阿胶三两(9g)

【用法】上五味,以水六升,先煮三物,取二升,去滓。内胶烊尽,小冷,内鸡子黄,搅令相得。温服七合,日三服。

【功用】清热育阴,交通心肾。

【主治】

1. 中医病证:心肾虚热证。心中烦,不得眠,多梦,口干咽燥,或汗出,或头晕,或耳鸣,或健忘,或腰酸,舌红、少苔,脉细数。

2. 西医疾病:室上性心动过速、神经衰弱、甲状腺功能亢进、心肌缺血、抑郁症等病的临床表现符合心肾虚热证者。

【用药分析】方中黄连、黄芩,清热燥湿除烦;芍药补血敛阴;阿胶补血化阴;鸡子黄补血育阴。

交泰丸★★★

《韩氏医通》

【导读】①学用交泰丸应重视黄连肉桂用量调配关系;②交泰丸虽是辨治心肾不交证的重要代表方,但在临

床中对寒热夹杂证等病变也具有良好治疗作用。

【方歌】交泰丸中黄连桂,清心温肾心烦归。

【组成】黄连(15g)　肉桂(10g)

【用法】水煎服。

【功用】清心温肾。

【主治】

1. 中医病证:心肾不交证。心烦不安,失眠多梦,下肢不温。

2. 西医疾病:室上性心动过速、神经衰弱、甲状腺功能亢进、心肌缺血、抑郁症等病的临床表现符合心肾不交证者。

【用药分析】方中黄连清心除烦;肉桂温暖下元。

★ ★ ★ 交 泰 丸

第十章

开窍剂

第一节 凉 开

安宫牛黄丸★

《温病条辨》

【导读】①学用安宫牛黄丸应重视牛黄犀角（水牛角）用量调配关系、麝香冰片用量调配关系、朱砂雄黄用量调配关系、黄连郁金用量调配关系；②安宫牛黄丸虽是辨治热闭心包证的重要代表方，但在临床中对肝热生风证等病变也具有良好治疗作用。

【方歌】凉开安宫牛黄丸，芩连栀郁朱雄黄，

牛角珍珠冰麝箔，清热解毒能开窍。

【组成】牛黄 郁金 黄连 朱砂 栀子 雄黄 黄芩各一两（各30g） 犀角（水牛角代）浓缩粉一两（30g） 冰片 麝香各二钱五分（各7g） 珍珠五钱（15g）

【用法】将药研为细散状，以炼老蜜为丸，每丸3g，以金箔为衣；脉虚者，用人参煎汤送服；脉实者，以银花、薄荷煎汤送服，每服1丸；小儿服半丸，疗效不明显，再服半丸。

【功用】清热解毒,开窍醒神。

【主治】

1. 中医病证:热闭证。高热烦躁,神昏谵语,口干舌燥,痰涎壅盛,或喉中痰鸣,舌红或绛、苔腻,脉滑或数。

2. 西医疾病:乙型脑炎、流行性脑脊髓膜炎、中毒性痢疾、尿毒症、脑血管疾病、肝性脑病等病的临床表现符合热闭证者。

【用药分析】方中牛黄清心热,解心毒,豁痰开窍;水牛角清心热,凉心血;麝香芳香开窍醒神;黄连、黄芩、栀子苦寒清热泻火解毒;冰片助麝香芳香开窍醒神;珍珠、朱砂、金箔清热重镇安神;郁金活血消瘀,通窍安神;雄黄化痰解毒;蜜益气和中。

紫雪★★★
《外台秘要》

【导读】①学用紫雪应重视羚羊角犀角(水牛角)用量调配关系、朱砂黄金用量调配关系、麝香沉香用量调配关系、石膏甘草用量调配关系;②紫雪虽是辨治痰热痉厥证的重要代表方,但在临床中对肝热痉厥证等病变也具有良好治疗作用。

【方歌】紫雪犀角与四石,金羚木香与沉香,

　　　　玄参升麻草丁香,朴硝硝石朱麝香。

【组成】石膏　寒水石　滑石　磁石各三斤(各1 500g)　犀角屑(水牛角代)浓缩粉　羚羊角屑各五两

（各150g） 青木香 沉香各五两（各150g） 玄参 升麻各一斤（各500g） 甘草炙,八两（240g） 丁香一两（30g） 朴硝精者,十斤（5 000g） 硝石精制,四升（100g） 麝香研,五分（1.5g） 朱砂飞研,三两（90g）黄金一百两（3 000g）

【用法】将药研为细散状,视病情决定剂型与用量。

【功用】清热开窍,镇惊止痉。

【主治】

1. 中医病证:心包痰热痉厥证。高热烦躁,神昏谵语,痉厥,口渴唇焦,尿赤便闭,以及小儿痉厥。

2. 西医疾病:乙型脑炎、流行性脑脊髓膜炎、中毒性痢疾、尿毒症、脑血管疾病、肝性脑病等病的临床表现符合心包痰热痉厥证者。

【用药分析】方中石膏、寒水石泻火;羚羊角清肝;朴硝软坚;硝石化瘀;朱砂清心;黄金镇心;磁石滋水;麝香温化开窍;玄参滋阴;水牛角清心;丁香偏于辛散,青木香调中;沉香纳气;滑石清热利湿;升麻辛散透达;甘草益气和中。

至宝丹★★★

《太平惠民和剂局方》

【导读】①学用至宝丹应重视犀角（水牛角）玳瑁用量调配关系、朱砂金箔用量调配关系、麝香冰片用量调配关系、牛黄雄黄用量调配关系;②至宝丹虽是辨治痰热内闭心包证的重要代表方,但在临床中对肝热生风生痰证等病变也具有良好治疗作用。

【方歌】至宝乌犀朱雄黄,玳瑁琥珀龙麝香,

　　　　金箔银箔牛息香,开窍化痰最有效。

【组成】生乌犀屑(水牛角代)研　朱砂研飞　雄黄研飞　生玳瑁屑研　琥珀研,各一两(各30g)　麝香研　龙脑研,各一分(各0.3g)　金箔半入药,半为衣　银箔研,各五十片(各50片)　牛黄研,半两(15g)　安息香为末,以无灰酒搅澄飞过,滤去沙土,约得净数一两,慢火熬成膏,一两半(45g)

【用法】将药研为细散状,视病情决定剂型与用量,用人参煎汤送服。小儿每2岁服2丸,人参煎汤冲服。

【功用】清热开窍,化痰解毒。

【主治】

1. 中医病证:痰热内闭心包证。神昏谵语,身热烦躁,痰盛气粗,舌红、苔黄垢腻,脉滑数,以及小儿惊厥属于痰热内闭心包证者。

2. 西医疾病:乙型脑炎、流行性脑脊髓膜炎、中毒性痢疾、尿毒症、脑血管疾病、肝性脑病等病的临床表现符合痰热内闭心包证者。

【用药分析】方中牛黄清热化痰;水牛角清热凉血;朱砂清心;金箔、银箔镇静;琥珀、玳瑁涤浊;麝香温开;冰片凉开;安息香化痰;雄黄温化解毒豁痰。

牛黄清心丸★★★

《痘疹世医心法》

【导读】①学用牛黄清心丸应重视牛黄黄连用量调配关系、辰砂郁金用量调配关系、栀子黄芩用量调配关系；②牛黄清心丸虽是辨治热闭心包证的重要代表方，但在临床中对肝热生风证等病变也具有良好治疗作用。

【方歌】牛黄清心黄连芩，栀子郁金朱牛黄。

【组成】黄连五钱(15g)　黄芩　栀子仁各三钱(各9g)　郁金二钱(6g)　辰砂一钱半(5g)　牛黄二分半(1g)

【用法】将药研为细散状，以腊调面糊为丸，每次服5g，灯心煎汤送服。

【功用】清热解毒，开窍安神。

【主治】

1. 中医病证：热闭心包证。身热烦躁，神昏谵语，以及小儿高烧惊厥，中风昏迷等。

2. 西医疾病：乙型脑炎、流行性脑脊髓膜炎、中毒性痢疾、尿毒症、脑血管疾病、肝性脑病等病的临床表现符合热闭心包证者。

【用药分析】方中黄连、黄芩燥湿解毒；栀子泻火；牛黄清热化痰；辰砂重镇安神；郁金活血开窍。

行军散★★★

《温疫论》

【导读】①学用行军散应重视牛黄麝香用量调配关系、珍珠冰片用量调配关系、雄黄飞金用量调配关系；②行军散虽是辨治暑秽闭窍证的重要代表方，但在临床中对肝热神昏证等病变也具有良好治疗作用。

【方歌】行军牛黄与麝香，珍珠冰片硼雄黄。

【组成】犀牛黄　麝香　珍珠　冰片　硼砂各一钱（各3g）　明雄黄飞净，八钱（24g）　硝石精制，三分（1g）　飞金二十页（3g）

【用法】将药研为细散状，每状次服1～1.5g，凉开水调服，或外用点眼，搐鼻。

【功用】清热开窍，辟秽解毒。

【主治】

1. 中医病证：暑秽窍闭证。吐泻腹痛，烦闷欲绝，头目昏晕，不省人事；或治口疮咽痛；或点目去风障翳；搐鼻可避时疫。

2. 西医疾病：乙型脑炎、流行性脑脊髓膜炎、中毒性痢疾、尿毒症、脑血管疾病、肝性脑病等病的临床表现符合暑秽窍闭证者。

【用药分析】方中硝石化瘀散结；硼砂辟秽；牛黄清热豁痰；珍珠安神舍魂；飞金清热镇心；麝香温开；冰片凉开；雄黄温化浊痰。

第二节 温 开

苏合香丸★★

《广济方》录自《外台秘要》

【导读】①学用苏合香丸应重视苏合香麝香用量调配关系、安息香朱砂用量调配关系、白术诃子用量调配关系;②苏合香丸虽是辨治寒闭证的重要代表方,但在临床中对阳郁气闭证等病变也具有良好治疗作用。

【方歌】苏合香丸龙麝香,木香香附丁檀香,

荜茇沉香安息香,牛角白朱诃陆香。

【组成】苏合香　龙脑(冰片)各一两(各30g)　麝香　安息香用无灰酒一升熬　青木香　香附　白檀香　丁香　沉香　荜茇各二两(各60g)　熏陆香(乳香)制,一两(30g)　白术　诃黎勒(诃子)煨　朱砂各二两(各60g)　犀角(水牛角代)浓缩粉,二两(60g)

【用法】将药研为细散状,以白蜜为丸,每次服3g,老人、小儿视病情决定用量,以温酒化服,饭前服用。

【功用】芳香开窍,行气止痛。

【主治】

1. 中医病证:寒闭证。突然昏倒,牙关紧闭,不省人事,手足不温,口淡不渴,舌淡、苔薄白,脉沉。

2. 西医疾病:冠心病心绞痛、高脂血症、心肌梗死、乙

型病毒脑炎、流行性脑脊髓膜炎、肝性脑病等病的临床表现符合寒闭证者。

【用药分析】方中苏合香、冰片、麝香、安息香、青木香、香附、白檀香、丁香、沉香、荜茇芳香开窍醒神，行气解郁化浊，散寒止痛；熏陆香活血化瘀，芳香解毒；白术健脾益气；诃子固守敛气；水牛角清心解毒，兼防辛温燥化；朱砂重镇安神，并制约温燥芳香太过。

冠心苏合丸★★★

《中华人民共和国药典》

【导读】①学用冠心苏合丸应重视苏合香檀香用量调配关系、冰片乳香用量调配关系、檀香青木香用量调配关系；②冠心苏合丸虽是辨治痰瘀气闭证的重要代表方，但在临床中对阳郁寒闭证等病变也具有良好治疗作用。

【方歌】冠心苏合冰乳香，檀香配合青木香。

【组成】苏合香(50g) 冰片(105g) 乳香制(105g) 檀香(210g) 青木香(210g)

【用法】将药研为细散状，制为丸剂，含服或嚼碎服，每次3g，每日1～3次服；或遵医嘱。

【功用】芳香开窍，理气活血，宽胸止痛。

【主治】

1. 中医病证：痰瘀气闭证。胸痛，憋气，心痛。

2. 西医疾病：冠心病心绞痛、高脂血症、心肌梗死、乙型病毒脑炎、流行性脑脊髓膜炎、肝性脑病等病的临床表现符合痰瘀气闭证者。

【用药分析】方中苏合香辟秽开窍；冰片清凉醒神；青木香行气导滞；白檀香行气醒神；乳香行气活血。

紫金锭★★★

又名玉枢丹，《片玉心书》

【导读】①学用紫金锭应重视红大戟千金子霜用量调配关系、麝香雄黄用量调配关系、朱砂五倍子用量调配关系；②紫金锭虽是辨治中暑时疫证的重要代表方，但在临床中对痰浊郁闭证等病变也具有良好治疗作用。

【方歌】紫金慈姑朱大戟，千金五倍麝雄黄。

【组成】山慈姑三两（90g）　红大戟一两半（45g）千金子霜一两（30g）　五倍子三两（90g）　麝香三钱（9g）　雄黄一两（30g）　朱砂一两（30g）

【用法】将药研为细散状，以糯米糊作锭子，成人每次服1.5g，每日分2次服；外用以醋磨，调敷患处。用汤剂可用原方量的1/10。

【功用】化痰开窍，辟秽解毒，消肿止痛。

【主治】

1. 中医病证：中暑时疫证。脘腹胀闷疼痛，恶心呕吐，泄泻，以及小儿痰厥；或疔疮疖肿，虫咬损伤，无名肿毒，或痄腮、丹毒、喉风等。

2. 西医疾病：冠心病心绞痛、高脂血症、心肌梗死、乙型病毒脑炎、流行性脑脊髓膜炎、肝性脑病等病的临床表

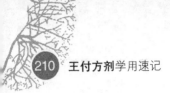

现符合中暑时疫证者。

【用药分析】方中麝香温化开窍;朱砂解毒安神;雄黄温化痰浊;山慈姑逐痰散结;红大戟逐痰消肿;千金子破血散结;五倍子收敛固涩。

第十一章
理气剂

第一节 行 气

四逆散★

《伤寒杂病论》

【导读】①学用四逆散应重视柴胡芍药用量调配关系、柴胡枳实用量调配关系、柴胡甘草用量调配关系;②四逆散虽是辨治肝气郁滞证的重要代表方,但在临床中对心肺气郁证等病变也具有良好治疗作用。

【方歌】四逆散疏肝理气,柴胡芍药与枳实,

甘草缓急柔肝气,气机郁滞皆可施。

【组成】柴胡 枳实破,水渍,炙干 芍药 甘草炙

【用法】上四味,各十分,捣筛,白饮和,服方寸匕,日三服。咳者,加五味子、干姜各五分,并主下利;悸者,加桂枝五分;腹中痛者,加附子一枚,炮令坼;泄利下重者,先以水五升,煮薤白三升,煮取三升,去滓。以散三方寸匕,内汤中,煮取一升半,分温再服。

【功用】疏肝理气,调理气机。

【主治】

1. 中医病证:①肝气郁滞证。手足不温,或咳嗽,或心悸,或小便不利,或腹中痛,或泄利下重,表情沉默,苔薄,脉弦。②肝脾气郁证。胸胁脘腹胀痛,不思饮食,因情绪不佳加重,或乳房胀痛,苔薄,脉弦。

2. 西医疾病:胃黏膜异型增生、肠胃炎、肝纤维化、病毒性肝炎、慢性胆囊炎、胆石症、内分泌紊乱等病的临床表现符合肝气郁滞证者。

【用药分析】方中柴胡疏肝解郁;枳实降泄浊气;芍药补血柔肝缓急;甘草益气和中缓急。

柴胡疏肝散★★

《证治准绳》

【导读】①学用柴胡疏肝散应重视柴胡枳壳用量调配关系、柴胡芍药用量调配关系、川芎芍药用量调配关系;②柴胡疏肝散虽是辨治肝气郁结证的重要代表方,但在临床中对肝脾郁结证等病变也具有良好治疗作用。

【方歌】柴胡疏肝芍川芎,陈皮枳壳草香附,
　　　　疏肝解郁兼理血,胁肋脘腹疼痛除。

【组成】柴胡　陈皮醋炒,各二钱(各6g)　川芎　枳壳麸炒芍药　香附各一钱半(各4.5g)　甘草炙,五分(1.5g)

【用法】将药研为细散状,用水煎服,饭前服用。用汤剂可在原方用量基础上加大1倍。

【功用】疏肝解郁,行气止痛。

【主治】

1. 中医病证:肝气郁结证。胁肋胀痛,或脘腹胀痛,嗳气,善太息,或往来寒热,或月经不调,苔薄,脉弦。

2. 西医疾病:慢性胃炎、慢性胆囊炎、慢性肝炎、肝硬化、慢性胰腺炎、肋间神经痛、围绝经期综合征、乳腺小叶增生等病的临床表现符合肝气郁结证者。

【用药分析】方中柴胡疏肝解郁,调理气机;芍药敛肝柔肝,缓急止痛;香附调经理气止痛;陈皮消食导滞和胃;枳壳理气降泄浊逆;川芎活血通络止痛;甘草益气,助芍药缓急止痛。

木香顺气散★★★

《医学统旨》

【导读】①学用木香顺气散应重视木香枳壳用量调配关系、青皮陈皮用量调配关系、砂仁甘草用量调配关系;②木香顺气散虽是辨治气郁夹湿证的重要代表方,但在临床中对肝脾气郁证等病变也具有良好治疗作用。

【方歌】木香顺气用香附,槟榔二皮厚苍术,

枳壳砂仁炙甘草,治疗气郁夹湿证。

【组成】木香 香附 槟榔 青皮 陈皮 厚朴 苍术 枳壳 砂仁(各3g) 炙甘草(1.5g)

【用法】将药研为细散状,每次6~9g,煎药加入生姜3片,饭前温服。用汤剂可在原方用量基础上加大1倍。

【功用】行气解郁,和中燥湿。

【主治】

1. 中医病证:气郁夹湿证。脘腹胀痛,胸膈胀闷,恶心呕吐,饮食不消,大便不爽等。

2. 西医疾病:慢性胃炎、慢性胆囊炎、慢性肝炎、肝硬化、慢性胰腺炎、肋间神经痛、围绝经期综合征、乳腺小叶增生等病的临床表现符合气郁夹湿证者。

【用药分析】方中陈皮行气醒脾;厚朴行气下气;砂仁行气和胃;木香行气导滞;枳壳行气降泄;青皮行气破气;香附行气解郁;苍术醒脾燥湿;甘草益气和中。

越鞠丸★
《丹溪心法》

【导读】①学用越鞠丸应重视香附川芎用量调配关系、栀子苍术用量调配关系、苍术神曲用量调配关系;②越鞠丸虽是辨治脾胃气郁证的重要代表方,但在临床中对气郁夹痰湿热证等病变也具有良好治疗作用。

【方歌】越鞠丸治脾胃郁,香芎术神与栀子,

脘腹胀痛食不消,行气解郁热能治。

【组成】香附　川芎　栀子　苍术　神曲　各等分(各10g)

【用法】将药研为细散状,以水丸或蜜丸,每服6g,每日分3次服。

【功用】行气解郁,清热和中。

【主治】

1. 中医病证:脾胃气郁证。脘腹胀痛,胸膈痞闷,嗳腐吞酸,恶心呕吐,饮食不消,苔薄黄,脉弦。

2. 西医疾病:慢性胃炎、慢性肠炎、胃及十二指肠溃疡、慢性肝炎、慢性胰腺炎、胆囊炎等病的临床表现符合脾胃气郁证者。

【用药分析】方中香附行气解郁,调理脾胃;苍术醒脾和胃,燥湿除胀;川芎活血行气止痛;栀子清泻郁热;神曲消食导滞。

金铃子散★★
《太平圣惠方》

【导读】①学用金铃子散应重视金铃子延胡索用量调配关系;②金铃子散虽是辨治瘀郁化热证的重要代表方,但在临床中对妇科诸疾证等病变也具有良好治疗作用。

【方歌】金铃子散气血方,延胡酒调效更强,
行气活血能泻热,心腹诸痛皆能匡。

【组成】金铃子(川楝子)　延胡索各一两(各30g)

【用法】将药研为细散状,每次服9g,以酒调服。用汤剂可用原方量的1/3。

【功用】行气活血,泻热止痛。

【主治】

1. 中医病证:郁瘀化热证。胸胁脘腹胀痛,或痛经,时发时止,口苦,舌红、苔黄,脉弦数或涩。

2. 西医疾病:肋间神经痛、慢性胃炎、慢性肝炎、慢性胆囊炎、附件炎、盆腔炎、痛经等病的临床表现符合郁瘀化热证者。

【用药分析】方中金铃子行气解郁,苦寒泻热;延胡索活血化瘀,辛温散行。

枳实薤白桂枝汤★
《伤寒杂病论》

【导读】①学用枳实薤白桂枝汤应重视枳实薤白用量调配关系、瓜蒌实厚朴用量调配关系、桂枝薤白用量调配关系;②枳实薤白桂枝汤虽是辨治气郁痰阻胸痹证的重要代表方,但在临床中对心肺气郁痰阻证等病变也具有良好治疗作用。

【方歌】枳实薤白桂枝汤,厚朴瓜蒌以宽胸,
　　　　胸满留气结在胸,通阳化瘀气能行。

【组成】枳实四枚(4g)　厚朴四两(12g)　薤白半斤(24g)　桂枝一两(3g)　瓜蒌实捣,一枚(15g)

【用法】上五味,以水五升,先煮枳实、厚朴,取二升,去滓。内诸药,煮数沸,分温三服。

【功用】通阳行气,宽胸化痰。

【主治】

1. 中医病证:气郁痰阻胸痹证。心中痞,胸满,胸痛,胁下逆抢心,或胸痛引背,或气喘,或喉中有痰,舌质紫暗或有瘀点,脉沉或涩。

2. 西医疾病:冠心病心绞痛、肺源性心脏病、风湿性心脏病、心律不齐、肋间神经痛、神经性头痛、支气管炎、支气管哮喘、慢性阻塞性肺疾病等病的临床表现符合气郁痰阻胸痹证者。

【用药分析】方中瓜蒌实宽胸理气,涤痰通脉;薤白开胸理气,化痰通脉;枳实行气解郁,散结除满;厚朴行气通阳,下气消痰;桂枝温阳通脉,行滞散瘀。

半夏厚朴汤★

《伤寒杂病论》

【导读】①学用半夏厚朴汤应重视半夏厚朴用量调配关系、半夏生姜用量调配关系、茯苓苏叶用量调配关系;②半夏厚朴汤虽是辨治气郁痰阻证的重要代表方,但在临床中对肺气郁闭证等病变也具有良好治疗作用。

【方歌】半夏厚朴咽喉证,茯苓生姜共紫苏,

行气化痰开郁结,痰郁咽喉证能除。

【组成】半夏一升(24g) 厚朴三两(9g) 茯苓四两(12g) 生姜五两(15g) 干苏叶二两(6g)

【用法】上五味,以水七升,煮取四升。分温四服,日三夜一服。

【功用】行气散结,降逆化痰。

【主治】

1. 中医病证:梅核气(气郁痰阻证)。咽中如有物阻,咯之不出,吞之不下,因情绪不佳而加重,胸闷,或胁

痛,或咳,或呕,舌淡、苔白腻,脉弦。

2. 西医疾病:慢性胃炎、胃及十二指肠溃疡、焦虑性神经症、精神抑郁症、过敏性哮喘、慢性咽炎、咽喉异感症、咽神经紧张综合征等病的临床表现符合梅核气证者。

【用药分析】方中半夏燥湿化痰,降逆散结;厚朴下气开郁,行气化痰;茯苓健脾和胃,渗湿利痰;生姜降逆化湿,和胃化痰;干苏叶疏利气机,开郁散结。

厚朴温中汤★★

《内外伤辨惑论》

【导读】①学用厚朴温中汤应重视厚朴陈皮用量调配关系、木香草豆蔻用量调配关系、茯苓甘草用量调配关系;②厚朴温中汤虽是辨治脾胃寒滞证的重要代表方,但在临床中对肺脾寒滞证等病变也具有良好治疗作用。

【方歌】厚朴温中草陈皮,苓蔻木香生干姜,

治疗脾胃寒滞证,温中行气除痛胀。

【组成】厚朴姜制　陈皮去白,各一两(各30g)　甘草炙　茯苓去皮　草豆蔻仁　木香各五钱(各15g)　干姜七分(2g)

【用法】将药研为细散状,每次服10g,用水煎时加入生姜3片,每日分3次温服,饭前服用;忌食一切生冷食物。

【功用】行气除满,温中燥湿。

【主治】

1. 中医病证:脾胃寒滞证。脘腹胀满或疼痛,不思饮食,肢体倦怠,手足不温,舌苔白腻,脉沉迟。

2. 西医疾病:慢性胃炎、慢性肠炎、慢性胆囊炎、慢性胰腺炎等病的临床表现符合脾胃寒滞证者。

【用药分析】方中厚朴下气除满,化湿和胃;干姜温暖脾胃,散寒除湿;草豆蔻仁行气醒脾化湿;木香行气导滞;陈皮温中行气,醒脾和胃;茯苓健脾益气,渗利水湿;生姜降逆和胃;甘草益气和中。

良附丸★★

《良方集腋》

【导读】①学用良附丸应重视高良姜香附用量调配关系;②良附丸虽是辨治脾胃寒滞轻证的重要代表方,但在临床中对肺脾寒滞轻证等病变也具有良好治疗作用。

【方歌】良附疏肝能散寒,疼痛诸证皆能安。

【组成】高良姜酒洗七次,焙,研 香附子醋洗七次,焙,研,各等分(各12g)

【用法】将药研为细散状,以生姜汁1匙、盐1撮制为丸,用时以米饮汤送服。

【功用】行气疏肝,散寒止痛。

【主治】

1. 中医病证:脾胃寒滞证。脘腹胸胁疼痛,或痛经,喜温喜按,舌淡、苔薄白,脉沉迟。

2. 西医疾病:慢性胃炎、慢性肠炎、慢性胆囊炎、慢性胰腺炎等病的临床表现符合脾胃寒滞证者。

【用药分析】方中香附行气解郁,调理气机;高良姜温中散寒。

暖肝煎★

《景岳全书》

【导读】①学用暖肝煎应重视乌药肉桂用量调配关系、当归枸杞子用量调配关系、小茴香沉香用量调配关系;②暖肝煎虽是辨治肝肾寒滞证的重要代表方,但在临床中对肝肾寒滞夹虚证等病变也具有良好治疗作用。

【方歌】暖肝煎中乌药肉,当归茴香枸杞子,

沉香茯苓加生姜,温补肝肾阴能滋。

【组成】乌药二钱(6g)　肉桂一二钱(3～6g)　当归二三钱(6～9g)　小茴香二钱(6g)　枸杞子三钱(9g)　沉香一钱(3g)　茯苓二钱(6g)

【用法】水煎服,煎药时加入生姜3～5片,饭前或饭后1小时温服。

【功用】温补肝肾,行气止痛。

【主治】

1. 中医病证:肝肾寒滞证。睾丸冷痛,小腹或少腹胀痛,或痛经,畏寒喜暖,口淡不渴,舌淡、苔白,脉沉迟。

2. 西医疾病:急慢性睾丸炎、精索静脉曲张、腹股沟疝、鞘膜积液、前列腺炎等病的临床表现符合肝肾寒滞

证者。

【用药分析】方中乌药、肉桂温暖肝肾,行气止痛;小茴香温阳行气;沉香温肾纳气;当归补肝血,兼使温热药不伤肝血;枸杞子滋肾阴,兼使行散药不伤肾阴;生姜温阳散寒;茯苓健脾渗湿。

天台乌药散★★

《圣济总录》

【导读】①学用天台乌药散应重视乌药高良姜用量调配关系、木香槟榔用量调配关系、小茴香青皮用量调配关系;②天台乌药散虽是辨治肝寒气滞证的重要代表方,但在临床中对肝肾寒滞证等病变也具有良好治疗作用。

【方歌】天台乌药木茴香,青皮良姜与槟榔,
　　　　川楝巴豆用麸炒,暖肝行气功用偿。

【组成】天台乌药　木香　小茴香　青皮　高良姜各半两(各15g)　槟榔二个(12g)　川楝子十个(20g)　巴豆七十粒(10g)

【用法】将药研为细散状,先将巴豆微打碎,与川楝子用麸炒黑,去巴豆及麸皮,与其余药共研为散状,调和均匀,每服3g,以温酒送服。

【功用】暖肝散寒,行气止痛。

【主治】

1. 中医病证:肝寒气滞证。小肠疝气,少腹疼痛牵引睾丸,或睾丸肿胀,或痛经,舌淡、苔薄白,脉沉。

2. 西医疾病:睾丸炎、附睾炎、前列腺炎、慢性胃炎、慢性结肠炎、腹股沟疝等病的临床表现符合肝寒气滞证者。

【用药分析】方中乌药暖肝散寒,行气止痛;高良姜、小茴香助乌药温阳散寒;青皮、木香、槟榔助乌药行气止痛;巴豆逐寒散结,监制川楝子苦寒伤阳;川楝子疏肝行气止痛,制约巴豆温热伤阴。

三层茴香丸★★★

《证治准绳》

【导读】①学用三层茴香丸应重视大茴香木香用量调配关系、川楝子槟榔用量调配关系、荜茇附子用量调配关系;②三层茴香散虽是辨治肝寒气滞证的重要代表方,但在临床中对肝脾寒滞证等病变也具有良好治疗作用。

【方歌】三层茴香沙楝子,木香荜槟茯附子。

【组成】大茴香　川楝子　沙参　木香　荜茇各一两(各30g)　槟榔半两(15g)　白茯苓四两(120g)　黑附子半两(15g)

【用法】将药研为细散状,制为丸,每服6g,每日分2次服。

【功用】行气散寒止痛。

【主治】

1. 中医病证:肝寒气滞证。睾丸或阴囊肿痛,畏寒怕冷。

2. 西医疾病:睾丸炎、附睾炎、前列腺炎、慢性胃炎、慢性结肠炎、腹股沟疝等病的临床表现符合肝寒气滞证者。

【用药分析】方中川楝子疏肝行气;大茴香行气温中;木香行气导滞;槟榔行气消滞;附子散寒壮阳;荜拔散寒醒脾;沙参甘润滋补;茯苓益气渗利。

导气汤★★★
《沈氏尊生》

【导读】①学用导气汤应重视吴茱萸小茴香用量调配关系、木香吴茱萸用量调配关系;②导气汤虽是辨治肝寒气滞证的重要代表方,但在临床中对肝脾寒滞证等病变也具有良好治疗作用。

【方歌】导气汤中川楝子,木香茴香吴茱萸。

【组成】川楝子四钱(12g)　木香三钱(9g)　小茴香二钱(6g)　吴茱萸一钱(3g)

【用法】水煎服。

【功用】行气散寒止痛。

【主治】

1. 中医病证:肝寒气滞证。小肠疝气,小腹疼痛。

2. 西医疾病:睾丸炎、附睾炎、前列腺炎、慢性胃炎、慢性结肠炎、腹股沟疝等病的临床表现符合肝寒气滞证者。

【用药分析】方中川楝子行气疏肝;小茴香温中行散;

木香行气导滞;吴茱萸温中散寒。

橘核丸★★
《济生方》

【导读】①学用橘核丸应重视橘核海藻用量调配关系、川楝子延胡索用量调配关系、桃仁木通用量调配关系、厚朴枳实用量调配关系;②橘核丸虽是辨治肝肾郁瘀阻结证的重要代表方,但在临床中对肝脾经脉瘀滞证等病变也具有良好治疗作用。

【方歌】橘核丸中藻布带,枳实厚朴楝木通,
　　　　桃仁延胡桂木香,善治睾丸肿胀痛。

【组成】橘核炒　海藻洗　昆布洗　海带洗　川楝子去肉,炒　桃仁麸炒,各一两(各30g)　厚朴去皮,姜汁炒　木通　枳实麸炒　延胡索炒,去皮　桂心不见火　木香不见火,各半两(各15g)

【用法】将药研为细散状,以酒糊为丸,每次服9g,饭前以盐酒为汤送服。用汤剂可用原方量的1/2。

【功用】行气散寒,软坚散结。

【主治】

1. 中医病证:肝肾郁瘀阻结证。睾丸肿胀疼痛或坠胀,或坚硬如石,或痛引脐腹,舌淡、苔薄,脉沉迟。

2. 西医疾病:睾丸炎、附睾炎、前列腺炎、睾丸鞘膜积液、睾丸结核、腹股沟疝等病的临床表现符合肝肾郁瘀阻结证者。

【用药分析】方中橘核入肝行气,散结止痛;桂心温肝肾,散寒凝;厚朴、枳实、木香下气行气,散结破坚;海藻、昆布、海带软坚散结,消肿除胀;川楝子行气止痛;桃仁活血散结消肿;延胡索活血消肿止痛;木通通利血脉而除湿。

加味乌药汤 ★★

《济阴纲目》

【导读】①学用加味乌药汤应重视乌药砂仁用量调配关系、木香延胡索用量调配关系、香附甘草用量调配关系;②加味乌药汤虽是辨治气郁寒凝证的重要代表方,但在临床中对肝脾气郁夹寒证等病变也具有良好治疗作用。

【方歌】加味乌药汤香附,砂仁木香草延胡,
　　　　气郁寒凝经痛胀,行气止痛血能活。

【组成】乌药　缩砂仁　木香　延胡索各一两(各30g)　香附炒,去毛二两(60g)　甘草一两半(45g)

【用法】将药研为细散状,每次用20g,煎药时加入生姜2片,可不拘时温服。用汤剂可用原方量的1/5。

【功用】行气活血,散寒止痛。

【主治】

1. 中医病证:气郁寒凝证。痛经,经前或经期少腹胀痛,胀甚于痛,或胸胁乳房胀痛,或经行不畅,或睾丸疼痛,舌淡、苔白,脉沉或弦。

2. 西医疾病:慢性盆腔炎、慢性附件炎、慢性宫颈糜烂、慢性前列腺炎、附睾炎等病的临床表现符合气郁寒凝证者。

【用药分析】方中乌药温阳散寒,行气止痛;木香、香附、砂仁行气解郁,散寒止痛;延胡索活血行血,理气止痛;甘草补气和中。

乌药汤★★★

《济阴纲目》

【导读】①学用乌药汤应重视乌药香附用量调配关系、当归木香用量调配关系、乌药甘草用量调配关系;②乌药汤虽是辨治气郁寒凝轻证的重要代表方,但在临床中对肝脾气郁夹寒轻证等病变也具有良好治疗作用。

【方歌】乌药汤中用香附,木香当归与甘草。

【组成】乌药二钱半(8g)　香附二钱(6g)　木香五分(2g)　当归一钱(3g)　炙甘草五分(2g)

【用法】水煎服。

【功用】行气活血,散寒止痛。

【主治】

1. 中医病证:气郁寒凝证。痛经,小腹胀痛。

2. 西医疾病:慢性盆腔炎、慢性附件炎、慢性宫颈糜烂、慢性前列腺炎、附睾炎等病的临床表现符合气郁寒凝证者。

【用药分析】方中乌药行气散寒;木香行气导滞;香附

行气解郁;当归补血活血;甘草益气和中。

正气天香散★★★

刘河间方,录自《医学纲目》

【导读】①学用正气天香散应重视乌药香附用量调配关系、陈皮苏叶用量调配关系;②正气天香散虽是辨治气郁寒凝轻证的重要代表方,但在临床中对肝脾气郁夹寒轻证等病变也具有良好治疗作用。

【方歌】正气天香陈乌药,香附苏叶加干姜。

【组成】乌药二两(60g)　香附末八两(240g)　陈皮　苏叶　干姜各一两(各30g)

【用法】将药研为细散状,每次服9g,以水调服。用汤剂可用原方量的1/10。

【功用】温中行气,散寒止痛。

【主治】

1. 中医病证:气郁寒凝证。妇人诸气作痛,或上冲心胸,或攻筑胁肋,腹中结块刺痛,月水不调,或眩晕呕吐,往来寒热。

2. 西医疾病:慢性盆腔炎、慢性附件炎、慢性宫颈糜烂、慢性前列腺炎、附睾炎等病的临床表现符合气郁寒凝证者。

【用药分析】方中乌药行气散寒;陈皮理气化滞;苏叶宽胸行散;香附行气解郁;干姜温阳散寒。

第二节　降　气

苏子降气汤 ★

《太平惠民和剂局方》

【导读】①学用苏子降气汤应重视苏子半夏用量调配关系、肉桂当归用量调配关系、前胡厚朴用量调配关系；②苏子降气汤虽是辨治肺实肾虚证的重要代表方，但在临床中对痰浊壅肺证等病变也具有良好治疗作用。

【方歌】苏子降气橘半归，前胡桂朴姜枣随，

　　　　肺有寒痰肾有虚，宣降肺气能助肾。

【组成】紫苏子　半夏汤洗七次，每二两半(各75g)　川当归去芦，两半(45g)　甘草炙，二两(60g)　前胡去芦　厚朴去粗皮，姜汁拌炒，各一两(各30g)　肉桂去皮，一两半(45g)　陈皮一两半(45g)

【用法】将药研为细散状，每次服9g，用水煎时加入生姜2片，大枣1枚，苏叶5片同煮，温热服用，可不拘时候。用汤剂可用原方量的1/5。

【功用】降气平喘，祛痰止咳。

【主治】

1. 中医病证：肺实肾虚证(上实下虚证)。咳嗽，气喘，短气，痰涎壅盛，胸膈满闷，吸气困难，或腰疼脚软，或肢体水肿，舌淡、苔白或腻，脉沉或弱。

2. 西医疾病:慢性支气管炎、慢性阻塞性肺疾病、肺源性心脏病、支气管哮喘等病的临床表现符合肺实肾虚证者。

【用药分析】方中苏子温肺散寒祛痰;厚朴宽胸下气,除满化湿;半夏燥湿化痰;前胡、苏叶、生姜宣降肺气,止咳祛痰;胸中气机不利,陈皮醒脾理气化痰;肉桂温肾纳气平喘;当归补血化阴助肾,兼制温化寒痰药,不伤阴血;大枣、甘草益气,兼防温热药伤气。

定喘汤 ★
《摄生众妙方》

【导读】①学用定喘汤应重视麻黄款冬花白果用量调配关系、半夏杏仁苏子用量调配关系、黄芩桑白皮用量调配关系;②定喘汤虽是辨治寒痰哮喘证的重要代表方,但在临床中对寒痰夹热哮喘证等病变也具有良好治疗作用。

【方歌】定喘白果与麻黄,款冬半夏桑白皮,
　　　　杏苏黄芩同甘草,温肺定喘功用奇。

【组成】白果去壳,砸碎炒黄,二十一枚(10g)　麻黄三钱(9g)　苏子二钱(6g)　甘草一钱(3g)　款冬花三钱(9g)　杏仁一钱五分(5g)　桑白皮三钱(9g)　黄芩一钱五分(5g)　半夏三钱(9g)

【用法】水煎服,每日分2次服。

【功用】宣降肺气,温肺化痰。

【主治】

1. 中医病证:寒痰哮喘证。哮喘,咳嗽,气急,痰稠色白,或微恶风寒,舌苔白腻,脉滑。

2. 西医疾病:慢性支气管炎、慢性支气管哮喘、慢性阻塞性肺疾病、肺源性心脏病等病的临床表现符合寒痰哮喘证者。

【用药分析】方中麻黄温肺宣肺;杏仁温肺降肺,化痰平喘;款冬花温肺化痰;白果温肺敛肺;半夏温肺燥湿化痰;苏子温肺泻肺止咳;桑白皮、黄芩寒凉,既能制约温热药不伤津,又有利于黏稠痰略出;甘草益气,兼防温热药伤气。

四磨汤★★

《济生方》

【导读】①学用四磨汤应重视槟榔乌药用量调配关系、沉香人参用量调配关系;②四磨汤虽是辨治肝郁气逆证的重要代表方,但在临床中对脾胃气滞证等病变也具有良好治疗作用。

【方歌】四磨药香人参槟,行气散结除喘满,

　　　　木香枳实易人参,方名五磨心腹安,

　　　　五磨加黄六磨饮,夹热便秘诸证完。

【组成】槟榔(10g)　沉香(10g)　天台乌药(10g)人参(6g)

【用法】将药研为细散状,水煎温服。

【功用】行气降逆,益气散结。

【主治】

1. 中医病证:肝郁气逆证。胸膈胀闷,上气喘急,心下痞满,不思饮食,舌淡、苔薄白,脉沉弦。

2. 西医疾病:慢性支气管炎、慢性阻塞性肺疾病、肺源性心脏病、慢性胃炎、慢性肠炎等病的临床表现符合肝郁气逆证者。

【用药分析】方中乌药疏肝行气散结;沉香降逆纳气平喘;槟榔行气下气导滞;人参益气固本,制约行气药不伤气。

五磨饮子★★★

《医便》

【导读】①学用五磨饮子应重视槟榔乌药用量调配关系、沉香枳实用量调配关系、沉香木香用量调配关系;②五磨饮子虽是辨治肝郁气逆证的重要代表方,但在临床中对脾胃气滞证等病变也具有良好治疗作用。

【方歌】详见四磨汤。

【组成】沉香 槟榔 乌药 木香 枳实(各6g)〔原书未注用量〕

【用法】将药研为细散状,以白酒磨服,每次服6g,每日分2次服。

【功用】行气降逆。

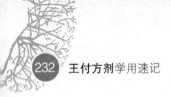

【主治】

1. 中医病证:肝郁气逆证。大怒暴厥,或七情郁结,上气喘急,心腹胀痛,走注攻痛等。

2. 西医疾病:慢性支气管炎、慢性阻塞性肺疾病、肺源性心脏病、慢性胃炎、慢性肠炎等病的临床表现符合肝郁气逆证者。

【用药分析】方中沉香行气纳气;木香行气导滞;槟榔行气消滞;枳实行气破气;乌药温通阳气。

六磨饮子★★★

《重订通俗伤寒论》

【导读】①学用六磨饮子应重视槟榔乌药用量调配关系、沉香枳实用量调配关系、大黄木香用量调配关系;②六磨饮子虽是辨治肝郁气逆夹热证的重要代表方,但在临床中对脾胃气滞夹热证等病变也具有良好治疗作用。

【方歌】详见四磨汤。

【组成】沉香 槟榔 乌药 木香 枳实 大黄(各6g)[原书未注用量]

【用法】水煎服。

【功用】下气降泄。

【主治】

1. 中医病证:肝郁气逆夹热证。郁火伤中,上气喘急,痞满便秘等。

2. 西医疾病:慢性支气管炎、慢性阻塞性肺疾病、肺源性心脏病、慢性胃炎、慢性肠炎等病的临床表现符合肝郁气逆夹热证者。

【用药分析】方中沉香行气纳气;木香行气导滞;槟榔行气消滞;枳实行气破气;乌药温通阳气;大黄泻热通下。

旋覆代赭汤 ★
《伤寒杂病论》

【导读】①学用旋覆代赭汤应重视半夏人参用量调配关系、旋覆花代赭石用量调配关系、生姜半夏用量调配关系;②旋覆代赭汤虽是辨治中虚痰饮气逆证的重要代表方,但在临床中对肝胃气逆证等病变也具有良好治疗作用。

【方歌】旋覆代赭人参同,半夏姜甘大枣正,
　　　　心下痞硬有噫气,主治中虚痰饮证。

【组成】旋覆花三两(9g)　代赭石一两(3g)　人参二两(6g)　生姜五两(15g)　甘草炙,三两(9g)　半夏洗,半升(12g)　大枣擘,十二枚

【用法】上七味,以水一斗,煮取六升,去滓。再煎取三升。温服一升,日三服。

【功用】补中降逆,化痰下气。

【主治】

1. 中医病证:中虚痰阻气逆证。心下痞硬,或疼痛,噫气不除,或呕吐,或便溏,四肢困重,乏力,舌淡、苔薄白

或腻,脉虚弱或滑。

2. 西医疾病:浅表性胃炎、胃及十二指肠溃疡、胃扩张、幽门不全梗阻、神经性呕吐、慢性肝炎、高血压、梅尼埃病等病的临床表现符合中虚痰阻气逆证者。

【用药分析】方中旋覆花降逆化痰散结;代赭石重镇降逆和胃;半夏燥湿化痰,宣降气机;生姜温中化痰;人参、大枣、甘草健脾和胃,补益中气。

橘皮竹茹汤★
《伤寒杂病论》

【导读】①学用橘皮竹茹汤应重视橘皮竹茹用量调配关系、生姜人参用量调配关系、大枣甘草用量调配关系;②橘皮竹茹汤虽是辨治虚热呃逆证的重要代表方,但在临床中对肺胃气逆证等病变也具有良好治疗作用。

【方歌】橘皮竹茹汤人参,甘草大枣与生姜,

　　　　脾胃气虚夹热哕,补虚和胃逆能降。

【组成】橘皮二升(48g)　竹茹二升(48g)　大枣三十枚　人参一两(3g)　生姜半斤(24g)　甘草五两(15g)

【用法】上六味,以水一斗,煮取三升。温服一升,日三服。

【功用】补虚清热,和胃降逆。

【主治】

1. 中医病证:胃虚夹热呃逆证。呃逆不止,或干呕,

或神疲,舌红、苔薄黄,脉虚弱。

2. 西医疾病:急慢性胃炎、重症肝炎顽固性呕吐、膈肌痉挛、胃及十二指肠溃疡、肾衰竭等病的临床表现符合胃虚夹热呃逆证者。

【用药分析】方中橘皮理气醒脾和胃;竹茹清热和胃降逆;生姜温中和胃降逆;人参补益中气;大枣、甘草益气和中。

竹茹汤★★★

《千金翼方》

【导读】①学用竹茹汤应重视竹茹陈皮用量调配关系、半夏生姜用量调配关系、苏叶甘草用量调配关系;②竹茹汤虽是辨治寒热夹杂气逆证的重要代表方,但在临床中对寒热夹杂气逆气滞证等病变也具有良好治疗作用。

【方歌】四磨药香人参榔,行气散结除喘满,

木香枳实易人参,方名五磨心腹安,

五磨加黄六磨饮,夹热便秘诸证完。

【组成】竹茹一升(50g) 橘皮三两(90g) 半夏三两(90g) 生姜切,四两(120g) 苏叶一两(30g) 甘草一两(30g)

【用法】水煎服。用汤剂可用原方量的1/10。

【功用】清热降逆,温中行气。

【主治】

1. 中医病证:热夹寒气逆证。呃逆,恶心呕吐,心下

痞满,胸膈痞闷。

2. 西医疾病:急慢性胃炎、重症肝炎顽固性呕吐、膈肌痉挛、胃及十二指肠溃疡、肾衰竭等病的临床表现符合热夹寒气逆证者。

【用药分析】方中竹茹降逆清热;半夏苦温降逆;生姜辛散温通;陈皮行气和胃;苏叶行气宽胸;甘草益气和中。

橘皮竹茹汤 ★★★
《济生方》

【导读】①学用橘皮竹茹汤应重视竹茹陈皮用量调配关系、人参麦冬用量调配关系、半夏赤茯苓用量调配关系;②橘皮竹茹汤虽是辨治虚热哕逆证的重要代表方,但在临床中对寒热痰夹气逆证等病变也具有良好治疗作用。

【方歌】济生橘皮竹茹汤,半草参苓麦枇杷。

新制橘皮竹茹汤,柿蒂七枚更用姜。

【组成】陈皮去白　竹茹　赤茯苓　枇杷叶拭去毛　麦门冬去心　半夏汤洗七次,各一两(各30g)　人参、甘草炙,各半两(各15g)

【用法】将药研为细散状,每次服12g,用水煎煮,加入姜5片,温服,可不拘时候。用汤剂可用原方量的1/2。

【功用】清热降逆,益气和胃。

【主治】

1. 中医病证:虚热哕逆证。胃热多渴,呕哕不食。

2. 西医疾病:急慢性胃炎、重症肝炎顽固性呕吐、膈肌痉挛、胃及十二指肠溃疡、肾衰竭等病的临床表现符合虚热哕逆证者。

【用药分析】方中竹茹清热降逆;半夏苦温降逆;人参大补元气;甘草平补中气;赤茯苓益气渗利;陈皮理气和胃;枇杷叶清宣和中;麦冬清热滋阴。

新制橘皮竹茹汤★★★

《温病条辨》

【导读】①学用新制橘皮竹茹汤应重视竹茹陈皮用量调配关系、柿蒂姜汁用量调配关系;②新制橘皮竹茹汤虽是辨治寒热夹气逆证的重要代表方,但在临床中对寒热痰夹气逆证等病变也具有良好治疗作用。

【方歌】新制橘皮竹茹汤,柿蒂七枚更用姜。

【组成】橘皮三钱(9g)　竹茹三钱(9g)　柿蒂七枚(7枚)　姜汁冲,三茶匙(3茶匙,15g)

【用法】水煎服。

【功用】清热降逆,行气止呃。

【主治】

1. 中医病证:热夹寒气滞证。呃逆,呕吐,胸闷脘痞。

2. 西医疾病:急慢性胃炎、重症肝炎顽固性呕吐、膈肌痉挛、胃及十二指肠溃疡、肾衰竭等病的临床表现符合热夹寒气滞证者。

【用药分析】方中竹茹清热降逆;柿蒂降逆下气;生姜

辛散降逆;陈皮理气和胃。

丁香柿蒂汤★★

《症因脉治》

【导读】①学用丁香柿蒂汤应重视丁香柿蒂用量调配关系、人参生姜用量调配关系;②丁香柿蒂汤虽是辨治虚寒气逆证的重要代表方,但在临床中对肺胃气逆证等病变也具有良好治疗作用。

【方歌】丁香柿蒂人参姜,虚寒呃逆中气伤,

温中益气能降逆,加减用药功用长。

【组成】丁香(6g)　柿蒂(12g)　人参(10g)　生姜(24g)〔原书无用量〕

【组成】水煎服。

【功用】温中益气,降逆止呃。

【主治】

1. 中医病证:虚寒呃逆证。呃逆不止,胸痞,舌淡、苔薄白,脉迟。

2. 西医疾病:急慢性胃炎、重症肝炎顽固性呕吐、膈肌痉挛、胃及十二指肠溃疡、肾衰竭等病的临床表现符合虚寒呃逆证者。

【用药分析】方中丁香温胃散寒,降逆止呃;柿蒂功专降逆;生姜温暖脾胃,助丁香降逆止呃;人参益气补脾胃。

丁香柿蒂散★★★

《伤寒全生集》

【导读】①学用丁香柿蒂散应重视丁香柿蒂用量调配关系、茴香干姜用量调配关系;②丁香柿蒂汤虽是辨治虚寒气逆证的重要代表方,但在临床中对肺胃气逆证等病变也具有良好治疗作用。

【方歌】全生丁香柿蒂散,茴香干姜陈良姜。

【组成】丁香 柿蒂各一钱五分(各5g) 茴香 干姜 良姜 陈皮各一钱(各3g)

【用法】将药研为细散状,用热姜汤调服。用汤剂可在原方用量基础上加大1倍。

【功用】温胃降逆,行气止呃。

【主治】

1. 中医病证:呃逆寒证。呃逆不止,舌淡、苔薄白,脉沉或迟。

2. 西医疾病:急慢性胃炎、重症肝炎顽固性呕吐、膈肌痉挛、胃及十二指肠溃疡、肾衰竭等病的临床表现符合呃逆寒证者。

【用药分析】方中丁香行散温阳;生姜宣散降逆;柿蒂降逆下气;人参补益中气。

第十二章

活血祛瘀剂

第一节 泻热祛瘀

桃核承气汤 ★

《伤寒杂病论》

【导读】①学用桃核承气汤应重视桃仁大黄用量调配关系、桂枝大黄用量调配关系、大黄芒硝用量调配关系；②桃核承气汤虽是辨治膀胱瘀热证的重要代表方，但在临床中对三焦瘀热证等病变也具有良好治疗作用。

【方歌】桃核承气汤大黄，桃仁芒硝桂甘草，

膀胱瘀热证如狂，活血化瘀热能抛。

【组成】桃仁去皮尖，五十个(8.5g)　大黄四两(12g)　桂枝去皮，二两(6g)　甘草炙，二两(6g)　芒硝二两(6g)

【用法】上五味，以水七升，煮取二升半，去滓。内芒硝，更上火微沸，下火。先食，温服五合，日三服。当微利。

【功用】活血化瘀，通下瘀热。

【主治】

1. 中医病证:(膀胱)瘀热证。少腹急结,或疼痛,或胀满,尿痛,尿频,尿中带血,或如狂,或心烦,或痛经,或闭经,舌红、苔黄,脉数。

2. 西医疾病:肾炎尿毒症、慢性肾盂肾炎、运动性血红蛋白尿、急性间歇性卟啉病、尿路结石、精神分裂症、内分泌失调等病的临床表现符合(膀胱)瘀热证者。

【用药分析】方中桃仁活血化瘀;桂枝温阳通经;大黄泻热祛瘀;芒硝软坚散结;甘草益气和中。

第二节　行气祛瘀

血府逐瘀汤★

《医林改错》

【导读】①学用血府逐瘀汤应重视桃仁红花用量调配关系、柴胡枳壳用量调配关系、桔梗牛膝用量调配关系;②血府逐瘀汤虽是辨治胸中瘀血证的重要代表方,但在临床中对气郁血瘀证等病变也具有良好治疗作用。

【方歌】血府逐瘀归地桃,红花赤芍枳壳草,
　　　　柴胡芎桔牛膝药,活血化瘀治胸痛。

【组成】桃仁四钱(12g)　红花三钱(9g)　当归三钱(9g)　生地黄三钱(9g)　川芎一钱半(5g)　赤芍二钱(6g)　牛膝三钱(9g)　桔梗一钱半(5g)　柴胡一钱

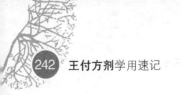

(3g) 枳壳二钱(6g) 甘草一钱(3g)

【用法】水煎服。

【功用】活血化瘀,理气止痛。

【主治】

1. 中医病证:胸中瘀郁证。胸痛,头痛,胃痛,其疼痛部位不移,痛如针刺,夜间加重,或有心胸烦热,心悸失眠,急躁易怒,入暮潮热,唇暗或两目暗黑,舌暗红或有瘀斑,脉细或涩。

2. 西医疾病:冠心病心绞痛、风湿性心脏病、心肌炎、肋软骨炎、脑震荡、脑挫伤、血管性神经性头痛、急性胃炎、急性胰腺炎等病的临床表现符合胸中瘀郁证者。

【用药分析】方中桃仁、红花、赤芍、生地黄、川芎活血行血化瘀,兼清郁热;柴胡疏肝理气,调理气机;枳壳行气降气;当归补血活血;桔梗引药上行,宣畅气机;牛膝引血下行;甘草益气帅血。

通窍活血汤★★★

《医林改错》

【导读】①学用通窍活血汤应重视桃仁红花用量调配关系、赤芍川芎用量调配关系、麝香生姜用量调配关系;②通窍活血汤虽是辨治瘀血头痛证的重要代表方,但在临床中对瘀血窍闭证等病变也具有良好治疗作用。

【方歌】通窍活血用赤芍,桃仁红花与川芎,

　　　　老葱生姜有大枣,麝香黄酒最有功。

【组成】赤芍一钱(3g)　川芎一钱(3g)　桃仁研泥，二钱(6g)　红花三钱(9g)　老葱切研,三根(3根,45g)　生姜切片,三钱(9g)　大枣去核,七个(7个)　麝香绢包,五厘(0.15g)　黄酒半斤(250g)

【用法】水煎服,以麝香入酒内再煎2~3秒钟,睡前服用。用汤剂可在原方用量基础上加大1倍。

【功用】活血化瘀通窍。

【主治】

1. 中医病证:瘀血头痛证。头痛头晕,耳鸣耳聋,头发脱落,面色青紫,或酒渣鼻,或白癜风,脉涩。

2. 西医疾病:冠心病心绞痛、风湿性心脏病、心肌炎、肋软骨炎、脑震荡、脑挫伤、血管性神经性头痛、急性胃炎、急性胰腺炎等病的临床表现符合瘀血头痛证者。

【用药分析】方中桃仁破血;红花通经;黄酒行散;赤芍凉血;川芎行气;生姜辛温行散;老葱辛散开窍;麝香芳香开窍醒神;大枣益气和中。

膈下逐瘀汤★★★

《医林改错》

【导读】①学用膈下逐瘀汤应重视桃仁红花用量调配关系、五灵脂香附用量调配关系、乌药赤芍用量调配关系;②膈下逐瘀汤虽是辨治膈下瘀血证的重要代表方,但在临床中对心肝瘀血证等病变也具有良好治疗作用。

【方歌】膈下逐瘀归灵脂,川芎丹皮与赤芍,乌药延胡并甘草,香附枳壳红花桃。

【组成】五灵脂炒,二钱(6g)　当归三钱(9g)　川芎二钱(6g)　桃仁研如泥,三钱(9g)　牡丹皮二钱(6g)　赤芍二钱(6g)　乌药二钱(6g)　延胡索一钱(3g)　甘草三钱(9g)　香附一钱半(5g)　红花三钱(9g)　枳壳一钱半(5g)

【用法】水煎服。

【功用】活血化瘀,理气止痛。

【主治】

1. 中医病证:膈下瘀血证。胁下痞痛或硬,或肚腹疼痛,痛处不移,或卧则腹坠,脉涩。

2. 西医疾病:冠心病心绞痛、风湿性心脏病、心肌炎、肋软骨炎、脑震荡、脑挫伤、血管性神经性头痛、急性胃炎、急性胰腺炎等病的临床表现符合膈下瘀血证者。

【用药分析】方中桃仁破血;红花通经;延胡索止痛;川芎行气;五灵脂消积;赤芍消肿;牡丹皮通经;香附解郁;枳壳降泄;乌药温通;当归补血活血;甘草益气和中。

少腹逐瘀汤★★★

《医林改错》

【导读】①学用少腹逐瘀汤应重视当归没药用量调配关系、茴香干姜用量调配关系、蒲黄五灵脂用量调配关系;②少腹逐瘀汤虽是辨治少腹瘀血证的重要代表方,但在临床中对心肝瘀血证等病变也具有良好治疗作用。

【方歌】少腹逐瘀归茴香,干姜延胡芎没药,

　　　　川芎官桂与赤芍,蒲黄灵脂必须要。

【组成】小茴香炒,七粒(2g)　干姜二分(0.6g)　延胡索一钱(3g)　没药一钱(3g)　当归三钱(9g)　川芎一钱(3g)　官桂一钱(3g)　赤芍二钱(6g)　蒲黄三钱(9g)　五灵脂炒,二钱(6g)

【用法】水煎服。

【功用】活血祛瘀,温经止痛。

【主治】

1. 中医病证:少腹瘀血证。少腹疼痛,或有结块,或经期腰酸,或经行一月三五行,经色或紫或黑,或崩漏,或久不受孕,舌质暗,脉涩。

2. 西医疾病:冠心病心绞痛、风湿性心脏病、心肌炎、肋软骨炎、脑震荡、脑挫伤、血管性神经性头痛、急性胃炎、急性胰腺炎等病的临床表现符合少腹瘀血证者。

【用药分析】方中五灵脂消积;蒲黄利水;延胡索止痛;川芎行气;赤芍凉血;没药止痛;官桂通达;干姜行散;小茴香行气止痛;当归补血活血。

身痛逐瘀汤★★★

《医林改错》

【导读】①学用身痛逐瘀汤应重视秦艽川芎用量调配关系、桃仁红花用量调配关系、羌活香附用量调配关系、五灵脂牛膝用量调配关系;②身痛逐瘀汤虽是辨治筋脉

瘀血证的重要代表方,但在临床中对筋骨瘀血证等病变也具有良好治疗作用。

【方歌】身痛逐瘀秦艽芎,桃仁红花羌甘草,
　　　　当归没药五灵脂,香附牛膝与地龙。

【组成】秦艽一钱(3g)　川芎二钱(6g)　桃仁三钱(9g)　红花三钱(9g)甘草二钱(6g)　羌活一钱(3g)没药二钱(6g)　当归三钱(9g)　五灵脂炒,二钱(6g)香附一钱(3g)　牛膝三钱(9g)　地龙去土,二钱(6g)

【用法】水煎服。

【功用】活络祛瘀,通痹止痛。

【主治】

1. 中医病证:筋脉瘀痹证。肩痛,臂痛,腰痛,腿痛,胳膊痛,或全身疼痛,其疼痛固定不移,脉涩。

2. 西医疾病:冠心病心绞痛、风湿性心脏病、心肌炎、肋软骨炎、脑震荡、脑挫伤、血管性神经性头痛、急性胃炎、急性胰腺炎等病的临床表现符合筋脉瘀痹证者。

【用药分析】方中五灵脂消积;桃仁破血;红花通经;牛膝下行;川芎行气;地龙舒筋;秦艽通利;羌活祛风;当归补血活血;香附行气通达;甘草益气和中。

复元活血汤★★

《医学发明》

【导读】①学用复元活血汤应重视柴胡天花粉用量调配关系、桃仁红花用量调配关系、大黄穿山甲用量调配关

系;②复元活血虽是辨治瘀阻气滞证的重要代表方,但在临床中对瘀阻夹热证等病变也具有良好治疗作用。

【方歌】复元活血用柴胡,瓜蒌当归红花草,

桃仁大黄穿山甲,跌打损伤此方良。

【组成】柴胡半两(15g)　瓜蒌根　当归各三钱(各9g)　红花　甘草　穿山甲炮,各二钱(各6g)　大黄酒浸,一两(30g)　桃仁酒浸,去皮尘,研如泥,五十个(12g)

【用法】将药研为细散状,每次服30g,用水煎加入白酒同煎,饭前温服。

【功用】活血祛瘀,疏肝通络。

【主治】

1. 中医病证:瘀阻气滞证。肌肤色紫,或肩痛,或臂痛,或腰痛,或腿痛,或全身疼痛,痛不可忍,舌暗或紫,脉涩或弦。

2. 西医疾病:软骨炎、肌肉组织损伤、胁间神经痛、乳腺增生、冠心病等病的临床表现符合瘀阻气滞证者。

【用药分析】方中当归活血补血,去瘀生血;柴胡行气解郁,帅血行瘀;桃仁、红花活血化瘀;穿山甲破瘀通络,消肿散结;大黄泻热,荡涤瘀血,导瘀下行;瓜蒌根"续绝伤","消仆损瘀血",清热润燥;甘草益气帅血。

七厘散★★★

《同寿录》

【导读】①学用七厘散应重视朱砂冰片用量调配关

系、乳香没药用量调配关系、血竭儿茶用量调配关系；②七厘散虽是辨治瘀阻筋伤证的重要代表方，但在临床中对瘀阻闭窍证等病变也具有良好治疗作用。

【方歌】七厘朱砂真麝香，梅片乳香与红花，

没药血竭能止痛，散瘀消肿用儿茶。

【组成】朱砂水飞净，一钱二分(3.6g)　真麝香一分二厘(0.36g)　梅冰片一分二厘(0.36g)　净乳香一钱五分(4.5g)　红花一钱五分(4.5g)　明没药一钱五分(4.5g)　爪儿血竭一两(30g)　粉口儿茶二钱四分(7.2g)

【用法】将药研为细散状，以烧酒冲服，也可以烧酒调敷伤处。

【功用】散瘀消肿，定痛止血。

【主治】

1. 中医病证：瘀阻筋伤证。筋断骨折，瘀血肿痛，刀伤出血，以及无名肿毒、烧伤烫伤。

2. 西医疾病：软骨炎、肌肉组织损伤、肋间神经痛、乳腺增生、冠心病等病的临床表现符合瘀阻筋伤证者。

【用药分析】方中红花活血通经；乳香活血行气；没药活血止痛；血竭活血生肌愈伤；儿茶活血续筋接骨；麝香开窍温通；冰片辛散凉开；朱砂解毒消肿。

★ ★ ★ 重要

第三节 益气祛瘀

补阳还五汤 ★

《医林改错》

【导读】①学用补阳还五汤应重视黄芪当归用量调配关系、桃仁红花用量调配关系、地龙黄芪用量调配关系；②补阳还五汤虽是辨治气虚血瘀证的重要代表方，但在临床中对气虚血瘀夹血虚证等病变也具有良好治疗作用。

【方歌】补阳还五用黄芪，桃红芎赤归地龙，

气虚络瘀身不遂，活血通络补气重。

【组成】黄芪生，四两(120g) 当归尾二钱(6g) 赤芍一钱半(5g) 地龙一钱(3g) 川芎一钱(3g) 红花一钱(3g) 桃仁一钱(3g)

【用法】水煎服。

【功用】补气活血通络。

【主治】

1. 中医病证：气虚血瘀证。半身不遂，口眼㖞斜，语言謇涩，口角流涎，小便频数，或遗尿不禁，或肢体麻木，或肢体疼痛，或肢体困重无力，舌暗淡、苔白，脉虚弱或细涩。

2. 西医疾病：脑血管意外后遗症(偏瘫)、末梢神经

炎、面神经麻痹、关节炎、多发性周围神经炎等病的临床表现符合气虚血瘀证者。

【用药分析】方中重用黄芪大补脏腑经脉营卫之气；桃仁、红花、赤芍、川芎行血活血；当归补血养血；地龙通经活络，畅通血脉。

泽兰汤★★★

《医学心悟》

【导读】①学用泽兰汤应重视泽兰牛膝用量调配关系、当归白芍用量调配关系、柏子仁茺蔚子用量调配关系；②泽兰汤虽是辨治血瘀血虚证的重要代表方，但在临床中对血瘀血虚夹水气证等病变也具有良好治疗作用。

【方歌】泽兰当归牛柏子，白芍熟地茺蔚子。

【组成】泽兰二钱(6g)　柏子仁　当归　白芍　熟地黄　牛膝　茺蔚子各一钱五分(各4.5g)

【用法】水煎服。

【功用】活血调经，养血益阴。

【主治】

1. 中医病证：血瘀血虚证。月经不调，量少色暗夹瘀块，经行不利，或闭经，或腹痛，头晕目眩，心悸失眠，舌质暗夹瘀紫、苔薄，脉细涩。

2. 西医疾病：脑血管意外后遗症(偏瘫)、末梢神经炎、面神经麻痹、关节炎、多发性周围神经炎等病的临床表现符合血瘀血虚证者。

【用药分析】方中泽兰偏于通利,牛膝活血补益,茺蔚子活血调经;当归活血补血;熟地黄补血滋阴;白芍补血敛阴;柏子仁润燥养心安神。

第四节　温经祛瘀

温经汤★
《伤寒杂病论》

【导读】①学用温经汤应重视吴茱萸桂枝用量调配关系、芍药阿胶用量调配关系、人参半夏用量调配关系、牡丹皮麦冬用量调配关系;②温经汤虽是辨治胞宫虚瘀寒证的重要代表方,但在临床中对寒瘀证等病变也具有良好治疗作用。

【方歌】温经归芍桂萸芎,姜夏丹皮与麦冬,

　　　　　参草益气胶益血,虚瘀寒证皆能医。

【组成】吴茱萸三两(9g)　当归二两(6g)　川芎二两(6g)　芍药二两(6g)　人参二两(6g)　桂枝二两(6g)　阿胶二两(6g)　生姜二两(6g)　牡丹皮去心,二两(6g)　甘草二两(6g)　半夏半升(12g)　麦门冬去心,一升(24g)

【用法】上十二味,以水一斗,煮取三升,分温三服。亦主妇人少腹寒,久不受胎;兼取崩中去血,或月水来过多,及至期不来。

【功用】温补冲任,养血祛瘀。

【主治】

1. 中医病证:寒瘀证。少腹冷痛,受凉加重,暮即发热,唇口干燥,手足心热,经血量少色紫暗,或婚后久不受孕,或痛经,或闭经,或崩漏,舌质暗淡或紫,脉沉迟或涩。

2. 西医疾病:子宫卵巢发育不全、功能性子宫出血、围绝经期综合征、输卵管粘连、附件炎、盆腔炎、中枢神经性闭经、子宫内膜异位等病的临床表现符合寒瘀证者。

【用药分析】方中吴茱萸温阳降逆;桂枝温经散寒化瘀;当归补血活血;川芎活血行气;阿胶补血养血;芍药养血敛阴;人参益气生血;生姜温里散寒;半夏降逆燥湿;牡丹皮活血祛瘀;麦冬养阴清热;甘草益气和中。

温经汤 ★★★

《妇人大全良方》

【导读】①学用温经汤应重视当归人参用量调配关系、肉桂牡丹皮用量调配关系、莪术牛膝用量调配关系;②温经汤虽是辨治血虚寒凝证的重要代表方,但在临床中对血虚寒凝夹气虚证等病变也具有良好治疗作用。

【方歌】妇人大全温经汤,归芎桂莪牡丹皮,

　　　　人参牛膝并甘草,温经补虚痛能止。

【组成】当归　川芎　肉桂　莪术醋炒　牡丹皮各五分(各2g)　人参　牛膝　甘草各七分(各3g)

【用法】水煎服。用汤剂可在原方用量基础上加大

3倍。

【功用】温经补虚,化瘀止痛。

【主治】

1. 中医病证:<u>血虚寒凝证</u>。月经不调,脐腹作痛,脉沉紧。

2. 西医疾病:子宫卵巢发育不全、功能性子宫出血、围绝经期综合征、输卵管粘连、附件炎、盆腔炎、中枢神经性闭经、子宫内膜异位等病的临床表现符合血虚寒凝证者。

【用药分析】方中用桂温经散寒通脉;莪术行气破血;川芎活血行气;牛膝活血下行;牡丹皮凉血散瘀;当归补血活血;人参大补元气;甘草平补中气。

生化汤★★

《傅青主女科》

【导读】①学用生化汤应重视当归干姜用量调配关系、桃仁川芎用量调配关系、干姜甘草用量调配关系;②生化汤虽是辨治血虚寒凝夹瘀证的重要代表方,但在临床中对血虚寒凝夹气虚证等病变也具有良好治疗作用。

【方歌】生化汤是产后方,芎归桃草酒炮姜,

恶露不行小腹痛,养血祛瘀止痛强。

【组成】全当归八钱(24g)　川芎三钱(9g)　桃仁去皮尖,研,十四枚(3g)　干姜炮黑,五分(2g)　甘草炙,五

分(2g)

【用法】以黄酒、童便各半煎服方药。

【功用】养血祛瘀,温经止痛。

【主治】

1. 中医病证:血虚寒凝,瘀血阻滞证。产后恶露不行,小腹冷痛,舌淡、苔薄白,脉沉弱。

2. 西医疾病:产后子宫复旧不良、胎盘残留、慢性盆腔炎、输卵管粘连等病的临床表现符合血虚寒凝、瘀血阻滞证者。

【用药分析】方中干姜温阳散寒;桃仁活血破血;川芎活血行气;当归补血活血,调经止痛;甘草益气和中,缓急止痛。

失笑散★★
《太平惠民和剂局方》

【导读】①学用失笑散应重视五灵脂蒲黄用量调配关系;②失笑散虽是辨治寒瘀阻滞证的重要代表方,但在临床中对寒瘀夹出血证等病变也具有良好治疗作用。

【方歌】失笑蒲黄有五灵,等量为散酽醋冲,

　　　　心腹诸痛或闭经,活血止痛有奇功。

【组成】五灵脂酒研,淘去砂土　蒲黄炒香,各等分(各10g)

【用法】将药研为细散状,用醋6g,煎熬成膏,加入水中煎煮,饭前热服。

【功用】活血祛瘀,散结止痛。

【主治】

1. 中医病证:寒瘀阻滞证。心胸刺痛,脘腹疼痛,或产后恶露不行,或月经不调,痛经,闭经,舌质暗或紫、苔薄,脉沉或涩。

2. 西医疾病:慢性胃炎、慢性胰腺炎、冠心病心绞痛、子宫内膜异位症等病的临床表现符合寒瘀阻滞证者。

【用药分析】方中五灵脂通利血脉,消散瘀血;炒蒲黄活血散瘀,兼以止血。

丹参饮★★★

《时方歌括》

【导读】①学用丹参饮应重视丹参檀香用量调配关系、檀香砂仁用量调配关系;②丹参饮虽是辨治脾胃血瘀气滞证的重要代表方,但在临床中对心肝血瘀气滞证等病变也具有良好治疗作用。

【方歌】丹参饮中砂仁檀,活血祛瘀功用婵。

【组成】丹参一两(30g) 檀香 砂仁各一钱半(各5g)

【用法】水煎服。

【功用】活血祛瘀,行气止痛。

【主治】

1. 中医病证:血瘀气滞证。心胃诸痛。

2. 西医疾病:慢性胃炎、慢性胰腺炎、冠心病心绞痛、子宫内膜异位症等病的临床表现符合血瘀气滞证者。

【用药分析】方中丹参活血通利;檀香活血行气;砂仁芳香行气,醒脾开胃。

活络效灵丹★★★

《医学衷中参西录》

【导读】①学用活络效灵丹应重视丹参当归用量调配关系、乳香没药用量调配关系;②活络效灵丹虽是辨治瘀滞证的重要代表方,但在临床中对瘀滞夹血虚证等病变也具有良好治疗作用。

【方歌】活络效灵丹参归,乳香没药能止痛。

【组成】当归五钱(15g)　丹参五钱(15g)　生明乳香五钱(15g)　生明没药五钱(15g)

【用法】将药研为细散状,用水煎煮。每日分4次服,以温酒送服。

【功用】活血祛瘀,通络止痛。

【主治】

1. 中医病证:瘀滞证。心腹疼痛,臂痛腿痛,跌打瘀肿,内外疮疡,以及癥瘕积聚等。

2. 西医疾病:慢性胃炎、慢性胰腺炎、冠心病心绞痛、子宫内膜异位症等病的临床表现符合瘀滞证者。

【用药分析】方中当归活血补血;乳香活血行气;没药活血止痛;丹参性寒活血,调经除烦。

第五节　消癥祛瘀

桂枝茯苓丸★

《伤寒杂病论》

【导读】①学用桂枝茯苓丸应重视桂枝茯苓用量调配关系、芍药桃仁用量调配关系;②桂枝茯苓丸虽是辨治胞宫癥积证的重要代表方,但在临床中对癥积证等病变也具有良好治疗作用。

【方歌】桂枝茯苓桃芍丹,胞中癥积此方宗,

　　　　经水不利有癥瘕,活血化瘀能消癥。

【组成】桂枝　茯苓　牡丹皮去心　芍药　桃仁去皮尖,熬,各等分(各12g)

【用法】上五味,末之,炼蜜和丸,如兔屎大,每日食前服一丸。不知,加至三丸。

【功用】活血化瘀,消癥散结。

【主治】

1. 中医病证:(胞宫)癥积证。经水漏下不止,血色紫黑晦暗,或经行不定期,或一月再至,或经水不行,或经期正常,少腹痞块,按之坚硬有物,或胎动不安,舌紫或边有瘀斑,脉沉或涩。

2. 西医疾病:子宫肌瘤、宫外孕、卵巢囊肿、子宫内膜异位症、慢性盆腔炎、慢性附件炎,以及肿瘤、囊肿等病的

临床表现符合癥积证者。

【用药分析】方中桂枝通经散瘀；茯苓渗利瘀浊；桃仁活血化瘀；牡丹皮凉血散瘀；芍药敛阴，兼防化瘀药伤血。

鳖甲煎丸★

《伤寒杂病论》

【导读】①学用鳖甲煎丸应重视鳖甲鼠妇用量调配关系、大黄芍药用量调配关系、阿胶桃仁用量调配关系、人参蜣螂用量调配关系；②鳖甲煎丸虽是辨治瘀郁痰湿证的重要代表方，但在临床中对郁瘀寒热夹杂证等病变也具有良好治疗作用。

【方歌】鳖甲煎丸乌芩胡，妇姜大黄芍桂葶，

　　　　石厚丹麦紫夏参，虫胶蜂硝蜣螂桃。

【组成】鳖甲炙，十二分(36g)　乌扇烧，三分(9g)黄芩三分(9g)　柴胡六分(18g)　鼠妇熬，三分(9g)干姜三分(9g)　大黄三分(9g)　芍药五分(15g)　桂枝三分(9g)　葶苈熬，一分(3g)　石韦去毛，三分(9g)厚朴三分(9g)　牡丹皮去心，五分(15g)　瞿麦二分(6g)　紫葳三分(9g)　半夏一分(3g)　人参一分(3g)虫熬，五分(15g)　阿胶炙，三分(9g)　蜂窝炙，四分(12g)　赤硝十二分(36g)　蜣螂熬，六分(18g)　桃仁二分(6g)

【用法】上二十三味，为末，取煅灶下灰一斗，清酒一斛五斗，浸灰，候酒尽一半，着鳖甲于中，煮令泛烂如胶

漆,绞取汁,内诸药,煎如丸,如梧子大,空心服七丸。日三服。

【功用】化瘀消癥,化痰散结。

【主治】

1. 中医病证:瘀郁痰湿证。癥块或在肝,或在脾,或在肾,或在心,或在肺,或在六腑,或在茎中,或在胞中,疼痛固定,按之不移,肌肉消瘦,饮食不佳,或有寒热,或困倦,或四肢无力,女子月经不行,舌紫有瘀点,脉涩。

2. 西医疾病:中枢性痛经、闭经、月经不调、输卵管不全梗塞、附件炎、盆腔炎、慢性肾炎、慢性肝炎、肝硬化等病的临床表现符合阳郁瘀血证者。

【用药分析】方中鳖甲软坚散结,清酒炮制消癥破积;桂枝通经化瘀;赤硝破坚散结;虫破血逐瘀;大黄泻热祛瘀;半夏燥湿化痰;阿胶滋阴养血;人参补益正气;干姜温通阳气;柴胡疏利气机;瞿麦利水化瘀;乌扇(射干)降浊痰,散结气;葶苈子破坚逐邪,泻肺利痰;芍药养血入络;桃仁破血化瘀;鼠妇破血逐瘀,消溃癥瘕;蜣螂化瘀破积;紫葳化痰消积;牡丹皮散瘀通经;石韦利水祛湿;厚朴行气消痰;黄芩清解郁热;蜂窝解寒热,祛痰瘀。

第十三章

止血剂

第一节　清热止血

十灰散★

《十药神书》

【导读】①学用十灰散应重视大蓟小蓟用量调配关系、大黄栀子用量调配关系、茜草牡丹皮用量调配关系；②十灰散虽是辨治血热出血证的重要代表方，但在临床中对郁热迫血证等病变也具有良好治疗作用。

【方歌】清热凉血十灰散，柏荷茅茜丹棕从，
　　　　二蓟栀子与大黄，血热妄行此方宗。

【组成】大蓟　小蓟　荷叶　侧柏叶　茅根　茜草根　山栀子　大黄　牡丹皮　棕榈皮各等分(各10g)

【用法】将药各烧灰研为极细末，每次服15g。用时先将白藕捣汁或萝卜汁磨京墨200mL调服，饭后服用。

【功用】凉血止血。

【主治】

1. 中医病证：血热出血证。呕血，吐血，咯血，心烦急躁，口渴，舌红，苔黄，脉数。

2. 西医疾病：消化道出血、血小板减少性过敏性紫癜、支气管扩张及肺结核出血等病的临床表现符合血热出血证者。

【用药分析】方中大蓟、小蓟、荷叶、白茅根清热凉血止血；棕榈、侧柏叶收敛固涩止血；茜草根、牡丹皮凉血止血化瘀；大黄泻热止血；栀子泻热止血。

四生丸★★★
《妇人大全良方》

【导读】①学用四生丸应重视荷叶艾叶用量调配关系、柏叶生地黄用量调配关系；②四生丸虽是辨治血热出血轻证的重要代表方，但在临床中对郁热迫血轻证等病变也具有良好治疗作用。

【方歌】四生荷艾柏叶地，清热凉血功用谛。

【组成】生荷叶　生艾叶　生柏叶　生地黄各等分（各12g）

【用法】将药研为细散状，制为丸，每次服15g。

【功用】凉血止血。

【主治】

1. 中医病证：血热出血证。吐血，衄血，口干咽燥，舌红或绛，脉弦或数。

2. 西医疾病：消化道出血、血小板减少性过敏性紫癜、支气管扩张及肺结核出血等病的临床表现符合血热出血证者。

【用药分析】方中侧柏叶收敛止血;荷叶凉血利湿;生地黄偏于益阴;艾叶温阳止血。

咳血方★

《丹溪心法》

【导读】①学用咳血方应重视栀子青黛用量调配关系、瓜蒌仁海粉用量调配关系;②咳血方虽是辨治肝火犯肺证的重要代表方,但在临床中对肺胃郁热证等病变也具有良好治疗作用。

【方歌】肝火犯肺咳血方,青瓜海诃栀子主,
　　　　咳血痰黄心烦怒,胁痛颊赤皆能除。

【组成】青黛(10g)　瓜蒌仁去油(12g)　海粉(10g)
山栀子炒黑(12g)　诃子(9g)[原方无用量]

【用法】将药研为细散状,以蜜同姜汁为丸,口腔含化。

【功用】清肝宁肺,凉血止血。

【主治】

1. 中医病证:肝火犯肺证。咳嗽,或气喘,咳血,痰稠色黄,咳痰不爽,或痰中带血,心烦易怒,两胁作痛,咽干口燥,颊赤,便秘,舌红、苔黄,脉弦数。

2. 西医疾病:支气管扩张、肺结核、支气管肺炎等病的临床表现符合肝火犯肺证者。

【用药分析】方中青黛清肝泻火,凉血止血;瓜蒌清肺化痰,润肺止咳;栀子清泻肝火,除烦凉血;海粉清肺降

火,软坚化痰;诃子敛肺化痰止咳。

小蓟饮子★★

《济生方》录自《玉机微义》

【导读】①学用小蓟饮子应重视小蓟滑石用量调配关系、藕节蒲黄用量调配关系、栀子竹叶用量调配关系;②小蓟饮子虽是辨治血热淋证的重要代表方,但在临床中对膀胱郁热证等病变也具有良好治疗作用。

【方歌】小蓟饮子藕蒲黄,木通生地滑石襄,

归草栀子淡竹叶,湿热下焦此方良。

【组成】生地黄洗,四两(120g)　小蓟半两(15g)
滑石半两(15g)　木通半两(15g)　蒲黄炒,半两(15g)
藕节半两(15g)　淡竹叶半两(15g)　当归酒浸,半两
(15g)　山栀子半两(15g)　炙甘草半两(15g)

【用法】将药研为细散状,每次服12g,用水煎煮,饭前温服。用汤剂可用原方量的1/5。

【功用】凉血止血,利水通淋。

【主治】

1. 中医病证:血热淋证。尿血,尿急,尿频,尿痛,小便热涩,舌红、苔黄,脉数。

2. 西医疾病:急慢性尿道炎、膀胱炎、输尿管炎、肾炎,以及泌尿系结石、前列腺炎等病的临床表现符合血热淋证者。

【用药分析】方中生地黄清热凉血止血;小蓟清热凉

血止血;藕节助生地黄、小蓟凉血止血;滑石、木通清热利水通淋;竹叶、栀子清热泻火,导热下行;蒲黄止血化瘀;当归活血补血,兼防利水药伤血。

槐花散★★

《普济本事方》

【导读】①学用槐花散应重视槐花柏叶用量调配关系、荆芥枳壳用量调配关系;②槐花散虽是辨治肠风脏毒证的重要代表方,但在临床中对出血夹气滞证等病变也具有良好治疗作用。

【方歌】槐花散中枳荆柏,肠风脏毒皆为热,

　　　　便中有血与痔疮,清热凉血功用赫。

【组成】槐花炒　柏叶杵,焙　荆芥穗　枳壳麸炒,各等分(各15g)

【用法】将药研为细散状,以清米饮调服6g,饭前服用。

【功用】清肠止血,疏风行气。

【主治】

1. 中医病证:肠风脏毒证。便前出血,或便后出血,以及痔疮出血,血色鲜红或晦暗,舌红、苔薄黄,脉数。

2. 西医疾病:痔疮、肛裂、直肠炎、结肠炎、肠癌便血等病的临床表现符合肠风脏毒证者。

【用药分析】方中槐花清泻内热,凉血止血;侧柏叶清热凉血,收敛燥湿;荆芥穗疏风理血;枳壳宽肠行气,涤浊下行。

第二节　滋阴止血

固经丸★

《丹溪心法》

【导读】①学用固经丸应重视黄柏黄芩用量调配关系、龟板白芍用量调配关系；②固经丸虽是辨治阴虚出血证的重要代表方，但在临床中对阴虚出血夹湿热证等病变也具有良好治疗作用。

【方歌】固经丸中芩柏龟，香附白芍与椿皮，

阴虚血热经崩漏，滋阴清热功用奇。

【组成】黄柏炒，三钱(9g)　黄芩炒，一两(30g)　椿根皮七钱半(23g)　白芍炒，一两(30g)　龟板炙，一两(30g)　香附二钱半(8g)

【用法】将药研为细散状，以酒糊为丸，饭前服，以酒或温开水调服9g。

【功用】滋阴清热，固经止血。

【主治】

1. 中医病证：阴虚出血证。出血，或崩漏，或月经过多，或愆期不止，或淋漓不断，血色深红，或紫黑黏稠，手足心热，口干舌燥，或腰膝酸软，舌红、少苔，脉细数。

2. 西医疾病：功能性子宫出血、急性附件炎、宫颈糜烂、慢性盆腔炎、子宫肌瘤出血等病的临床表现符合阴虚

出血证者。

【用药分析】方中龟板滋阴养阴清热,潜阳制热;白芍补血敛阴;黄芩清热止血;黄柏泻火坚阴;椿根皮清热凉血,固经止血;香附理气,使滋阴不腻,寒凉不凝。

第三节　益气止血

固冲汤★

《医学衷中参西录》

【导读】①学用固冲汤应重视黄芪白术用量调配关系、棕榈五倍子用量调配关系、海螵蛸茜草用量调配关系、白芍山萸萸用量调配关系;②固冲汤虽是辨治气虚出血证的重要代表方,但在临床中对气虚出血夹血虚证等病变也具有良好治疗作用。

【方歌】固冲汤中用术芪,龙牡芍萸茜草施,

　　　　倍子海螵棕榈炭,崩漏经多皆能医。

【组成】白术炒,一两(30g)　生黄芪六钱(18g)　龙骨煅,捣细,八钱(24g)　牡蛎煅,捣细,八钱(24g)　山萸肉去净核,八钱(24g)　生白芍四钱(12g)　海螵蛸捣细,四钱(12g)　茜草三钱(9g)　棕边炭二钱(6g)　五倍子轧细,药汁送服,五分(2g)

【用法】水煎服。

【功用】益气健脾,固冲摄血。

【主治】

1. 中医病证:气虚出血证。月经过多,或崩漏,或出血,质稀色淡,面色不荣,心悸气短,腰膝酸软,舌淡,脉弱。

2. 西医疾病:功能性子宫出血、血小板减少、过敏性紫癜、子宫肌瘤出血等病的临床表现符合气虚出血证者。

【用药分析】方中黄芪益气补脾,使脾统血;棕边炭收敛止血,固冲摄血;白术健脾益气;龙骨、牡蛎、五倍子固涩收敛止血;白芍补血敛阴止血;山萸肉补肝肾固精止泄;海螵蛸、茜草固涩止血,并能化瘀。

第四节 温阳止血

黄土汤★

《伤寒杂病论》

【导读】①学用黄土汤应重视灶心黄土附子用量调配关系、干地黄黄芩用量调配关系、干地黄阿胶用量调配关系;②黄土汤虽是辨治阳虚出血证的重要代表方,但在临床中对脾胃虚寒证等病变也具有良好治疗作用。

【方歌】黄土汤中术附草,地黄黄芩与阿胶,
　　　　阳虚出血诸般证,温脾摄血有奇效。

【组成】甘草三两(9g)　干地黄三两(9g)　白术三两(9g)　附子炮,三两(9g)　阿胶三两(9g)　黄芩三两

(9g) 灶心黄土半斤(24g)

【用法】上七味,以水八升,煮取三升。分温二服。

【功用】温脾摄血,益气养血。

【主治】

1. 中医病证:阳虚出血证。便血,或崩漏,或月经过多,或吐血,血色紫暗,面色萎黄,四肢不温,体倦,食少,或心悸,或失眠,舌淡,脉细弱。

2. 西医疾病:胃及十二指肠溃疡出血、上消化道出血、功能性子宫出血、血小板减少性紫癜、再生障碍性贫血等病的临床表现符合阳虚出血证者。

【用药分析】方中灶心黄土温阳止血;附子温壮阳气;白术健脾益气;阿胶补血止血;黄芩苦寒止血;甘草益气和中。

第五节 补血止血

胶艾汤★

《伤寒杂病论》

【导读】①学用胶艾汤应重视阿胶艾叶用量调配关系、芍药干地黄用量调配关系、阿胶甘草用量调配关系;②胶艾汤虽是辨治胞宫出血证的重要代表方,但在临床中对血虚证等病变也具有良好治疗作用。

【方歌】胶艾汤中芎甘草,当归芍药与地黄,妇人血虚诸般证,男子血虚诸能匡。

【组成】川芎 阿胶 甘草各二两(各6g) 艾叶 当归各三两(各9g) 芍药四两(12g) 干地黄六两(18g)

【用法】上七味,以水五升,清酒三升,合煮取三升,去滓,内胶,令消尽。温服一升,日三服。不差,更作。

【功用】补血养血,调经安胎。

【主治】

1. 中医病证:血虚出血证。出血,或经血淋漓不止,或崩漏,色淡质稀,或久不受孕,头晕目眩,心悸失眠,面色无华,两目干涩,舌淡、苔薄,脉弱。

2. 西医疾病:功能性子宫出血、习惯性流产、产后子宫复旧不全、黄体功能不全、不孕症、过敏性血小板减少性紫癜等病的临床表现符合血虚出血证者。

【用药分析】方中阿胶补血止血;艾叶温经止血;当归补血活血;芍药补血敛阴;干地黄滋补阴血;川芎活血行气;清酒行血通脉;甘草益气和中。

第六节 化瘀止血

震灵丹★★

《太平惠民和剂局方》

【导读】①学用震灵丹应重视乳香没药用量调配关系、禹余粮赤石脂用量调配关系、代赭石朱砂用量调配关系;②震灵丹虽是辨治瘀血出血证的重要代表方,但在临床中对瘀血出血夹气逆证等病变也具有良好治疗作用。

【方歌】震灵丹中禹余粮,紫石赤石与赭石,

乳香没药五灵脂,朱砂相和止血宜。

【组成】禹余粮火煅醋淬 紫石英 赤石脂 丁头代赭石如禹余粮炮制,各四两(各120g) 乳香别研 五灵脂研 没药研,各二两(各60g) 朱砂水飞,一两(30g)

【用法】将药研为细散状,以糯米煮糊为丸,每次服15g,饭前温酒送服;妇人以醋汤送服。用汤剂可用原方量的1/10。

【功用】化瘀止血,活血止痛。

【主治】

1. 中医病证:瘀血出血证。吐血、衄血、斑疹,或月经过多,或崩漏,血色紫红或暗黑,或夹血块,或脘腹疼痛拒按,或瘀血得下痛减,舌质紫或暗,脉沉涩。

2. 西医疾病:功能性子宫出血症、宫颈糜烂、附件炎、前列腺炎、前列腺增生、过敏性血小板减少性紫癜等病的临床表现符合瘀血出血证者。

【用药分析】方中五灵脂、乳香、没药活血化瘀,使瘀血得去,新血归经;禹余粮、赤石脂、紫石英、代赭石收敛止血,温暖胞宫,固经止崩;朱砂清热化瘀止血;糯米益气,以使气能摄血。

桃红黄茜汤★★★

《杂病辨治心法》

【导读】①学用桃红黄茜汤应重视桃仁棕榈用量调配关系、蒲黄茜草用量调配关系、赤芍当归用量调配关系；②桃红黄茜汤虽是辨治瘀血出血证的重要代表方,但在临床中对瘀血出血夹血热证等病变也具有良好治疗作用。

【方歌】桃红黄茜归赤芍,川芎棕榈用蒲黄。

【组成】桃仁12g　红花12g　生地黄15g　赤芍12g　当归15g　川芎6g　茜草12g　炒蒲黄10g　棕榈15g

【用法】既可作汤剂,又可作散剂。汤剂水煎服;散剂研为细粉状,每次10g,分3次服用。

【功用】活血化瘀止血。

【主治】

1. 中医病证:瘀阻出血证。吐血,鼻衄,龈衄,色暗红夹血块,或疼痛,或皮肤紫斑,舌质略暗,苔薄,脉沉或涩。

2. 西医疾病:功能性子宫出血症、宫颈糜烂、附件炎、前列腺炎、前列腺增生、过敏性血小板减少性紫癜等病的临床表现符合瘀阻出血证者。

【用药分析】方中茜草止血化瘀;炒蒲黄止血通经;棕榈偏于固涩;桃仁活血破血;红花活血通经;川芎活血行气;当归补血活血;生地黄凉血止血;赤芍凉血散瘀。

第十四章

治风剂

第一节 疏散外风

川芎茶调散★

《太平惠民和剂局方》

【导读】①学用川芎茶调散应重视荆芥防风用量调配关系、川芎羌活细辛白芷用量调配关系、薄荷甘草用量调配关系;②川芎茶调散虽是辨治风寒头痛证的重要代表方,但在临床中对风寒湿痹证等病变也具有良好治疗作用。

【方歌】川芎茶调白芷羌,细辛薄荷草荆防,
　　　　偏正巅顶诸头痛,疏风散寒效非常。

【组成】川芎　荆芥去梗,各四两(各120g)　白芷　羌活　甘草爁,各二两(各60g)　细辛一两(30g)　防风去芦,一两半(45g)　薄荷不见火,八两(240g)

【用法】将药研为细散状,每次服6g,饭后用清茶调服。用汤剂可用原方量的1/10。

【功用】疏风止痛。

【主治】

1. 中医病证:风寒头痛证。偏正头痛,或巅顶作痛,或发热恶寒,或头晕目眩,或鼻塞,口淡不渴,舌淡、苔薄白,脉浮。

2. 西医疾病:血管性头痛、神经性头痛、血管神经性头痛、慢性鼻炎、三叉神经性头痛等病的临床表现符合风寒头痛证者。

【用药分析】方中荆芥、防风疏散风寒;羌活偏治太阳经头痛;川芎偏治少阳、厥阴经头痛;白芷偏治阳明经头痛;细辛偏治少阴经头痛;薄荷、茶叶既能清利头目,又能兼防辛温药耗散伤正;甘草益气和中。

菊花茶调散 ★★★

《银海精微》

【导读】①学用菊花茶调散应重视菊花蝉蜕薄荷用量调配关系、川芎羌活细辛白芷用量调配关系、僵蚕甘草用量调配关系;②菊花茶调散虽是辨治风寒夹热头痛证的重要代表方,但在临床中对风寒湿夹热痹证等病变也具有良好治疗作用。

【方歌】菊花茶调芎荆防,细辛白芷薄荷羌,

　　　　僵蚕蝉蜕与甘草,风寒夹热功效良。

【组成】菊花　川芎　羌活　荆芥　白芷　甘草各二两(各60g)　细辛一两(30g)　防风一两半(45g)　薄荷　僵蚕　蝉蜕各五钱(各15g)

【用法】将药研为细散状,每次服6g,饭后用葱、清茶调服。用汤剂可用原方量的1/2。

【功用】散寒止痛,兼清郁热。

【主治】

1. 中医病证:风寒夹热头痛证。偏正头痛,或巅顶头痛,头晕目眩。

2. 西医疾病:血管性头痛、神经性头痛、血管神经性头痛、慢性鼻炎、三叉神经性头痛等病的临床表现符合风寒夹热头痛证者。

【用药分析】方中荆芥疏散;防风润散;羌活通经;细辛止痛;白芷开窍;川芎理血行气;菊花清热明目;薄荷清利;蝉蜕清热透发;僵蚕息风止痉;甘草益气和中。

苍耳子散 ★★★

《济生方》

【导读】①学用苍耳子散应重视苍耳子薄荷用量调配关系、辛夷白芷用量调配关系;②苍耳子散虽是辨治风寒犯鼻头痛证的重要代表方,但在临床中对风寒犯肺咳嗽证等病变也具有良好治疗作用。

【方歌】苍耳辛夷薄荷芷,风寒犯鼻头痛止。

【组成】苍耳子二钱五分(7.5g)　辛夷五钱(15g)白芷一两(30g)　薄荷五分(2g)

【用法】将药研为细散状,每次服6g,以温开水冲服。

【功用】祛风散寒通窍。

【主治】

1. 中医病证:风寒犯鼻头痛证。发热,恶寒,前额疼痛,鼻塞不通,无汗,口不渴,舌苔薄白,脉浮。

2. 西医疾病:血管性头痛、神经性头痛、血管神经性头痛、慢性鼻炎、慢性鼻窦炎、三叉神经性头痛等病的临床表现符合风寒犯鼻头痛证者。

【用药分析】方中苍耳子开窍止痒;辛夷开窍消肿;白芷辛散止痛;薄荷辛凉通窍。

牵正散★

《杨氏家藏方》

【导读】①学用牵正散应重视白附子白僵蚕用量调配关系、白附子全蝎用量调配关系;②牵正散虽是辨治风中经络证的重要代表方,但在临床中对肌肉痉挛证等病变也具有良好治疗作用。

【方歌】牵正散中白附子,僵蚕全虫各等分,

　　　　口眼㖞斜面抽搐,解痉通络能祛风。

【组成】白附子　白僵蚕　全蝎去毒,并生用,各等分(各10g)

【用法】将药研为细散状,每次服3g,以热酒调服,可不拘时候。

【功用】祛风化痰,通络止痉。

【主治】

1. 中医病证:风中经络证。口眼㖞斜,或面肌痉挛,

或口角鼓气漏风,舌淡、苔薄,脉浮或紧。

2. 西医疾病:颜面神经炎、三叉神经痛、血管神经性头痛、风湿性关节炎等病的临床表现符合风中经络证者。

【用药分析】方中白附子祛风化痰,善治面风之游走;全蝎通络止痉,助白附子祛风解痉;僵蚕祛风化痰,通络止痉;酒调服,宣通脉络。

牵正星芍散★★★

《杂病辨治心法》

【导读】①学用牵正星芍散应重视白附子白僵蚕用量调配关系、天南星白芍用量调配关系;②牵正星芍散虽是辨治风中经络夹气血虚证的重要代表方,但在临床中对肌肉痉挛夹气血虚证等病变也具有良好治疗作用。

【方歌】牵正星芍炙甘草,治疗经络风痰扰。

【组成】全蝎(5g)　僵蚕(12g)　白附子(6g)　生天南星(12g)　白芍(24g)　炙甘草(6g)

【用法】水煎服。

【功用】祛风解痉,化痰缓急。

【主治】

1. 中医病证:风痰侵扰经络证。面肌抽搐,或面肌挛紧,或面肌疼痛,舌淡、苔厚腻,脉浮。

2. 西医疾病:颜面神经炎、三叉神经痛、血管神经性头痛、风湿性关节炎等病的临床表现符合风中经络证者。

【用药分析】方中白附子祛风化痰,善治面风之游走;

全蝎通络止痉,助白附子祛风解痉;僵蚕祛风化痰,通络止痉;酒调服,宣通脉络;生天南星化痰止痉;白芍补血柔筋缓急;甘草益气缓急。

大秦艽汤★★

《素问病机气宜保命集》

【导读】①学用大秦艽汤应重视秦艽独活用量调配关系、石膏黄芩用量调配关系、白术白芍用量调配关系、生地黄熟地黄用量调配关系;②大秦艽汤虽是辨治风中经络夹热夹虚证的重要代表方,但在临床中对肌肉痉挛夹热夹虚证等病变也具有良好治疗作用。

【方歌】大秦艽汤羌独防,芎芷辛芩二地黄,

石膏归芍苓术草,手足舌强皆能匡。

【组成】秦艽三两(90g) 川芎 独活 当归 白芍石膏 甘草各二两(各60g) 羌活 防风 白芷 黄芩白术 茯苓 生地 熟地各一两(各30g) 细辛半两(15g)

【用法】将药研为细散状,每次服30g,水煎服,每日分3次温服,不拘时服。用汤剂可用原方量的1/10。

【功用】祛风清热,养血活血。

【主治】

1. 中医病证:风中经络,正虚热扰证。口眼㖞斜,舌强不能言语,手足不能运动,或肢体麻木,舌红、苔薄黄,脉细或弱。

2. 西医疾病：面神经炎、多发性神经炎、高血压、脑动脉硬化、风湿性关节炎等病的临床表现符合风中经络，正虚热扰证者。

【用药分析】方中秦艽祛风清热，通经活络；羌活、独活、防风、白芷、细辛助秦艽疏散风邪，辛温通络；石膏、黄芩、生地黄清热益阴，助秦艽清热通络；当归、白芍、熟地黄补血活血，益营缓急；白术健脾益气；川芎活血行气通络；茯苓益气渗利；甘草益气和中。

小活络丹★
《太平惠民和剂局方》

【导读】①学用小活络丹应重视川乌草乌用量调配关系、地龙天南星用量调配关系、乳香没药用量调配关系；②小活络丹虽是辨治风寒湿痹证的重要代表方，但在临床中对肌肉痉挛寒证等病变也具有良好治疗作用。

【方歌】小活络丹川草乌，天南地龙乳没药，
　　　　酒剂丸剂皆可用，风寒湿痹效果好。

【组成】川乌炮，去皮脐　草乌炮，去皮脐　天南星炮　地龙去土，各六两（各180g）　乳香研　没药研，各二两二钱（各66g）

【用法】将药研为细散状，以酒与面糊为丸，每次服6g，中午以冷酒送服，亦可以荆芥茶调服。用汤剂可用原方量的1/15。

【功用】祛风除湿，化痰通络，活血止痛。

【主治】

1. 中医病证:风寒湿痹证。关节肢体筋脉疼痛,麻木拘挛,关节屈伸不利,疼痛游走不定,舌淡、苔白,脉沉或紧。

2. 西医疾病:风湿性关节炎、类风湿关节炎、骨质增生、神经性疼痛、多发性神经炎、痛风等病的临床表现符合风寒湿痹证者。

【用药分析】方中川乌、草乌,祛风胜湿散寒,善于止痛;乳香、没药活血行气,化瘀通络;天南星祛风燥湿化痰;地龙通经活络,舒通筋脉。

大活络丹★★★

《兰台轨范》

【导读】①学用大活络丹应注意方中用药比较多,配伍比较复杂;②大活络丹虽是辨治风寒湿痹夹虚证的重要代表方,但在临床中对肌肉痉挛夹虚证等病变也具有良好治疗作用。

【组成】白花蛇　乌梢蛇　威灵仙　两头尖俱酒浸　草乌　天麻煨　全蝎去毒　首乌黑豆水浸　龟板炙　麻黄　贯众　炙甘草　羌活　官桂　藿香　乌药　黄连　熟地　大黄蒸　木香　沉香各二两(各60g)　细辛　赤芍　没药去油,另研　丁香　乳香去油,另研　僵蚕　天南星姜制　青皮　骨碎补　白豆蔻仁　安息香酒蒸　黑附子制　黄芩蒸　茯苓　香附酒浸、焙　玄参　白术各一两(各30g) 防风二两半(75g) 葛根 豹骨 当归各一两半(各45g) 血竭另研,七钱(21g) 地龙炙 水牛角 麝香另研 松脂各五钱(各15g) 牛黄另研 片脑(冰片)另研,各一钱半(各5g) 人参三两(150g)

【方歌】大活络丹蝎二蛇,威灵两头与草乌,

天麻首乌龟麻黄,贯众羌活炙甘草,

官桂藿香乌没药,黄连熟地与大黄,

木香沉香芍人参,僵蚕南星青碎补,

白豆息香黑附子,黄芩茯苓与香附,

玄参白术与防风,葛根豹骨与当归,

血竭地龙水牛角,麝香松脂冰牛黄。

【用法】将药研为细散状,以蜜为丸,每次服1丸(6g),以陈酒送服,每日分2次服。

【功用】祛风扶正,活络止痛。

【主治】

1. 中医病证:阴阳俱虚,风寒湿痹证。瘫痪,痿痹,痰厥,阴疽,流注,跌打损伤等。

2. 西医疾病:风湿性关节炎、类风湿关节炎、骨质增生、神经性疼痛、多发性神经炎、痛风等病的临床表现符合阴阳俱虚,风寒湿痹证者。

【用药分析】方中白花蛇、乌梢蛇、全蝎、僵蚕、威灵仙、两头尖、天麻、松脂、麻黄、羌活、细辛、防风祛风;附子、官桂、草乌温阳;地龙、天南星通络;熟地黄、首乌、当归补血;龟板滋阴坚阴;骨碎补、豹骨补肾;乳香、没药活血;赤芍、水牛角、玄参凉血;丁香、木香、青皮、沉香、乌

药、香附理气;贯众、黄芩、黄连、牛黄、大黄清热;藿香、白豆蔻仁芳香化湿;安息香、冰片、麝香开窍;人参、白术、茯苓、甘草益气;葛根辛凉舒筋解肌;血竭活血接骨。

玉真散★★

《外科正宗》

【导读】①学用玉真散应重视天南星天麻用量调配关系、防风羌活用量调配关系、白芷白附子用量调配关系;②玉真散虽是辨治风扰筋脉证的重要代表方,但在临床中对肌肉拘急证等病变也具有良好治疗作用。

【方歌】玉真散中天南星,防风白芷白附子,
　　　　热酒童便与羌活,祛风定抽功用至。

【组成】天南星　防风　白芷　天麻　羌活　白附子各等分(各10g)

【用法】将药研为细散状,每次服 3 ~ 6g,以热酒或童便调服;外用适量,涂患处。

【功用】祛风化痰,定搐止痉。

【主治】

1. 中医病证:风扰经筋证。牙关紧闭,口撮唇紧,颈项强直,角弓反张,甚则咬牙缩舌,舌暗,脉弦紧。

2. 西医疾病:破伤风、风湿性关节炎、类风湿关节炎、骨质增生等病的临床表现符合风扰经筋证。

【用药分析】方中天南星、白附子祛风化痰,定搐解痉;羌活、防风、白芷疏散风毒,透邪外出;天麻熄风解痉。

消风散 ★

《外科正宗》

【导读】①学用消风散应重视荆芥防风用量调配关系、蝉蜕牛蒡子用量调配关系、当归生地黄用量调配关系、苦参苍术用量调配关系;②消风散虽是辨治风中皮肤疹证的重要代表方,但在临床中对表里寒热夹杂证等病变也具有良好治疗作用。

【方歌】消风散中荆芥防,蝉蜕胡麻苦参苍,

知膏蒡通归地草,风疹湿疹常用方。

【组成】荆芥 防风 牛蒡子 蝉蜕 苍术 苦参 石膏 知母 当归 胡麻仁 生地各一钱(各3g) 木通 甘草各五分(各2g)

【用法】将药研为细散状,以水煮散,饭前或饭后1小时服用。用汤剂可在原方用量基础上加大2倍。

【功用】疏风除湿,清热养血。

【主治】

1. 中医病证:风中皮肤疹证。疹出色红,瘙痒,或遍身斑点呈云片,抓破后渗出津水,舌红、苔黄白相兼,脉浮。

2. 西医疾病:荨麻疹、过敏性皮炎、日光性皮炎、药物性皮炎、神经性皮炎、银屑病等病的临床表现符合风中皮肤疹证者。

【用药分析】方中荆芥、防风、蝉蜕、牛蒡子,疏风散

邪,使风邪从肌肤外透;苦参、石膏、知母清热燥湿;木通利湿,使湿从小便而去;当归、胡麻仁、生地黄补血活血,凉血息风止痒;苍术苦温燥湿,并制寒凉药太过;甘草益气缓急。

当归饮子★★★

《济生方》

【导读】①学用当归饮子应重视荆芥防风用量调配关系、黄芪甘草用量调配关系、当归何首乌用量调配关系、白蒺藜川芎用量调配关系;②当归饮子虽是辨治血虚风热疹证的重要代表方,但在临床中对血虚寒热夹杂证等病变也具有良好治疗作用。

【方歌】当归饮子芍川芎,生地防风白蒺藜,
　　　　荆芥首乌芪甘草,祛风止痒活血齐。

【组成】当归去芦　白芍药　川芎　生地黄洗　白蒺藜炒,去尖　防风去芦　荆芥穗各一两(各30g)　何首乌黄芪去芦,各半两(各15g)　甘草炙,半两(15g)

【用法】将药研为细散状,每次服12g,以水煎煮,加入生姜5片同煎,每日分3次温服,不拘时候。用汤剂可用原方量的1/3。

【功用】养血活血,祛风止痒。

【主治】

1. 中医病证:血虚风热证。皮肤疥疮,或肿或痒,或发赤疹瘙痒等。

2. 西医疾病:荨麻疹、过敏性皮炎、日光性皮炎、药物性皮炎、神经性皮炎、银屑病等病的临床表现符合血虚风热证者。

【用药分析】方中荆芥疏散;防风润散;白蒺藜止痒;生地黄清热凉血;当归补血活血;白芍补血敛阴;何首乌补血养阴;川芎理血行气;甘草益气和中;黄芪益气固表。

第二节 平息内风

羚角钩藤汤★
《通俗伤寒论》

【导读】①学用羚角钩藤汤应重视羚羊角钩藤用量调配关系、桑叶菊花用量调配关系、生地黄白芍用量调配关系、贝母竹茹用量调配关系;②羚角钩藤汤虽是辨治肝热生风证的重要代表方,但在临床中对肝热夹血虚证等病变也具有良好治疗作用。

【方歌】清肝羚角钩藤汤,桑菊茯神鲜地黄,
　　　　贝草竹茹同芍药,肝热风动急煎尝。

【组成】羚角片先煎,一钱半(5g)　双钩藤后入,三钱(9g)　霜桑叶二钱(6g)　滁菊花三钱(9g)　鲜生地五钱(15g)　生白芍三钱(9g)　川贝母去心,四钱(12g)　淡竹茹鲜刮,与羚羊角先煎代水,五钱(15g)　茯神木三钱(9g)　生甘草八分(2.4g)

【用法】水煎服。

【功用】凉肝息风,增液舒筋。

【主治】

1. 中医病证:肝热生风证。高热不退,烦闷躁扰,手足抽搐,发为痉厥,甚则神昏,或头晕目眩,舌绛而干,或舌焦起刺,脉弦数。

2. 西医疾病:高血压、高脂血症、流行性乙型脑炎、流行性脑脊髓膜炎、癫痫、血管神经性头痛等病的临床表现符合肝热生风证者。

【用药分析】方中羚羊角清热解痉;钩藤平肝息风;桑叶、菊花疏散风热,使肝热从外疏散;生地黄凉血养阴,滋养筋脉;白芍养阴补血;贝母、竹茹清热化痰通经;茯神益气安神;甘草益气,助白芍缓急柔筋。

钩藤饮★★★

《医宗金鉴》

【导读】①学用钩藤饮应重视羚羊角钩藤用量调配关系、天麻全蝎用量调配关系、人参甘草用量调配关系;②钩藤饮虽是辨治肝热痉厥证的重要代表方,但在临床中对肝热夹气虚证等病变也具有良好治疗作用。

【方歌】钩藤饮中羚羊角,全蝎人参天麻草。

【组成】钩藤后下(15g)　羚羊角磨粉冲服(3g)　全蝎(3g)　人参(6g)　天麻(9g)　甘草炙(3g)

【用法】水煎服。

【功用】清热息风,益气解痉。

【主治】

1. 中医病证:肝热痉厥证。痉厥,牙关紧闭,手足抽搐,头项强硬,直视,惊悸,身热,舌红,苔黄,脉数。

2. 西医疾病:高血压、高脂血症、流行性乙型脑炎、流行性脑脊髓膜炎、癫痫、血管神经性头痛等病的临床表现符合肝热痉厥证者。

【用药分析】方中钩藤平肝息风;羚羊角清肝息风;全蝎息风解痉;天麻息风潜阳;人参大补元气;甘草平补中气。

天麻钩藤饮 ★★

《杂病证治新义》

【导读】①学用天麻钩藤饮应重视天麻钩藤用量调配关系、栀子黄芩用量调配关系、牛膝杜仲用量调配关系、石决明朱茯神用量调配关系;②天麻钩藤饮虽是辨治肝阳上亢证的重要代表方,但在临床中对肝阳上亢夹虚证等病变也具有良好治疗作用。

【方歌】天麻钩藤石决明,寄生茯神夜交藤,

栀子黄芩川牛膝,杜仲益母治晕痛。

【组成】天麻　钩藤后下　石决明先煎　山栀子　黄芩　川牛膝　杜仲　益母草　桑寄生　夜交藤　朱茯神(各12g)

【用法】水煎服。

【功用】平肝息风,清热活血,补益肝肾。

【主治】

1. 中医病证:肝阳上亢,肝风上扰证。头痛头晕,目眩,失眠,多梦,舌红、苔薄黄,脉弦或数。

2. 西医疾病:高血压、高脂血症、神经性头痛等病的临床表现符合肝阳上亢,肝风上扰证者。

【用药分析】方中天麻、钩藤清热平肝息风;石决明平肝潜阳,除热明目;川牛膝活血,并引血下行;栀子、黄芩清泻肝热;益母草活血利水;杜仲、桑寄生补益肝肾;夜交藤、朱茯神安神定志。

镇肝熄风汤★

《医学衷中参西录》

【导读】①学用镇肝熄风汤应重视天冬牡蛎用量调配关系、牛膝代赭石用量调配关系、白芍玄参用量调配关系、茵陈川楝子用量调配关系;②镇肝熄风汤虽是辨治肝肾阴虚、肝阳化风证的重要代表方,但在临床中对心肝阴虚证等病变也具有良好治疗作用。

【方歌】镇肝息风牛天冬,玄参龙牡赭茵从,
　　　　麦芽芍草龟川楝,滋阴潜阳治法宗。

【组成】怀牛膝一两(30g)　生赭石轧细,一两(30g)生龙骨捣碎,五钱(15g)　生牡蛎五钱(15g)　生龟板五钱(15g)　生杭芍五钱(15g)　玄参五钱(15g)　天冬五钱(15g)　川楝子捣碎,二钱(6g)　生麦芽二钱(6g)茵陈二钱(6g)　甘草一钱半(5g)

【用法】水煎服。

【功用】镇肝息风,滋阴潜阳。

【主治】

1. 中医病证:肝肾阴虚,肝阳化风证。头晕头痛,目眩目胀,视物模糊,脑部热痛,心中烦热,面色如醉,或时有噫气,或手足颤动,或手指麻木,或肌肤蠕动,舌红或绛、苔黄,脉弦或滑。

2. 西医疾病:高血压、高脂血症、血管神经性头痛、精神分裂症等病的临床表现符合肝肾阴虚,肝阳化风证者。

【用药分析】方中牛膝、天冬、玄参滋阴制阳,补益肝肾;龟板、龙骨、牡蛎滋阴潜阳,使阳能入阴;白芍补血敛阴,泻肝柔筋;代赭石镇肝降逆;牛膝既能补肝肾,又能活血引血下行;茵陈利湿,降泄肝气上逆;生麦芽、川楝子清泻肝热,疏利肝气,兼防滋阴潜阳药伤胃气;甘草益气和中,兼防石类药、介类药妨碍胃气。

建瓴汤 ★★★

《医学衷中参西录》

【导读】①学用建瓴汤应重视龙骨牡蛎用量调配关系、牛膝代赭石用量调配关系、白芍山药用量调配关系;②建瓴汤虽是辨治肝阳上亢、心肾不足证的重要代表方,但在临床中对心肝阴虚、神不守藏证等病变也具有良好治疗作用。

【方歌】建瓴山药柏子膝,赭石龙牡芍生地。

【组成】生怀山药一两(30g)　怀牛膝一两(30g)　生赭石轧煅,八钱(24g)　生龙骨捣细,六钱(18g)　生牡蛎捣细,六钱(18g)　生地黄六钱(18g)　生杭芍四钱(12g)　柏子仁四钱(12g)

【用法】用磨铁锈水,煎煮方药。用汤剂可用原方量的1/2。

【功用】镇肝息风,养心益肾。

【主治】

1. 中医病证:肝阳上亢,心肾不足证。头痛头晕,耳鸣耳聋,心悸健忘,烦躁不安,失眠多梦,脉弦而长。

2. 西医疾病:高血压、高脂血症、血管神经性头痛、精神分裂症等病的临床表现符合肝肾阴虚、肝阳化风证者。

【用药分析】方中生地黄滋阴凉血;柏子仁滋阴安神;龙骨潜阳安神;牡蛎潜阳固涩;代赭石重镇降逆;白芍潜阳补血;牛膝补益肝肾,引血下行;山药健脾益气。

大定风珠★

《温病条辨》

【导读】①学用大定风珠应重视白芍生地黄用量调配关系、龟板鳖甲用量调配关系、麦冬五味子用量调配关系;②大定风珠虽是辨治阴虚生风证的重要代表方,但在临床中对心肾阴血虚证等病变也具有良好治疗作用。

【方歌】大定风珠鸡子黄,白芍地黄五麦仁,
　　　　阿胶甘草牡龟甲,滋阴养血能息风。

【组成】生白芍六钱(18g)　阿胶三钱(9g)　生龟板四钱(12g)　干地黄六钱(18g)　麻仁二钱(6g)　五味子二钱(6g)　生牡蛎四钱(12g)　麦冬连心，六钱(18g)　炙甘草四钱(12g)　鸡子黄生,二枚(2枚,即90g)　鳖甲生,四钱(12g)

【用法】水煎服,阿胶溶化,稍冷再入鸡子黄搅匀,每日分3次服。

【功用】滋阴息风。

【主治】

1. 中医病证:阴虚生风证。手足瘛疭,或手足挛急,或筋脉拘急,或肌肉蠕动,神疲,面色不荣,舌红,苔少,脉虚弱。

2. 西医疾病:末梢神经炎、多发性神经炎、肌营养不良症、肌肉紧张综合征、帕金森病等病的临床表现符合阴虚生风证者。

【用药分析】方中干地黄、鸡子黄滋补阴血,平息内风;白芍、阿胶补血化阴,柔筋和脉;麻仁、麦冬、五味子滋养阴津,濡养筋脉,滋阴息风;牡蛎、鳖甲、龟板滋阴潜阳,制阳息风;甘草益气,化生阴津。

三甲复脉汤★★★

《温病条辨》

【导读】①学用三甲复脉汤应重视白芍生地黄用量调配关系、龟板鳖甲用量调配关系、麦冬牡蛎用量调配关系;②三甲复脉汤虽是辨治阴血虚阳亢证的重要代表方,但在临床中对心肝阴血虚痉挛证等病变也具有良好治疗作用。

【方歌】三甲复脉炙甘草,白芍地黄牡麦冬,

阿胶鳖甲生龟板,滋阴养血有奇功。

【组成】炙甘草 干地黄 生白芍各六钱(各18g)
麦冬 生牡蛎各五钱(各15g) 阿胶烊化,三钱(9g)
生鳖甲八钱(24g) 生龟板一两(30g)

【用法】水煎服。

【功用】滋阴养血,潜阳息风。

【主治】

1. 中医病证:阴血虚阳亢证。心中憺憺大动,甚则心
中痛,手足抽动,或肌肉蠕动,舌红、少苔,脉细或弱。

2. 西医疾病:末梢神经炎、多发性神经炎、肌营养不
良症、肌肉紧张综合征、帕金森病等病的临床表现符合阴
血虚阳亢证者。

【用药分析】方中干地黄、鸡子黄滋补阴血,平息内
风;白芍、阿胶补血化阴,柔筋和脉;麻仁、麦冬、五味子滋
养阴津,濡养筋脉,滋阴息风;牡蛎、鳖甲、龟板滋阴潜阳,
制阳息风;甘草益气,化生阴津。

阿胶鸡子黄汤★★★

《通俗伤寒论》

【导读】①学用阿胶鸡子黄汤应重视白芍生地黄用量
调配关系、石决明钩藤用量调配关系、鸡子黄牡蛎用量调
配关系;②阿胶鸡子黄汤虽是辨治阴虚阳亢风动证的重

要代表方,但在临床中对心肾阴虚、神志躁动证等病变也具有良好治疗作用。

【方歌】阿胶鸡子芍石藤,石决钩藤大生地,

　　　　牡蛎茯神炙甘草,滋阴养血能舒筋。

【组成】陈阿胶烊冲,二钱(6g)　生白芍　络石藤各三钱(各9g)　石决明杵,五钱(15g)　双钩藤二钱(6g)　大生地　生牡蛎杵　茯神木各四钱(各12g)　清炙草六分(2g)　鸡子黄先煎代水,二枚(2枚,即90g)

【用法】水煎服。

【功用】滋阴养血,柔肝舒筋。

【主治】

1. 中医病证:阴虚阳亢风动证。筋脉拘急,手足瘛疭,或筋脉疼痛,或头目眩晕,舌绛、少苔,脉细。

2. 西医疾病:末梢神经炎、多发性神经炎、肌营养不良症、肌肉紧张综合征、帕金森病等病的临床表现符合阴虚阳亢风动证者。

【用药分析】方中白芍补血敛阴;阿胶补血化阴;生地黄滋阴凉血;鸡子黄滋阴清养;牡蛎敛阴固涩;石决明潜阳清泻;钩藤清热平肝;络石藤疏散通络;茯神益气安神;甘草偏于和中。

第十五章
治燥剂

第一节 轻宣外燥

杏苏散★

《温病条辨》

【导读】①学用杏苏散应重视苏叶生姜用量调配关系、半夏陈皮用量调配关系、前胡桔梗用量调配关系、甘草大枣用量调配关系;②杏苏散虽是辨治表里兼证的重要代表方,但在临床中对凉燥伤肺证等病变也具有良好治疗作用。

【方歌】杏苏二陈梗枳前,生姜大枣合成方,

凉燥伤肺与外感,重在温肺能化痰。

【组成】苏叶(9g) 杏仁(9g) 生姜 桔梗 半夏(各6g) 甘草(3g) 前胡 茯苓(各9g) 橘皮 枳壳(各6g) 大枣(2枚)[原方未注用量]

【用法】水煎服。

【功用】轻宣凉燥,理肺化痰。

【主治】

1. 中医病证:外感凉燥证(凉燥伤肺证)。头微痛,

恶寒无汗,咳嗽痰稀,鼻塞,咽干口燥,不欲多饮水,舌淡、苔薄白,脉浮。

2. 西医疾病:上呼吸道感染、慢性支气管炎、支气管哮喘、慢性阻塞性肺疾病等病的临床表现符合凉燥伤肺证者。

【用药分析】方中苏叶疏散风寒,发汗解表,宣利肺气;杏仁降肺止咳化痰;桔梗宣利肺气止咳;前胡疏散风寒,降气化痰;枳壳宽胸理气;半夏燥湿化痰降逆;橘皮理气化痰燥湿;茯苓健脾渗湿,杜绝痰生之源;生姜助苏叶解表散风寒;大枣、甘草补益肺气。

清燥救肺汤 ★
《医门法律》

【导读】①学用清燥救肺汤应重视石膏桑叶用量调配关系、人参甘草用量调配关系、麦冬麻仁用量调配关系、杏仁枇杷叶用量调配关系;②清燥救肺汤虽是辨治温燥伤肺气阴两伤证的重要代表方,但在临床中对气阴两虚热证等病变也具有良好治疗作用。

【方歌】清燥救肺参草麻,石膏胶杏麦枇杷,

　　　　经霜收藏冬桑叶,干咳无痰口渴罢。

【组成】冬桑叶三钱(9g)　　石膏二钱五分(7.5g)
人参七分(2g)　甘草一钱(3g)　胡麻仁炒,研,一钱(3g)　真阿胶八分(2.4g)　麦门冬去心,一钱二分(3.6g)　杏仁去皮尖,炒,七分(2g)　枇杷叶一片,刷去

毛,蜜涂炙黄(3g)

【用法】水煎服。用汤剂可在原方用量基础上加大1倍。

【功用】清肺润燥,益气养阴。

【主治】

1. 中医病证:温燥伤肺,气阴两伤证。干咳无痰,气逆而喘,头痛身热,咽喉干燥,鼻燥,胸满胁痛,心烦口渴,舌干无苔,脉虚大或数。

2. 西医疾病:细菌性肺炎、病毒性肺炎、支气管哮喘、急慢性支气管炎、慢性阻塞性肺疾病、肺癌等病的临床表现符合温燥伤肺,气阴两伤证者。

【用药分析】方中桑叶清透肺热;石膏清泻肺热;麦冬养阴清热;人参补益肺脾;麻仁养阴润肺;阿胶补血益肺;杏仁降泄肺气;枇杷叶宣利肺气;甘草补益肺气。

桑杏汤★★

《温病条辨》

【导读】①学用桑杏汤应重视桑叶贝母用量调配关系、沙参杏仁用量调配关系、栀子梨皮用量调配关系;②桑杏汤虽是辨治外感温燥伤肺证的重要代表方,但在临床中对肺阴虚热证等病变也具有良好治疗作用。

【方歌】桑杏汤中沙参贝,栀皮梨皮共香豉,
　　　　干咳无痰或少痰,轻宣温燥此方宜。

【组成】桑叶一钱(3g)　杏仁一钱五分(4.5g)　沙

参二钱(6g)　　象贝一钱(3g)　　香豉一钱(3g)　　栀皮一钱(3g)　　梨皮一钱(3g)

【用法】水煎服。用汤剂可在原方用量基础上再加大3倍。

【功用】轻宣温燥,润肺止咳。

【主治】

1. 中医病证:外感温燥证。头痛,身热不甚,口渴,咽干鼻燥,干咳无痰,或痰少而黏,舌红、苔薄而干,脉浮数。

2. 西医疾病:上呼吸道感染、急慢性支气管肺炎、支气管扩张咳血、百日咳等病临床表现符合外感温燥证者。

【用药分析】方中桑叶清宣肺热;沙参养阴润燥;杏仁肃降肺气;栀子清泻肺热;贝母清热化痰;梨皮清热润燥;香豉透热于外。

第二节　滋阴润燥

增液汤 ★ ★
《温病条辨》

【导读】①学用增液汤应重视生地黄玄参麦冬用量调配关系;②增液汤虽是辨阴津亏损证的重要代表方,但在临床中对阴虚内热证等病变也具有良好治疗作用。

【方歌】增液汤中参地冬,治疗一切津亏证,
　　　　病以干燥舌质红,增液润燥功用成。

【组成】玄参一两(30g) 麦冬连心，八钱(24g) 细生地黄八钱(24g)

【用法】水煎服。

【功用】增液润燥。

【主治】

1. 中医病证：津亏血热证。皮肤干燥，肌肤不荣，唇干舌燥，大便干结，或小便短少，舌红、少苔，脉沉细。

2. 西医疾病：内分泌失调、内脏神经紊乱、免疫功能低下等病的临床表现符合津亏血热证者。

【用药分析】方中麦冬养阴生津清热；生地黄、玄参凉血润燥清热。

麦门冬汤 ★
《伤寒杂病论》

【导读】①学用麦门冬汤应重视麦冬半夏用量调配关系、人参半夏用量调配关系、人参麦冬用量调配关系；②麦门冬汤虽是辨治虚热肺痿证的重要代表方，但在临床中对胃阴虚证或咽喉阴虚证等病变也具有良好治疗作用。

【方歌】麦门冬汤用人参，枣草粳米半夏存，
　　　　虚热肺痿咳逆火，益胃生津此方珍。

【组成】麦门冬七升(168g) 半夏一升(24g) 人参三两(9g) 甘草二两(6g) 粳米三合(9g) 大枣十二枚

【用法】上六味，以水一斗二升，煮取六升，温服一升，

日三夜一服。

【功用】滋养肺胃,调和气机。

【主治】

1. 中医病证:①虚热肺痿证。咳唾涎沫,或气喘,或咳痰不爽,口干咽燥,或咽喉不利,手足心热,舌红、少苔,脉细数。②胃阴虚证。呕吐食少,胃脘隐隐疼痛,饥不欲食等。

2. 西医疾病:非特异性肺炎、支气管炎、支气管哮喘、支气管扩张、慢性阻塞性肺疾病、肺结核、矽肺、慢性萎缩性或伴浅表性胃炎、胃及十二指肠溃疡、慢性肝炎、慢性胆囊炎、慢性咽炎等病的临床表现符合虚热肺痿证,或胃阴虚证者。

【用药分析】方中麦冬滋补阴津;半夏醒脾燥湿,降逆利咽;人参补益中气;粳米、大枣、甘草益气和中。

养阴清肺汤★
《重楼玉钥》

【导读】①学用养阴清肺汤应重视麦冬生地黄玄参用量调配关系、贝母薄荷用量调配关系、牡丹皮白芍用量调配关系;②养阴清肺汤虽是辨治虚热白喉证的重要代表方,但在临床中对肺阴虚证等病变也具有良好治疗作用。

【方歌】养阴清肺是妙方,玄参甘芍冬地黄,

薄荷贝母丹皮入,时疫白喉急煎尝。

【组成】大生地二钱(6g)　麦冬一钱二分(4g)　生

甘草五分(2g) 玄参一钱半(5g) 贝母去心,八分(3g)
牡丹皮八分(3g) 薄荷五分(2g) 白芍炒,八分(3g)

【用法】水煎服。用汤剂可在原方用量基础上加大2倍。

【功用】养阴清肺,解毒利咽。

【主治】

1. 中医病证:虚热白喉证。喉间起白如腐,不易拨去,咽喉肿痛,或发热,或不发热,鼻干唇燥,或咳或不咳,呼吸有声,似喘非喘,舌红,脉虚数。

2. 西医疾病:急性扁桃体炎、急性咽喉炎、鼻咽癌、白喉等病的临床表现符合虚热白喉证者。

【用药分析】方中生地黄甘寒养阴生津,凉血清热;玄参养阴生津,泻火解毒;麦冬清热养阴生津;牡丹皮清热凉血,散瘀消肿;白芍敛阴缓急,养血泻热;贝母清热润肺,化痰散结;薄荷辛凉轻散,行津润燥,疏利咽喉;生甘草益气泻火,解毒利咽。

玉液汤★★

《医学衷中参西录》

【导读】①学用玉液汤应重视山药黄芪用量调配关系、葛根知母用量调配关系、鸡内金五味子用量调配关系;②玉液汤虽是辨气阴虚消渴证的重要代表方,但在临床中对肺胃阴虚证等病变也具有良好治疗作用。

【方歌】玉液山药芪葛根,花粉知味鸡内金,消渴口干溲多数,补脾固肾益气阴。

【组成】生山药一两(30g)　生黄芪五钱(15g)　知母六钱(18g)　生鸡内金二钱(6g)　葛根钱半(4.5g)　五味子三钱(9g)　天花粉三钱(9g)

【用法】水煎服。

【功用】益气生津,润燥止渴。

【主治】

1. 中医病证:气阴虚消渴证。口渴引饮不解,小便频数量多,或小便混浊,或消谷善饥,或饥不欲食,或食则腹胀,或大便干结,困倦气短,舌红少津,脉虚细无力。

2. 西医疾病:糖尿病、肾病综合征、甲状腺功能亢进症等病的临床表现符合气阴虚消渴证者。

【用药分析】方中天花粉滋阴生津,润燥止渴;五味子酸能化阴,固肾生津;黄芪、山药益气生津液,补脾固肾水;知母清热益阴生津;葛根升阳生津,助脾气散精;鸡内金助脾气之运,化水谷为津液。

琼玉膏★★★

《洪氏集方》引铁瓮方

【导读】①学用琼玉膏应重视人参生地黄用量调配关系、茯苓白蜜用量调配关系;②琼玉膏虽是辨治肺气阴两虚证的重要代表方,但在临床中对阴虚夹水气证等病变也具有良好治疗作用。

【方歌】琼玉膏中茯苓参,生地白蜜滋肺阴。

【组成】人参为末,二十四两(720g)　生地黄捣汁,十六斤(8 000g)　白茯苓为末,四十九两(1 470g)　白蜜十斤(5 000g)

【用法】将人参、茯苓研为散状,以蜜、生地黄汁调制,每晨2匙,温酒送服,不饮酒者温开水送服。用汤剂可用原方量的1/100。

【功用】滋阴润肺,益气和中。

【主治】

1. 中医病证:肺气阴两虚证。干咳,咽燥,咯血,舌红少苔,脉细或数。

2. 西医疾病:糖尿病、肾病综合征、甲状腺功能亢进症等病的临床表现符合肺气阴两虚证者。

【用药分析】方中生地黄清热凉血滋阴;人参大补元气;白蜜平补中气;茯苓益气渗利。

第十六章

祛湿剂

第一节　燥湿和胃

平胃散★

《简要济众方》

【导读】①学用平胃散应重视苍术厚朴用量调配关系、厚朴陈皮用量调配关系;②平胃散虽是辨治湿困脾胃证的重要代表方,但在临床中对湿蕴肺脾证等病变也具有良好治疗作用。

【方歌】平胃散中苍术朴,陈皮甘草姜枣齐,
　　　　湿困脾胃淡无味,燥湿运脾理气宜。

【组成】苍术去黑皮,捣为细末,炒黄色,四两(120g)
厚朴去粗皮,涂生姜汁,炙令香熟,三两(90g)　陈橘皮洗令净,焙干,二两(60g)　甘草炙,黄,一两(30g)

【用法】将药研为细散状,每次服6g,用水煎,加入生姜2片,大枣2枚同煎,饭前温服。用汤剂可用原方量的1/10。

【功用】燥湿运脾,行气和胃。

【主治】

1. 中医病证:湿困脾胃证。脘腹胀满或疼痛,不思饮食,恶心呕吐,嗳气吞酸,口淡无味,肢体沉重,倦怠嗜卧,下利,舌淡、苔白腻,脉缓。

2. 西医疾病:急慢性肠胃炎、慢性胆囊炎、慢性胰腺炎、慢性肝炎、流行性感冒、慢性盆腔炎等病的临床表现符合湿困脾胃证者。

【用药分析】方中苍术燥湿醒脾运脾;厚朴理气化湿;陈皮理气和胃醒脾;生姜醒脾和胃,降逆止呕;大枣、甘草益气和中。

不换金正气散★★★

《易简方》

【导读】①学用不换金正气散应重视苍术厚朴用量调配关系、藿香陈皮用量调配关系;②不换金正气散虽是辨治脾胃寒湿证的重要代表方,但在临床中对湿蕴心胸证等病变也具有良好治疗作用。

【方歌】不换金中厚藿香,甘草苍术夏陈皮。

【组成】厚朴　藿香　甘草　半夏　苍术　陈皮去白,各等分(各12g)

【用法】将药研为细散状,每次服12g,用水煎,加入生姜3片同煎,温热服用。

【功用】行气化湿,和胃止呕。

【主治】

1. 中医病证:脾胃寒湿证。霍乱吐泻,腹痛,舌淡、苔腻;或瘴疫。

2. 西医疾病:急慢性肠胃炎、慢性胆囊炎、慢性胰腺炎、慢性肝炎、流行性感冒等病的临床表现符合脾胃寒湿证者。

【用药分析】方中苍术芳香化湿止泻;藿香芳香化湿止呕;厚朴理气下气;陈皮理气调中;半夏苦温醒脾燥湿;甘草益气和中。

柴平汤★★★
《景岳全书》

【导读】①学用柴平汤应重视苍术厚朴用量调配关系、柴胡黄芩用量调配关系、人参甘草用量调配关系;②柴平汤虽是辨治少阳热湿兼证的重要代表方,但在临床中对脾胃寒热夹杂证等病变也具有良好治疗作用。

【方歌】柴平汤中用二方,少阳阳明此方良。

【组成】柴胡 人参 半夏 黄芩 陈皮 厚朴 苍术 甘草(各10g)

【用法】水煎服。

【功用】清调少阳,祛湿和胃。

【主治】

1. 中医病证:少阳热阳明湿兼证。一身尽重,手足沉重,寒多热少,舌质淡红、苔薄黄,脉缓;或湿疟证。

2. 西医疾病:急慢性肠胃炎、慢性胆囊炎、慢性胰腺炎、慢性肝炎、流行性感冒等病的临床表现符合少阳热阳明湿兼证者。

【用药分析】方中苍术芳香燥湿运脾;半夏苦温燥湿醒脾;柴胡疏散清透;黄芩苦寒清泻;厚朴化湿下气;陈皮化湿调中;人参大补元气;甘草平补中气。

藿香正气散★
《太平惠民和剂局方》

【导读】①学用藿香正气散应重视藿香紫苏用量调配关系、半夏陈皮用量调配关系、白术白芷用量调配关系;②藿香正气散虽是辨治表里兼证的重要代表方,但在临床中对脾胃寒湿证等病变也具有良好治疗作用。

【方歌】藿香正气大腹苏,甘桔梗苓术朴具,
　　　　夏曲陈皮兼白芷,解表化湿功用著。

【组成】大腹皮　白芷　紫苏　茯苓去皮,各一两(各30g)　半夏曲　白术　陈皮去白　厚朴去粗皮,姜汁炙　苦桔梗各二两(各60g)　藿香去土,三两(90g)　甘草炙,二两半(75g)

【用法】将药研为细散状,每次服6g,用水煎,加入生姜3片、大枣1枚同煎,温热服用。用汤剂可用原方量的1/5。

【功用】解表化湿,理气和中。

【主治】

1. 中医病证:外感风寒,内伤湿滞证。发热恶寒,头痛,无汗,脘腹疼痛,呕吐,腹泻,舌苔白腻;或山岚瘴疟等。

2. 西医疾病:急性肠胃炎、慢性胆囊炎、肠伤寒、流行性感冒、感冒等病的临床表现符合外寒内湿证者。

【用药分析】方中藿香解表散寒,芳香化湿;白芷、紫苏既助藿香解表散寒,又助藿香芳香化湿;白术健脾燥湿;半夏曲醒脾燥湿;陈皮行气燥湿和胃;厚朴行气化湿;茯苓渗湿健脾;大腹皮行气利湿;桔梗宣肺利膈;生姜调理脾胃;大枣、甘草益气和中。

六和汤★★★

《太平惠民和剂局方》

【导读】①学用六和汤应重视藿香香薷用量调配关系、半夏厚朴用量调配关系、人参扁豆用量调配关系;②六和汤虽是辨治湿困脾胃夹虚证的重要代表方,但在临床中对肺胃寒湿夹虚证等病变也具有良好治疗作用。

【方歌】六和砂仁夏杏仁,人参茯苓扁甘草,
　　　　藿香香薷厚木瓜,行气化湿功效好。

【组成】缩砂仁　半夏汤泡七次　杏仁去皮尖　人参甘草炙,各一两(各30g)　赤茯苓去皮　藿香叶拂去尘白扁豆姜汁略炒　木瓜各二两(各60g)　香薷　厚朴姜汁制,各四两(各120g)

【用法】将药研为细散状,每次服 12g,用水煎,加入生姜 3 片、大枣 1 枚同煎,可不拘时服。用汤剂可用原方量的 1/5。

【功用】行气化湿,健脾益气。

【主治】

1. 中医病证:湿滞脾胃夹虚证。霍乱吐泻,倦怠嗜卧,胸膈痞满,舌苔白滑等。

2. 西医疾病:急性肠胃炎、慢性胆囊炎、肠伤寒、流行性感冒、感冒等病的临床表现符合湿滞脾胃夹虚证者。

【用药分析】方中半夏醒脾燥湿;厚朴化湿下气;砂仁醒脾调中;藿香芳香醒脾;香薷芳香辛散;杏仁降泻湿浊;木瓜和胃化湿;人参大补元气;茯苓益气利湿;白扁豆健脾化湿;甘草益气和中。

第二节　清热利湿

茵陈蒿汤 ★

《伤寒杂病论》

【导读】①学用茵陈蒿汤应重视茵陈大黄用量调配关系、茵陈栀子用量调配关系、栀子大黄用量关系;②茵陈蒿汤虽是辨治湿热黄疸证的重要代表方,但在临床中对湿热下注证等病变也具有良好治疗作用。

【方歌】茵陈蒿汤栀大黄,清肝利胆退黄方,身黄目黄小便黄,湿热谷疸用此良。

【组成】茵陈蒿六两(18g)　栀子擘,十四枚(14g)
大黄去皮,二两(6g)

【用法】上三味,以水一斗二升,先煮茵陈减六升,内
二味,煮取三升,去滓。分温三服。小便当利,尿如皂荚
汁状,色正赤,一宿腹减,黄从小便去也。

【功用】清肝利胆,泄湿退黄。

【主治】

1. 中医病证:湿热黄疸证。身目发黄,黄色鲜明,发
热,无汗或但头汗出,腹微满,或胁胀,恶心呕吐或食则头
昏,大便不爽或便秘,小便黄赤,急躁不得卧,口渴欲饮,
舌红、苔黄腻,脉滑数。

2. 西医疾病:化疗性肝损伤、病毒性肝炎、肝硬化、肝
癌、肝炎综合征、酒精性肝损伤、急慢性胆囊炎、胆道蛔虫
症、胆结石等病的临床表现符合湿热黄疸证者。

【用药分析】方中茵陈清利湿热,降泄浊逆;栀子清热
燥湿除烦;大黄泻热燥湿,推陈致新。

茵陈四逆汤 ★★★

《张氏医通》

【导读】①学用茵陈四逆汤应重视附子干姜用量调配
关系、茵陈附子用量调配关系;②茵陈四逆汤虽是辨治寒
湿黄疸证的重要代表方,但在临床中对脾胃寒湿夹热证
等病变也具有良好治疗作用。

【方歌】茵陈四逆主寒湿,温里散寒黄疸治。

【组成】茵陈蒿 炮姜各一钱五分(各5g) 附子 甘草各一钱(各3g)

【用法】水煎服。用汤剂可在原方用量基础上加大1倍。

【功用】温里散寒,利湿退黄。

【主治】

1. 中医病证:寒湿黄疸证。身目发黄,黄色晦暗,大便不实,小便不畅,神疲食少,肢体逆冷,舌淡、苔白或腻,脉沉。

2. 西医疾病:化疗性肝损伤、病毒性肝炎、肝硬化、肝癌、肝炎综合征、酒精性肝损伤、急慢性胆囊炎、胆道蛔虫症、胆结石等病的临床表现符合寒湿黄疸证(阴黄)者。

【用药分析】方中茵陈疏泄利湿退黄;附子温壮阳气;炮姜温暖脾胃;甘草益气和中。

三仁汤 ★

《温病条辨》

【导读】①学用三仁汤应重视杏仁白蔻仁薏苡仁用量调配关系、厚朴半夏用量调配关系、竹叶通草滑石用量调配关系;②三仁汤虽是辨治湿温证的重要代表方,但在临床中对湿温夹寒证等病变也具有良好治疗作用。

【方歌】三仁爬竹叶,朴通滑夏来,
　　　　辨证有三似,用方要细审。

【组成】杏仁五钱（15g） 飞滑石六钱（18g） 白通草二钱（6g） 白蔻仁二钱（6g） 竹叶二钱（6g） 厚朴二钱（6g） 生薏苡仁六钱（18g） 半夏五钱（15g）

【用法】用甘澜水煎服，每日分3次服。

【功用】清利湿热，宣畅气机。

【主治】

1. 中医病证：湿温证（暑温夹湿证）。头痛恶寒，午后身热，面色淡黄，身体困重或疼痛，胸闷不饥，或大便不畅，苔略黄腻，脉细缓。

2. 西医疾病：肠伤寒、肾盂肾炎、慢性结肠炎、布氏杆菌病、风湿性关节炎等病的临床表现符合湿温证者。

【用药分析】方中杏仁肃降上焦气机；白蔻仁宣畅中焦气机；薏苡仁渗利下焦气机；通草、滑石清热利湿；竹叶清上、中焦之热；半夏燥湿醒脾；厚朴理气化湿。

藿朴夏苓汤 ★★★

《感证辑要》引《医原》

【导读】①学用藿朴夏苓汤应重视藿香白蔻仁用量调配关系、厚朴半夏用量调配关系、通草猪苓薏苡仁用量调配关系；②藿朴夏苓汤虽是辨治湿温夹气滞证的重要代表方，但在临床中对湿温夹气滞夹寒证等病变也具有良好治疗作用。

【方歌】藿朴夏苓杏苡仁，白蔻通泽猪豆豉。

【组成】藿香二钱（6g） 半夏钱半（5g） 赤苓三钱

（9g） 杏仁三钱（9g） 生苡仁四钱（12g） 白蔻仁一钱
（3g） 通草一钱（3g） 猪苓三钱（9g） 淡豆豉三钱
（9g） 泽泻钱半（5g） 厚朴一钱（3g）

【用法】水煎服。

【功用】芳香化湿,渗利水湿。

【主治】

1. 中医病证:湿温证。身热恶寒,肢体倦怠,胸闷口
腻,舌苔薄黄,脉濡缓。

2. 西医疾病:肠伤寒、肾盂肾炎、慢性结肠炎、布氏杆
菌病、风湿性关节炎等病的临床表现符合湿温证者。

【用药分析】方中白蔻仁化湿醒脾;藿香化湿和胃;厚
朴化湿下气;赤苓益气泽湿;通草通利血脉;薏苡仁化湿
健脾;泽泻、猪苓偏于清热;半夏苦温醒脾燥湿;杏仁降泄
痰浊;淡豆豉辛散透达。

黄芩滑石汤★★★

《温病条辨》

【导读】①学用黄芩滑石汤应重视黄芩滑石用量调配
关系、茯苓猪苓用量调配关系、通草白蔻仁用量调配关
系;②黄芩滑石汤虽是辨治湿温夹气滞证的重要代表方,
但在临床中对湿温夹气滞夹寒证等病变也具有良好治疗
作用。

【方歌】黄芩滑石茯苓皮,大腹白蔻通猪苓。

【组成】黄芩三钱（9g） 滑石三钱（9g） 茯苓皮三

钱(9g) 大腹皮二钱(6g) 白蔻仁一钱(3g) 通草一钱(3g) 猪苓三钱(9g)

【用法】水煎服,每日分3次温服。

【功用】清热利湿。

【主治】

1. 中医病证:湿温证。发热身痛,汗出热解,继而复热,渴不多饮,或不渴,舌苔淡黄而滑,脉缓。

2. 西医疾病:肠伤寒、肾盂肾炎、慢性结肠炎、布氏杆菌病、风湿性关节炎等病的临床表现符合湿温证者。

【用药分析】方中滑石清热通窍;猪苓清热渗利;通草通利血脉化湿;大腹皮温化行气;茯苓皮益气利湿;黄芩清热燥湿;白蔻仁芳香醒脾化湿。

八正散★

《太平惠民和剂局方》

【导读】①学用八正散应重视车前子滑石木通用量调配关系、栀子大黄用量调配关系、瞿麦甘草用量调配关系;②八正散虽是辨治湿热淋证的重要代表方,但在临床中对湿热下注证等病变也具有良好治疗作用。

【方歌】八正木通与车前,萹蓄大黄滑石研,
草梢瞿麦兼栀子,煎加灯草淋证蠲。

【组成】车前子 瞿麦 萹蓄 滑石 栀子 甘草炙 木通 大黄面裹煨,去面,切,焙,各一斤(各500g)

【用法】将药研为细散状,每次服6g,用水煎,加入灯

心草同煎,饭后和睡前服用。小儿酌情减量。用汤剂可用原方量的 1/50。

【功用】清热泻火,利水通淋。

【主治】

1. 中医病证:湿热淋证。尿频,尿急,尿时疼痛,淋沥不尽,灼热,尿色混浊,甚则癃闭不通,小腹急满,口舌干燥,舌红、苔黄腻,脉滑。

2. 西医疾病:急性膀胱炎、急性输尿管炎、急性肾盂肾炎、急性前列腺炎、泌尿系结石等病的临床表现符合湿热淋证者。

【用药分析】方中木通、滑石,通利水道,泻热利湿;车前子、瞿麦、萹蓄助木通、滑石清热利水通淋;大黄泻热祛湿,使湿热从大便而去;栀子泻热燥湿,使湿热从小便而去;灯心草利水通淋;甘草益气,清热解毒,缓急止痛。

五淋散 ★★★
《太平惠民和剂局方》

【导读】①学用五淋散应重视茯苓甘草用量调配关系、栀子赤芍用量调配关系、当归赤芍用量调配关系;②五淋散虽是辨治湿热瘀淋证的重要代表方,但在临床中对湿热下注夹瘀证等病变也具有良好治疗作用。

【方歌】五淋当归草茯苓,赤芍山栀能通淋。

【组成】赤茯苓六两(180g) 当归去芦 甘草生用,各五两(各150g) 赤芍 山栀各二十两(各600g)

【用法】将药研为细散状,每次服6g,水煎服,饭前服用。用汤剂可用原方量的1/20。

【功用】利水通淋,清热凉血。

【主治】

1. 中医病证:湿热瘀淋证。小便热涩刺痛,或尿血,或尿如豆汁,或尿如砂石,或淋沥不畅,舌红、苔薄黄,脉数或涩。

2. 西医疾病:急性膀胱炎、急性输尿管炎、急性肾盂肾炎、急性前列腺炎、泌尿系结石等病的临床表现符合湿热瘀淋证者。

【用药分析】方中栀子清热泻火;茯苓渗利水湿;赤芍活血凉血;当归活血补血;甘草益气缓急。

甘露消毒丹★★

《医效秘传》

【导读】①学用甘露消毒丹应重视黄芩茵陈用量调配关系、石菖蒲贝母用量调配关系、连翘白蔻仁用量调配关系;②甘露消毒丹虽是辨治湿热疫毒证的重要代表方,但在临床中对湿热疫毒夹气滞证等病变也具有良好治疗作用。

【方歌】甘露消毒蔻藿香,茵陈滑石木通菖,
　　　　芩连贝母射干薄,湿热疫毒用此方。

【组成】飞滑石十五两(450g)　淡黄芩十两(300g)
绵茵陈十一两(330g)　石菖蒲六两(180g)　川贝母

木通各五两(各150g)　藿香　连翘　白蔻仁　薄荷　射
干各四两(各120g)

【用法】将药研为细散状,每次服9g,温开水调服,或
以神曲糊为丸,温开水化服亦可。用汤剂可用原方量的
1/50。

【功用】利湿化浊,清热解毒。

【主治】

1. 中医病证:湿热疫毒证。发热倦怠,胸闷腹胀,肢
酸咽肿,身目发黄,颐肿口渴,斑疹,泄泻淋浊,舌苔淡黄
或厚腻,脉滑;或水土不服诸病。

2. 西医疾病:肠伤寒、病毒性肝炎、钩端螺旋体病、流
行性出血热等病的临床表现符合湿热疫毒证者。

【用药分析】方中滑石清热利湿下行;茵陈利湿清热
退黄;黄芩清热燥湿,泻火解毒;菖蒲开窍化湿;藿香芳香
化湿;白蔻仁醒脾理气化湿;连翘清热解毒,散结消肿;贝
母清热化痰利咽;木通利湿清热,导湿下行;射干解毒利
咽;薄荷辛凉透热,利咽喉。

连朴饮★

《霍乱论》

【导读】①学用连朴饮应重视黄连栀子用量调配关
系、石菖蒲半夏用量调配关系、厚朴香豉用量调配关系;
②连朴饮虽是辨治湿热霍乱证的重要代表方,但在临床
中对肝脾湿热证等病变也具有良好治疗作用。

【方歌】连朴饮中香豆豉,菖蒲半夏芦栀子,

　　　　湿热霍乱有烦躁,清热化湿理气宜。

【组成】制厚朴二钱(6g)　黄连姜汁炒　石菖蒲　制半夏各一钱(各3g)　香豉炒　焦山栀各三钱(各9g)芦根二两(60g)

【用法】水煎温服。

【功用】清热化湿,理气和中。

【主治】

1. 中医病证:湿热霍乱证。上吐下泻,脘腹疼痛,胸膈痞满,小便短赤,舌红、苔黄腻,脉滑数。

2. 西医疾病:急性肠胃炎、肠伤寒、细菌性痢疾、阿米巴痢疾等病的临床表现符合湿热霍乱证者。

【用药分析】方中黄连清热燥湿止利;厚朴理气化湿;栀子清热燥湿泻火,助黄连燥湿止利;石菖蒲开窍化湿;半夏燥湿醒脾降逆;芦根清热生津;香豉透热外泄。

蚕矢汤★★★

《霍乱论》

【导读】①学用蚕矢汤应重视蚕砂木瓜用量调配关系、黄连黄芩用量调配关系、半夏通草用量调配关系;②蚕矢汤虽是辨治湿热霍乱证的重要代表方,但在临床中对肝脾湿热证等病变也具有良好治疗作用。

【方歌】蚕矢苡仁豆黄卷,木瓜川连制半夏,

　　　　黄芩通草吴栀子,治疗霍乱功效佳。

【组成】晚蚕砂五钱(15g) 生苡仁 大豆黄卷各四钱(各12g) 陈木瓜三钱(9g) 川连姜汁炒,三钱(9g) 制半夏 黄芩酒炒 通草各一钱(各3g) 焦栀子一钱五分(5g) 陈吴萸泡渍,三分(1g)

【用法】以地浆或阴阳水煎,稍凉徐服。

【功用】清热利湿,升清降浊。

【主治】

1. 中医病证:湿热霍乱证。霍乱吐泻,腹痛转筋,口渴烦躁,舌苔黄厚,脉滑数。

2. 西医疾病:急性肠胃炎、肠伤寒、细菌性痢疾、阿米巴痢疾等病的临床表现符合湿热霍乱证者。

【用药分析】方中黄连、黄芩、栀子清热燥湿止利;薏苡仁健脾利湿;木瓜和胃化湿;通草通利血脉;半夏燥湿降逆;吴茱萸温阳化湿;蚕砂化湿通痹;大豆黄卷芳香化湿。

当归拈痛汤 ★ ★

《医学启源》

【导读】①学用当归拈痛汤应重视当归防风用量调配关系、人参白术用量调配关系、黄芩茵陈用量调配关系、泽泻猪苓用量调配关系;②当归拈痛汤虽是辨治风湿热痹证的重要代表方,但在临床中对脾胃湿热夹虚证等病变也具有良好治疗作用。

【方歌】当归拈痛二术参,羌活防风葛根升,猪苓泽泻酒茵陈,黄芩知母甘草正。

【组成】白术一钱五分(5g)　人参去芦　苦参酒炒　升麻去芦　葛根　苍术各二钱(各6g)　防风去芦　知母酒洗　泽泻　黄芩酒洗　猪苓　当归身各三钱(各9g)　炙甘草　茵陈酒炒　羌活各五钱(各15g)

【用法】将药研为细散状,每次服30g,用水煎,饭前或饭后1小时服用。

【功用】利湿清热,疏风止痛。

【主治】

1. 中医病证:风湿热痹证。遍身肢节烦痛,或肩背沉重,或脚气肿痛,脚膝生疮,舌苔黄腻,脉弦数。

2. 西医疾病:风湿性关节炎、类风湿关节炎、骨质增生等病的临床表现符合风湿热痹证者。

【用药分析】方中羌活、防风祛风胜湿,除周身痹痛;茵陈、苦参清热利湿燥湿,通利关节;人参、白术、苍术益气健脾醒脾,燥湿化湿;知母、黄芩清热燥湿;升麻、葛根辛凉透达蕴热;当归补血活血,通经止痛;泽泻、猪苓渗利湿浊;甘草益气和中。

宣痹汤 ★★★

《温病条辨》

【导读】①学用宣痹汤应重视防己蚕砂用量调配关系、杏仁薏苡仁用量调配关系、连翘栀子用量调配关系;②宣痹汤虽是辨治肌肉湿热痹证的重要代表方,但在临床中对脾胃湿热证等病变也具有良好治疗作用。

【方歌】宣痹汤中杏苡仁,滑石防己翘栀子。

　　　　半夏蚕砂赤小豆,宣痹清热能利湿。

【组成】防己　杏仁　薏苡仁　滑石各五钱(各15g)
连翘　栀子　半夏醋炒　蚕砂　赤小豆皮各三钱(各9g)

【用法】水煎服。

【功用】宣痹清热,利湿和筋。

【主治】

1. 中医病证:肌肉湿热痹证。骨节烦疼,筋脉拘急不利,痛处发热,舌红、苔黄。

2. 西医疾病:风湿性关节炎、类风湿关节炎、骨质增生等病的临床表现符合肌肉湿热痹证者。

【用药分析】方中栀子清热燥湿;连翘清热解毒;防己祛风湿;薏苡仁健脾益气;滑石通利湿浊;赤小豆消肿除湿;半夏醒脾燥湿;蚕砂燥湿通痹;杏仁降泄化痰。

二妙散★★

《丹溪心法》

【导读】①学用二妙散应重视黄柏苍术用量调配关系;②二妙散虽是辨治湿热下注证的重要代表方,但在临床中对脾胃湿热证等病变也具有良好治疗作用。

【方歌】二妙散中黄柏苍,合用牛膝为三妙;

　　　　四妙更用薏苡仁,审明湿热最重要。

【组成】黄柏炒　苍术米泔浸,炒(各12g)

【用法】将药研为细散状,开水加入姜汁调服。

【功用】清热燥湿。

【主治】

1. 中医病证:湿热下注证。湿疹,湿疮,筋骨疼痛,或两足痿软,或足膝红肿疼痛,或湿热带下,小便短赤,舌红、苔黄腻,脉滑。

2. 西医疾病:过敏性皮炎、阴部毛囊炎、阴道炎、脚癣、关节炎等病的临床表现符合湿热下注证者。

【用药分析】方中黄柏清热燥湿;苍术醒脾燥湿,绝湿生之源。

三妙丸★★★

《医学正传》

【导读】①学用三妙丸应重视黄柏苍术用量调配关系、苍术牛膝用量调配关系;②三妙丸虽是辨治湿热下注证的重要代表方,但在临床中对脾肾湿热证等病变也具有良好治疗作用。

【方歌】详见二妙散。

【组成】黄柏切片,酒拌略炒,四两(120g)　苍术米泔浸一二宿,细切焙干,六两(180g)　川牛膝去芦,二两(60g)

【用法】将药研为细散状,以面糊为丸,每次服10g,饭前以姜、盐汤送服,忌食鱼腥、芥麦、热面、煎炒等物。用汤剂可用原方量的1/10。

【功用】清热燥湿,强健筋骨。

【主治】

1.中医病证:湿热下注痿证。两脚麻木,或如火烙之热。

2.西医疾病:过敏性皮炎、阴部毛囊炎、阴道炎、脚癣、关节炎等病的临床表现符合湿热下注痿证者。

【用药分析】方中黄柏清热燥湿;苍术醒脾燥湿,绝湿生之源;牛膝强健筋骨。

四妙丸★★★
《成方便读》

【导读】①学用四妙丸应重视黄柏苍术用量调配关系、薏苡仁牛膝用量调配关系;②四妙丸虽是辨治湿热下注证的重要代表方,但在临床中对脾肾湿热证等病变也具有良好治疗作用。

【方歌】详见二妙散。

【组成】川黄柏 薏苡米各八两(各240g) 苍术 怀牛膝各四两(各120g)

【用法】将药研为细散状,以水泛为丸,每次服10g,温开水送服。用汤剂可用原方量的1/10。

【功用】清热利湿,强健筋骨。

【主治】

1.中医病证:湿热下注痹证。两足麻木,痿软,肿痛。

2.西医疾病:过敏性皮炎、阴部毛囊炎、阴道炎、脚癣、关节炎等病的临床表现符合湿热下注痹证者。

【用药分析】方中黄柏清热燥湿;苍术醒脾燥湿,绝湿生之源;薏苡仁健脾利湿;牛膝强健筋骨。

第三节　利水渗湿

五苓散★

《伤寒杂病论》

【导读】①学用五苓散应重视桂枝白术用量调配关系、茯苓泽泻用量调配关系、猪苓泽泻用量调配关系;②五苓散虽是辨治三焦水气证的重要代表方,但在临床中对表里兼证等病变也具有良好治疗作用。

【方歌】五苓散治表里证,泽泻白术猪茯苓,

　　　　桂枝解表能化气,水气为患效果灵。

【组成】猪苓去皮,十八铢(2.3g)　泽泻一两六铢(3.8g)　白术十八铢(2.3g)　茯苓十八铢(2.3g)　桂枝去皮,半两(1.5g)

【用法】上五味,捣为散,以白饮和,服方寸匕,日三服。多饮暖水,汗出愈,如法将息。

【功用】化气行水,解肌散邪。

【主治】

1. 中医病证:三焦水气证。心下痞满,小便不利,烦渴欲饮,或渴欲饮水,水入则吐,或口燥不欲饮,或上吐下

泻,或脐下悸动,或头晕目眩,或头痛,或心烦,或发热恶寒,或汗出,苔薄略黄,脉沉。

2. 西医疾病:急性肠胃炎、慢性胰腺炎、慢性肝炎、脂肪肝、小儿消化不良、肾病综合征等病的临床表现符合三焦水气证者。

【用药分析】方中茯苓益气健脾渗湿;猪苓清热利水渗湿;泽泻泻热渗利水湿;白术健脾益气制水;桂枝辛温解肌,通阳化气。

四苓散★★★
《明医指掌》

【导读】①学用四苓散应重视白术茯苓用量调配关系、猪苓泽泻用量调配关系;②四苓散虽是辨治脾胃湿蕴证的重要代表方,但在临床中对脾肾湿蕴证等病变也具有良好治疗作用。

【方歌】四苓散中用白术,茯苓猪苓有泽泻。

【组成】白术　茯苓　猪苓　泽泻(各12g)

【用法】水煎服。

【功用】健脾渗湿利水。

【主治】

1. 中医病证:脾胃湿蕴证。食欲减退,脘腹胀满,大便溏泄,小便短赤等。

2. 西医疾病:急性肠胃炎、慢性胰腺炎、慢性肝炎、脂肪肝、小儿消化不良、肾病综合征等病的临床表现符合脾

胃湿蕴证者。

【用药分析】方中茯苓健脾利湿;猪苓、泽泻清热利湿;白术健脾益气燥湿。

胃苓汤★★★

《丹溪心法》

【导读】①学用胃苓汤应重视五苓散用量调配关系、平胃散用量调配关系;②胃苓汤虽是辨治湿伤脾胃证的重要代表方,但在临床中对湿伤肝脾证等病变也具有良好治疗作用。

【方歌】五苓平胃胃苓汤,湿伤脾胃效非常。

【组成】五苓散　平胃散(各15g)

【用法】将药研为细散状,以姜枣煎汤调服,饭前服用。

【功用】祛湿和胃,行气利水。

【主治】

1. 中医病证:湿伤脾胃证。水谷不化,泄泻不止。

2. 西医疾病:急性肠胃炎、慢性胰腺炎、慢性肝炎、脂肪肝、小儿消化不良、肾病综合征等病的临床表现符合湿伤脾胃证者。

【用药分析】方中白术健脾燥湿;苍术醒脾燥湿;厚朴化湿下气;陈皮化湿调中;茯苓健脾利湿;猪苓、泽泻清热利湿;桂枝辛温通阳,解表化气。

猪苓汤 ★

《伤寒杂病论》

【导读】①学用猪苓汤应重视猪苓茯苓用量调配关系、阿胶滑石用量调配关系、泽泻阿胶用量调配关系；②猪苓汤虽是辨治阴虚水气证的重要代表方，但在临床中对水气热证等病变也具有良好治疗作用。

【方歌】猪苓汤中用茯苓，泽泻滑石阿胶秉，

　　　　阴虚有热水气证，育阴利水热能平。

【组成】猪苓去皮　茯苓　泽泻　阿胶　滑石碎，各一两(各3g)

【用法】上五味，以水四升，先煮四味，取二升，去滓。内阿胶烊消。温服七升。日三服。

【功用】清热育阴利水。

【主治】

1. 中医病证：阴虚水气证。小便不利，或尿血，发热，渴欲饮水，心烦，失眠，或下利，或呕吐，或咳嗽，舌红、少苔，脉细或弱。

2. 西医疾病：慢性肾小球肾炎、慢性肾盂肾炎、肾病综合征、肾衰竭、肾积水、泌尿系感染等病的临床表现符合阴虚水气证者。

【用药分析】方中猪苓利水清热；阿胶养血益阴润燥；泽泻泄热利水；茯苓健脾益气，利水渗湿；滑石利水清热。

防己黄芪汤★

《伤寒杂病论》

【导读】①学用防己黄芪汤应重视防己黄芪用量调配关系、白术黄芪用量调配关系;②防己黄芪汤虽是辨治太阳风湿表虚证的重要代表方,但在临床中对太阳风水表虚证等病变也具有良好治疗作用。

【方歌】风水防己黄芪汤,甘草白术枣生姜,

汗出恶风兼身重,表虚风湿病可康。

【功用】发表益气,散水健脾。

【组成】防己一两(3g)　甘草炙,半两(1.5g)　白术七钱半(12g)　黄芪去芦,一两一分(3.8g)

【用法】上锉,麻豆大,每抄五钱匕,生姜4片,大枣1枚,水盏半,煎八分,去滓。温服,良久再服。喘者,加麻黄半两;胃中不和者,加芍药三分;气上冲者,加桂枝三分;下有陈寒者,加细辛三分。服后当如虫行皮中,从腰下如冰,后坐被上,又以一被绕腰以下,温令微汗,差。

【主治】

1. 中医病证:①太阳风湿痹证。肌肉关节疼痛,身重,汗出,恶风寒,舌淡、苔白,脉浮;或沉或缓。②太阳表虚风水证,或太阳表虚风湿证。肌肉关节疼痛,眼睑水肿,身重,汗出,恶风寒,舌淡、苔白,脉浮或沉缓。

2. 西医疾病:风湿性关节炎、类风湿关节炎、肌肉风湿、慢性肾小球肾炎、肾积水、慢性肾盂肾炎等病的临床

表现符合太阳表虚风水证,或太阳表虚风湿证者。

【用药分析】方中防己发汗利湿;黄芪益气固表;白术健脾制水;生姜辛温发散通阳;大枣、甘草,益气缓急。

五皮散★★

《华氏中藏经》

【导读】①学用五皮散应重视生姜皮茯苓皮用量调配关系、陈皮大腹皮用量调配关系;②五皮散虽是辨治脾湿水肿证的重要代表方,但在临床中对肝肾水肿证等病变也具有良好治疗作用。

【方歌】五皮散中生姜皮,桑皮陈皮苓腹皮,

　　　脾湿水肿喘胀满,利水消肿能理气。

【组成】生姜皮　桑白皮　陈橘皮　大腹皮　茯苓皮各等分(各10g)

【用法】将药研为细散状,每次服9g,用水煎煮,可不计时候温服,且忌食生冷油腻硬物。

【功用】利水消肿,理气健脾。

【主治】

1. 中医病证:脾湿水肿证。一身悉肿,肢体沉重,心腹胀满,上气喘急,小便不利,以及妊娠水肿,苔白腻,脉缓。

2. 西医疾病:肾炎水肿、心脏病水肿、妊娠水肿等病的临床表现符合脾湿水肿证者。

【用药分析】方中茯苓皮渗利行水消肿;大腹皮行气

利水,消胀除满;陈皮理气和胃,醒脾化湿;生姜皮调理肺脾,桑白皮肃降肺气,通调水道,利水消肿。

第四节 温化水湿

苓桂术甘汤 ★

《伤寒杂病论》

【导读】①学用苓桂术甘汤应重视茯苓桂枝用量调配关系、白术茯苓用量调配关系;②苓桂术甘汤虽是辨治脾虚痰饮证的重要代表方,但在临床中对脾胃气虚水气证等病变也具有良好治疗作用。

【方歌】苓桂术甘水气方,温阳利水又健脾,

　　　　心下逆满气冲胸,胸胁支满眩晕毕。

【组成】茯苓四两(12g)　桂枝去皮,三两(9g)　白术　甘草各二两(各6g)

【用法】上四味,以水六升,煮取三升,去滓。分温三服。

【功用】温阳益气,健脾祛湿。

【主治】

1. 中医病证:脾虚痰饮证。胸胁支满,心下逆满,气逆冲胸,头晕目眩,站立不稳,或呕或利,或小便不利,舌淡、苔白滑,脉沉紧。

2. 西医疾病:神经性呕吐、慢性肠胃炎、肠胃神经症、

胃及十二指肠溃疡等病的临床表现符合脾虚痰饮证者。

【用药分析】方中茯苓益气利湿;桂枝温阳化气;白术健脾益气燥湿;甘草补益中气。

甘姜苓术汤★
《伤寒杂病论》

【导读】①学用甘姜苓术汤应重视甘草白术用量调配关系、甘草干姜用量调配关系;②甘姜苓术汤虽是辨治肾著寒湿证的重要代表方,但在临床中对心脾阳虚寒湿证等病变也具有良好治疗作用。

【方歌】肾著甘姜苓术汤,暖阳散寒除湿方,
　　　　腰中冷痛身体重,加减变通此方彰。

【组成】甘草　白术各二两(各6g)　干姜　茯苓各四两(各12g)

【用法】上四味,以水五升,煮取三升。分温三服。腰中即温。

【功用】温补肾阳,散寒除湿。

【主治】

1. 中医病证:肾著寒湿证。腰中冷痛困重,如坐水中,身体沉重,形如水状,或腰痛俯仰困难,不渴,小便自利,舌淡、苔薄或滑腻,脉沉。

2. 西医疾病:坐骨神经痛、风湿性关节炎、腰肌劳损等病的临床表现符合肾著寒湿证者。

【用药分析】方中甘草益气和中;干姜温中散寒;茯苓健脾渗湿;白术健脾燥湿。

真武汤★

《伤寒杂病论》

【导读】①学用真武汤应重视附子生姜用量调配关系、白术茯苓用量调配关系、附子芍药用量调配关系;②真武汤虽是辨治肾阳虚水泛证的重要代表方,但在临床中对心脾阳虚水泛证等病变也具有良好治疗作用。

【方歌】真武汤温阳利水,茯苓芍术附子姜,

　　　　心肾阳虚水气证,审证准确效果良。

【组成】茯苓三两(9g)　芍药三两(9g)　生姜切,三两(9g)　白术二两(6g)　附子炮,去皮,破八片,一枚(5g)

【用法】上五味,以水八升,煮取三升,去滓。温服七合,日三服。若咳者,加五味子半升,细辛、干姜各一两;若小便利者,去茯苓;若下利者,去芍药,加干姜二两;若呕者,去附子,加生姜足前成半斤。

【功用】温阳利水。

【主治】

1. 中医病证:阳虚水泛证。小便不利,或小便利,肢体水肿,或四肢沉重疼痛,腹痛,或腰痛,下利,心悸,头晕目眩,舌淡、苔白,脉沉弱。

2. 西医疾病:心脏病水肿、慢性肾小球肾炎、慢性肾

盂肾炎、肾衰竭、肾病综合征等病的临床表现符合阳虚水泛证者。

【用药分析】方中附子温壮肾阳,使水有所主;白术健脾燥湿,使水有所制;生姜宣散水气;茯苓淡渗利水;芍药既能敛阴和营,又能利水气,并能引阳药入阴,更能制约附子温燥之性。

实脾散★★

《重订严氏济生方》

【导读】①学用实脾散应重视附子干姜用量调配关系、白术茯苓用量调配关系、厚朴木香用量调配关系;②实脾散虽是辨治阳虚水肿证的重要代表方,但在临床中对阳虚水肿夹气滞证等病变也具有良好治疗作用。

【方歌】实脾苓术与木瓜,甘草木香槟榔加,
　　　　草果姜附与厚朴,阴寒虚水效果佳。

【组成】厚朴去皮,姜制,炒　白术　木瓜去瓤　木香不见火　草果仁　大腹子(槟榔)　附子炮,去皮脐　白茯苓去皮　干姜炮,各一两(各30g)　甘草炙,半两(15g)

【用法】将药研为散状,每次服12g,用水煎加入生姜5片、大枣1枚同煎,温服,可不拘时候。用汤剂可用原方量的1/2。

【功用】温阳健脾,行气利水。

【主治】

1. 中医病证:阳虚水停气滞证。肢体水肿,身半以下肿甚,手足不温,口淡不渴,胸腹胀满,大便溏薄,舌苔厚腻,脉沉迟。

2. 西医疾病:肝硬化腹水、慢性肾小球肾炎、肾病综合征、心脏病水肿等病的临床表现符合阳虚水停气滞证者。

【用药分析】方中附子温壮肾阳,主水化水;白术健脾燥湿,运化水湿;干姜、生姜温暖脾阳;茯苓健脾利水;厚朴行气下气,醒脾化湿;木香行气导滞;草果仁温中行气化湿;木瓜醒脾化湿;大腹子行气导滞;大枣、甘草补益中气。

萆薢分清饮★
《杨氏家藏方》

【导读】①学用萆薢分清饮应重视乌药益智仁用量调配关系、萆薢石菖蒲用量调配关系;②萆薢分清饮虽是辨治虚寒膏淋证的重要代表方,但在临床中对寒湿下注证等病变也具有良好治疗作用。

【方歌】萆薢分清石菖蒲,乌药益智化湿浊,

小便白浊凝如膏,温暖肾阳功用卓。

【组成】益智仁 川萆薢 石菖蒲 乌药各等分(各12g)

【用法】将药研为细散状,每次服15g,水煎时加入盐

一捻,饭前服用。

【功用】温阳利湿,分清化浊。

【主治】

1. 中医病证:虚寒膏淋证。小便白浊,频数无度,白如米泔,凝如膏状,舌淡、苔薄,脉沉。

2. 西医疾病:慢性前列腺炎、乳糜尿、慢性盆腔炎、慢性肾炎等病的临床表现符合虚寒膏淋证者。

【用药分析】方中益智仁温肾阳,缩小便,止遗浊;川萆薢利湿化浊;乌药温肾寒,暖膀胱,治小便频数;石菖蒲化浊除湿。

萆薢分清饮 ★★★

《医学心悟》

【导读】①学用萆薢分清饮应重视黄柏车前子用量调配关系、萆薢石菖蒲用量调配关系、白术茯苓用量调配关系;②萆薢分清饮虽是辨治湿热夹瘀证的重要代表方,但在临床中对湿热夹虚夹瘀证等病变也具有良好治疗作用。

【方歌】心悟萆薢分清饮,黄柏菖蒲莲茯苓。

　　　　白术丹参车前子,清热利湿治余淋。

【组成】川萆薢二钱(6g)　黄柏炒褐色　石菖蒲各五分(各2g)　茯苓　白术各一钱(各3g)　莲子心七分(2g)　丹参　车前子各一钱五分(各5g)

【用法】水煎服。

【功用】清热利湿,益气活血。

【主治】

1. 中医病证:湿热夹瘀证。小便混浊,尿后余淋,或疼痛,舌苔黄腻,脉涩。

2. 西医疾病:慢性前列腺炎、乳糜尿、慢性盆腔炎、慢性肾炎等病的临床表现符合湿热夹瘀证者。

【用药分析】方中黄柏清热燥湿解毒;萆薢利湿通痹;车前子利湿消肿;石菖蒲化湿开窍;白术健脾燥湿;茯苓健脾利湿;丹参活血化瘀清热;莲子心清心固涩止遗。

鸡鸣散★★
《证治准绳》

【导读】①学用鸡鸣散应重视槟榔陈皮用量调配关系、吴茱萸木瓜用量调配关系、紫苏桔梗用量调配关系;②鸡鸣散虽是辨治寒湿脚气证的重要代表方,但在临床中对脾胃寒湿证等病变也具有良好治疗作用。

【方歌】鸡鸣散中用槟榔,陈瓜吴苏桔生姜,
　　　　温阳化湿降浊逆,治疗脚气力量强。

【组成】槟榔七枚(15g)　陈皮去白　木瓜各一两(各30g)　吴茱萸　紫苏叶各三钱(各9g)　桔梗　生姜和皮各半两(各15g)

【用法】将药研为细散状,用水煮散,冷服。

【功用】温阳化湿,行气降浊。

【主治】

1. 中医病证:寒湿脚气证。足胫肿无力,麻木冷痛,脚足肿痛不可忍,筋脉浮肿,脚趾溃烂,或挛急上冲,或胸闷泛呕,舌淡、苔薄白或腻,脉沉细。

2. 西医疾病:脚趾溃烂、脚癣、神经性皮炎、过敏性皮炎、尖锐湿疣等病的临床表现符合寒湿脚气证者。

【用药分析】方中吴茱萸温化寒湿;陈皮行气化湿;槟榔温阳消肿,行气逐湿;木瓜温化寒湿,舒筋活络;生姜和皮、紫苏叶辛散透达,宣利气机;桔梗化湿宣畅气机。

苦参矾石汤 ★ ★ ★
《治法与选方用药》

【导读】①学用苦参矾石汤应重视苦参矾石用量调配关系、芒硝土茯苓用量调配关系、花椒苦参用量调配关系;②苦参矾石汤虽是辨治湿热脚气证的重要代表方,但在临床中对肝脾湿热证等病变也具有良好治疗作用。

【方歌】苦参矾石治脚气,芒硝花椒土茯苓。

【组成】苦参24g 矾石10g 芒硝12g 花椒12g 土茯苓30g

【用法】将上5味药置于砂锅内,加浆水(即发面酸浆水)约1 500mL,煎煮约30分钟,取药汁去药渣,外洗约30分钟,每天分2次或3次。

【功用】清热燥湿,温化止痒。

【主治】

1. 中医病证:湿热脚气证。脚趾间或足底部潮湿糜烂,瘙痒,或浸淫流黄水,或红肿溃烂蜕皮,甚则脚趾肿胀,舌红、苔黄。

2. 西医疾病:脚趾溃烂、脚癣、神经性皮炎、过敏性皮炎、尖锐湿疣等病的临床表现符合湿热脚气证者。

【用药分析】方中苦参燥湿消肿;矾石燥湿收敛;芒硝软坚散结;土茯苓化湿解毒;花椒温化湿浊止痒。

第五节 祛风胜湿

独活寄生汤★★

《备急千金要方》

【导读】①学用独活寄生汤应重视独活桑寄生用量调配关系、人参当归用量调配关系、细辛防风用量调配关系、杜仲秦艽用量调配关系;②独活寄生汤虽是辨治风湿夹肝肾虚证的重要代表方,但在临床中对风湿夹气血虚证等病变也具有良好治疗作用。

【方歌】独活寄生艽防辛,芎归地芍桂苓均,
　　　　杜仲牛膝人参草,风寒湿痹屈能伸。

【组成】独活三两(90g) 桑寄生 杜仲 牛膝 细辛 秦艽 茯苓 桂心 防风 川芎 人参 甘草 当归 芍药 干地黄各二两(各60g)

【用法】将药研为细散状,用水 700mL,煮取药液210mL,温服。用汤剂可用原方量的1/5。

【功用】祛风湿,止痹痛,益气血,补肝肾。

【主治】

1. 中医病证:风寒湿痹,肝肾两虚,气血不足证。腰膝疼痛,肢节屈伸不利,或麻木不仁,畏寒喜温,心悸头晕,气短乏力,汗出,舌淡、苔薄,脉弱或沉。

2. 西医疾病:风湿性关节炎、骨质增生、坐骨神经痛、腰椎间盘突出症等病的临床表现符合风寒湿痹,肝肾两虚,气血不足证者。

【用药分析】方中独活祛风胜湿散寒,蠲痹止痛;桑寄生祛风湿,补肝肾,强筋骨;防风、秦艽祛风除湿;杜仲、牛膝补益肝肾,强壮筋骨;桂心温阳祛寒,通利血脉;细辛散寒止痛;当归补血活血,通经止痛;干地黄滋补阴血;白芍补血缓急;川芎理血行气,通经止痛;人参益气补虚;茯苓健脾渗湿;甘草益气补中。

羌活胜湿汤 ★★★

《内外伤辨惑论》

【导读】①学用羌活胜湿汤应重视羌活独活用量调配关系、防风藁本用量调配关系、川芎蔓荆子用量调配关系;②羌活胜湿汤虽是辨治经络寒湿证的重要代表方,但在临床中对肌肉寒湿证等病变也具有良好治疗作用。

【方歌】羌活胜湿藁防草,川芎蔓荆不可少。

【组成】羌活 独活各一钱(各3g) 藁本 防风
甘草炙 川芎各五分(各1.5g) 蔓荆子二分(0.6g)

【用法】将药研为细散状,用水煎煮,饭后温服。用汤
剂可在原方用量基础上加大3倍。

【功用】祛风胜湿止痛。

【主治】

1. 中医病证:经络寒湿证。肩背痛不可回顾,头痛身
重,或腰脊疼痛,难以转侧,苔白,脉浮。

2. 西医疾病:风湿性关节炎、骨质增生、坐骨神经痛、
腰椎间盘突出症等病的临床表现符合经络寒湿证者。

【用药分析】方中羌活胜湿祛风;独活发表胜湿;藁本
胜湿止痛;蔓荆子辛散通窍;川芎理血行气;甘草益气
和中。

桂枝芍药知母汤★

《伤寒杂病论》

【导读】①学用桂枝芍药知母汤应重视附子麻黄用量
调配关系、白术芍药用量调配关系、芍药知母用量调配关
系;②桂枝芍药知母汤虽是辨治阳虚热郁痹证的重要代
表方,但在临床中对寒热夹杂痹证等病变也具有良好治
疗作用。

【方歌】桂枝芍药知母汤,甘草麻黄与生姜,

   白术防风与附子,主治阳虚郁热证。

【组成】桂枝四两(12g) 芍药三两(9g) 甘草二两

（6g） 麻黄二两（6g） 生姜五两（15g） 白术五两（15g） 知母四两（12g） 防风四两（12g） 附子炮,二枚（10g）

【用法】上九味,以水七升,煮取二升。温服七合,日三服。

【功用】温阳通经,清热益阴。

【主治】

1. 中医病证:阳虚热郁痹证。肢节疼痛,受凉加重,关节肿大,两脚肿胀,麻木不仁,或似有身体关节欲脱散,头晕,目眩,短气,心烦,急躁,或呕吐,舌红、苔薄白或薄黄,脉沉。

2. 西医疾病:风湿性关节炎、类风湿关节炎、坐骨神经痛、骨质增生等病的临床表现符合阳虚热郁痹证者。

【用药分析】方中桂枝温阳通经;芍药酸寒敛阴,缓急止痛;知母清解郁热;麻黄辛温散寒通络;生姜辛散通阳止痛;防风疏散风寒;附子温阳散寒止痛;白术健脾益气燥湿;甘草益气缓急。

第十七章

祛痰剂

第一节　燥湿化痰

二陈汤★

《太平惠民和剂局方》

【导读】①学用二陈汤应重视陈皮半夏用量调配关系、茯苓甘草用量调配关系、生姜乌梅用量调配关系；②二陈汤虽是辨治痰湿证的重要代表方，但在临床中对痰湿夹气滞证等病变也具有良好治疗作用。

【方歌】二陈橘半茯苓草，生姜乌梅不可少，

　　　　治心治肺又治胃，随证加减记心牢，

　　　　风加南星白附子，热加芩连寒桂姜，

　　　　气和四七郁香附，重视变化效最好。

【组成】半夏汤洗七次　橘红各五两(各150g)　白茯苓三两(90g)　甘草炙，一两半(45g)

【用法】将药研为细散状，每次服12g；用水煎时加入生姜7片、乌梅1个同煎，温热服用，可不拘时候。用汤剂可用原方量的1/10。

【功用】燥湿化痰，理气和中。

【主治】

1. 中医病证:湿痰证。咳嗽,痰多色白,易于咯出;胸膈痞闷,恶心呕吐,肢体倦怠;或头眩,心悸,舌淡、苔白腻或厚,脉滑。

2. 西医疾病:慢性支气管炎、慢性胃炎、心肌缺血、高脂血症等病的临床表现符合湿痰证者。

【用药分析】方中半夏燥湿化痰,降逆和胃;橘红理气燥湿,醒脾化痰;白茯苓健脾渗湿,使脾主运化水湿;生姜既能助半夏、橘红降逆理气,又能助半夏、橘红和胃化痰,并能解半夏毒性;用乌梅少许,敛阴生津,制约燥湿化痰药使之不伤阴津;甘草益气祛痰。

导痰汤★★★

《济生方》

【导读】①学用导痰汤应重视陈皮半夏用量调配关系、茯苓甘草用量调配关系、天南星枳实用量调配关系;②导痰汤虽是辨治痰厥证的重要代表方,但在临床中对痰厥夹气滞证等病变也具有良好治疗作用。

【方歌】导痰二陈加实星,燥湿祛痰气能行。

【组成】半夏汤洗七次,四两(120g) 天南星炮,去皮 橘皮 枳实去瓤,麸炒 赤茯苓去皮,各一两(各30g) 甘草炙,半两(15g)

【用法】将药研为细散状,每次服12g;水煎时加入生姜10片同煎,饭后温服。用汤剂可用原方量的1/5。

【功用】燥湿祛痰,行气开郁。

【主治】

1. 中医病证:痰厥证。头目眩晕,或痰饮壅盛,胸膈痞塞,胁肋胀痛,头痛吐逆,喘急痰嗽,涕唾稠黏,坐卧不安,舌苔腻,脉滑。

2. 西医疾病:慢性支气管炎、慢性胃炎、心肌缺血、高脂血症等病的临床表现符合湿厥证者。

【用药分析】方中半夏醒脾化痰;天南星燥湿通络;陈皮、枳实理气化痰;茯苓健脾益气渗湿;甘草益气和中。

涤痰汤 ★★★

《证治准绳》

【导读】①学用涤痰汤应重视橘红半夏用量调配关系、茯苓甘草用量调配关系、天南星石菖蒲用量调配关系;②涤痰汤虽是辨治痰迷心窍证的重要代表方,但在临床中对心肺痰湿证等病变也具有良好治疗作用。

【方歌】涤痰导痰石菖蒲,人参生姜并竹茹。

【组成】南星姜制　半夏汤洗七次,各二钱半(各7.5g)　枳实麸炒　茯苓去皮,各二钱(各6g)　橘红一钱半(4.5g)　石菖蒲　人参各一钱(各3g)　竹茹七分(2g)　甘草半钱(1.5g)

【用法】将药研为细散状,用水煎时加入生姜5片同煎,饭后服用。

【功用】涤痰开窍。

【主治】

1. 中医病证:痰迷心窍证。心悸怔忡,或头晕目眩,舌强不能言,舌淡、苔腻,脉滑。

2. 西医疾病:慢性支气管炎、慢性胃炎、心肌缺血、高脂血症等病的临床表现符合痰迷心窍证者。

【用药分析】方中半夏醒脾燥湿;天南星燥湿通络;陈皮、枳实理气化痰;石菖蒲、竹茹解郁化痰;茯苓健脾益气渗湿;人参、甘草益气和中。

温胆汤★★

《三因极一病证方论》

【导读】①学用温胆汤应重视陈皮半夏用量调配关系、茯苓甘草用量调配关系、枳实竹茹用量调配关系;②温胆汤虽是辨治胃寒胆热痰湿证的重要代表方,但在临床中对寒热夹杂痰湿证等病变也具有良好治疗作用。

【方歌】温胆二陈竹茹实,痰热扰胆胆易惊,
　　　　寒痰扰胃胃气逆,温胃降逆胆宜清。

【组成】半夏汤洗七次　竹茹　枳实麸炒去瓤,各二两(各60g)　橘皮去白,三两(90g)　甘草炙,一两(30g)　白茯苓一两半(45g)

【用法】将药研为细散状,每次服12g;用水煎时加入生姜5片、大枣1枚同煎,饭前服用。用汤剂可用原方量的1/5。

【功用】理气化痰,清胆和胃。

【主治】

1. 中医病证:胆胃不和,痰热内扰证。胆怯易惊,虚烦不宁,失眠多梦,呕吐呃逆,或癫痫,舌苔腻,脉滑。

2. 西医疾病:慢性肠胃炎、慢性支气管炎、梅尼埃病、神经衰弱、高血压、高脂血症等病的临床表现符合胆胃不和,痰热内扰证者。

【用药分析】方中半夏燥湿化痰,温胃降逆;竹茹清胆和胃,止呕除烦;橘皮理气化痰,助半夏温胃化痰;枳实理气化痰;白茯苓益气健脾利湿,杜绝痰生之源;生姜调理脾胃,和胃降逆;大枣、甘草益气和中。

黄连温胆汤 ★★★

《六因条辨》

【导读】①学用黄连温胆汤应重视黄连陈皮半夏用量调配关系、茯苓甘草用量调配关系、黄连枳实竹茹用量调配关系;②黄连温胆汤虽是辨治胃寒胆热痰湿证的重要代表方,但在临床中对寒热夹杂痰湿证等病变也具有良好治疗作用。

【方歌】黄连温胆除烦热,燥湿化痰治痰扰。

【组成】半夏汤洗七次　竹茹　枳实麸炒、去瓤,各二两(各60g)　陈皮三两(90g)　甘草炙,一两(30g)　茯苓一两半(45g)　黄连三两(90g)

【用法】水煎服。用汤剂可用原方量的1/5。

【功用】清热除烦,燥湿化痰。

【主治】

1. 中医病证:痰热内扰证。失眠多梦,眩晕,虚烦,口苦,舌红、苔黄腻,脉沉滑。

2. 西医疾病:慢性肠胃炎、慢性支气管炎、梅尼埃病、神经衰弱、高血压、高脂血症等病的临床表现符合痰热内扰证者。

【用药分析】方中半夏燥湿化痰,温胃降逆;竹茹清胆和胃,止呕除烦;黄连清热燥湿和中;陈皮理气化痰,助半夏温胃化痰;枳实理气化痰;白茯苓益气健脾利湿,杜绝痰生之源;生姜调理脾胃,和胃降逆;大枣、甘草益气和中。

十味温胆汤 ★ ★ ★

《世医得效方》

【导读】①学用十味温胆汤应重视陈皮半夏用量调配关系、茯苓甘草用量调配关系、枳实五味子用量调配关系、酸枣仁五味子用量调配关系;②十味温胆汤虽是辨治心胆虚怯证的重要代表方,但在临床中对寒热夹杂心怯证等病变也具有良好治疗作用。

【方歌】十味温胆五枣仁,远志甘草熟地黄,

条参粉草能益气,心胆虚怯皆能匡。

【组成】半夏汤洗七次　枳实去瓤切,麸炒　陈皮去白皮,各三两(各90g)　白茯苓去皮,两半(45g)　酸枣仁微炒　大远志去心,甘草水煮,姜汁炒　北五味子　熟

地黄酒炒　条参各一两(各30g)　粉草五钱(15g)

【用法】将药研为细散状,每次服12g;水煎时加入生姜5片、大枣1枚同煎,可不以时服。用汤剂可用原方量的1/5。

【功用】化痰益气安神。

【主治】

1. 中医病证:心胆虚怯证。触事易惊,四肢水肿,饮食无味,心悸烦闷,坐卧不安。

2. 西医疾病:慢性肠胃炎、慢性支气管炎、梅尼埃病、神经衰弱、高血压、高脂血症等病的临床表现符合心胆虚怯证者。

【用药分析】方中半夏醒脾燥湿化痰;陈皮、枳实理气化痰;茯苓健脾益气渗湿;酸枣仁养血安神;远志化痰安神;五味子敛阴安神;熟地黄滋补阴血;人参、甘草益气和中。

茯苓丸★★

《是斋百一选方》,录自《全生指迷方》

【导读】①学用茯苓丸应重视枳壳半夏用量调配关系、茯苓风化朴硝用量调配关系;②茯苓丸虽是辨治痰阻经络证的重要代表方,但在临床中对心脾痰阻证等病变也具有良好治疗作用。

【方歌】茯苓丸用枳夏硝,痰滞经络效果好,
　　　　关节疼痛或浮肿,软坚化痰病证消。

【组成】半夏二两(60g)　枳壳麸炒,半两(15g)　茯苓一两(30g)　风化朴硝一分(1g)

【用法】将药研为细散状,以自然汁煮糊为丸,每次服9g,生姜煎汤调服。用汤剂可用原方量的1/2。

【功用】燥湿行气,软坚化痰。

【主治】

1. 中医病证:痰阻经络证。两臂疼痛,活动不便,或四肢疼痛水肿,舌淡、苔薄略腻,脉沉或滑。

2. 西医疾病:肩关节炎、肘膝关节炎、脉管炎、慢性支气管炎等病的临床表现符合痰阻经络证者。

【用药分析】方中重用半夏燥湿化痰,通络止痛;茯苓健脾渗湿;风化朴硝软坚涤痰,兼防燥湿化痰伤津;枳壳理气宽中,使气顺则痰消;生姜醒脾化痰。

第二节　清热化痰

清气化痰丸 ★

《医方考》

【导读】①学用清气化痰丸应重视陈皮半夏用量调配关系、胆南星黄芩用量调配关系、杏仁瓜蒌仁用量调配关系;②清气化痰丸虽是辨治痰热蕴肺证的重要代表方,但在临床中对心肺痰热证等病变也具有良好治疗作用。

【方歌】清气化痰星夏芩,橘杏枳苓瓜蒌仁,姜汁为丸治痰热,顺气化痰治法缜。

【组成】陈皮去白　杏仁去皮尖　枳实麸炒　黄芩酒炒　瓜蒌仁去油　茯苓各一两(各30g)　胆南星　制半夏各一两半(各45g)

【用法】将药研为细散状,以姜汁为丸,每次服6~9g,温水送服。用汤剂可用原方量的1/2。

【功用】清热化痰,理气止咳。

【主治】

1. 中医病证:痰热蕴肺证。咳嗽,痰稠色黄,咯之不爽,胸膈痞闷,甚则气急呕恶,舌质红、苔黄腻,脉滑数。

2. 西医疾病:急性支气管肺炎、病毒性肺炎、支气管哮喘、间质性肺疾病等病的临床表现符合痰热蕴肺证者。

【用药分析】方中胆南星清热化痰;黄芩苦寒清泻肺热燥湿;瓜蒌仁清热化痰;枳实理气宽胸,下气消痰;杏仁肃降肺气,化痰止咳;半夏降逆止呕,燥湿化痰;陈皮和胃宽胸理气,燥湿化痰;茯苓益气健脾渗湿。

清金降火汤★★★

《古今医鉴》

【导读】①学用清金降火汤应重视石膏黄芩用量调配关系、杏仁半夏用量调配关系、陈皮枳壳用量调配关系、贝母前胡用量调配关系;②清金降火汤虽是辨治痰热蕴肺证的重要代表方,但在临床中对心肺痰热证等病变也具有良好治疗作用。

【方歌】清金降火陈杏仁,赤芍半夏桔贝母,

甘草黄芩瓜蒌仁,石膏枳壳与前胡。

【组成】陈皮 杏仁各一钱半(4.5g) 赤芍 半夏 桔梗 贝母 前胡 瓜蒌仁 黄芩 石膏各一钱(各3g) 枳壳八分(2.4g) 甘草三分(1g)

【用法】水煎服,加入姜1片,饭后服用。用汤剂可在原方用量基础上加大1倍。

【功用】清肺化痰。

【主治】

1. 中医病证:痰热蕴肺证。咳嗽,气喘,痰稠色黄,面赤,或肺胀喘急,舌苔黄,脉滑数。

2. 西医疾病:急性支气管肺炎、病毒性肺炎、支气管哮喘、间质性肺疾病等病的临床表现符合痰热蕴肺证者。

【用药分析】方中瓜蒌仁化痰润肺;黄芩清热燥湿;石膏清热泻火;半夏燥湿化痰;杏仁化痰润肺;贝母化痰软坚;桔梗宣中以降;前胡偏于降中以宣;枳壳行气降泄;陈皮行气和中;赤芍凉血化瘀;甘草益气和中。

清金化痰汤 ★ ★ ★

《医学统旨》

【导读】①学用清金化痰汤应重视桑白皮黄芩用量调配关系、贝母知母用量调配关系、桔梗甘草用量调配关系、瓜蒌仁栀子用量调配关系;②清金化痰汤虽是辨治痰热蕴肺证的重要代表方,但在临床中对心肺痰热证等病

变也具有良好治疗作用。

【方歌】清金化痰瓜蒌仁,橘红黄芩桑白皮,

茯苓甘草梗麦冬,知母贝母有栀子。

【组成】瓜蒌仁 橘红 黄芩 茯苓 栀子各一钱半(各4.5g) 桔梗二钱(6g) 桑白皮 麦冬 知母 贝母各一钱半(各4.5g) 甘草四分(2g)

【用法】水煎服。用汤剂可在原方用量基础上加大1倍。

【功用】清热化痰,宣降肺气。

【主治】

1. 中医病证:痰热蕴肺证。咳嗽,气喘,痰稠色黄,咳痰不利,胸中烦热,舌红、苔黄、脉滑数。

2. 西医疾病:急性支气管肺炎、病毒性肺炎、支气管哮喘、间质性肺疾病等病的临床表现符合痰热蕴肺证者。

【用药分析】方中瓜蒌仁化痰润肺;栀子、黄芩清热燥湿;知母泻火益阴;桑白皮泻肺利水;贝母降肺化痰;桔梗宣肺利咽;橘红理气化痰;麦冬兼顾阴津;茯苓益气渗利;甘草益气和中。

小陷胸汤 ★

《伤寒杂病论》

【导读】①学用小陷胸汤应重视黄连半夏用量调配关系、黄连全瓜蒌用量调配关系;②小陷胸汤虽是辨治胃脘痰热证的重要代表方,但在临床中对心肺痰热证等病变

也具有良好治疗作用。

【方歌】小陷胸汤夏连楼,清热涤痰开结优,

心下痞满按之痛,舌苔黄腻服之休。

【组成】黄连一两(3g) 半夏洗,半升(12g) 瓜蒌实大者一枚(30g)

【用法】上三味,以水六升,先煮瓜蒌,取三升,去滓。内诸药,煮取三升,去滓。分温三服。

【功用】清热涤痰开结。

【主治】

1. 中医病证:胸脘痰热证。心下痞满,按之则痛,或微痛,胸中烦热,或咳痰黄稠,舌红、苔黄腻,脉浮滑。

2. 西医疾病:急慢性胃炎、急慢性胆囊炎、慢性胰腺炎、慢性支气管炎等病的临床表现符合胸脘痰热证者。

【用药分析】方中黄连清热燥湿;半夏降逆燥湿化痰。瓜蒌实清热化痰涤饮。

柴胡陷胸汤 ★★★

《通俗伤寒论》

【导读】①学用柴胡陷胸汤应重视柴胡枳实用量调配关系、黄连黄芩用量调配关系、桔梗瓜蒌仁用量调配关系;②柴胡陷胸汤虽是辨治少阳痰热气郁证的重要代表方,但在临床中对心肺痰热气郁证等病变也具有良好治疗作用。

【方歌】柴胡陷胸夏川连,桔梗黄芩蒌枳实。

【组成】柴胡一钱(3g)　姜半夏三钱(9g)　小川连八分(3g)　苦桔梗一钱(3g)　黄芩钱半(5g)　瓜蒌仁杵,五钱(15g)　小枳实钱半(5g)　生姜汁四滴,分冲

【用法】水煎服。

【功用】清热化痰,理气宽胸。

【主治】

1. 中医病证:少阳痰热气郁证。胸膈胃脘痞满,或按之痛,口苦,舌红,苔黄,脉弦数。

2. 西医疾病:急慢性胃炎、急慢性胆囊炎、慢性胰腺炎、慢性支气管炎、胸膜炎等病的临床表现符合少阳痰热气郁证者。

【用药分析】方中黄连、黄芩清热燥湿;瓜蒌实清热化痰;半夏燥湿降肺;桔梗化痰宣肺;生姜辛温宣散;柴胡辛凉透散;枳实苦寒降泄。

滚痰丸★★

又名礞石滚痰丸,《泰定养生主论》录自《玉机微义》

【导读】①学用滚痰丸应重视黄芩大黄用量调配关系、礞石沉香用量调配关系;②滚痰丸虽是辨治痰热顽证的重要代表方,但在临床中对痰热夹气郁证等病变也具有良好治疗作用。

【方歌】滚痰丸是逐痰方,礞石黄芩及大黄;

　　　　少用沉香为引导,实热顽痰一扫光。

【组成】大黄酒蒸　黄芩酒洗净,各八两(各240g)

礞石一两(30g),捶碎,用焰硝一两(30g),放入小砂罐内盖之,铁线缚定,盐泥固定,晒干,火煅红,候冷取出 沉香半两(15g)

【用法】将药研为细散状,每次服 6 ~ 9g,以清茶温水调服,睡前饭后服用。用汤剂可用原方量的 1/10。

【功用】泻火逐痰。

【主治】

1. 中医病证:痰热顽证。癫狂,惊悸,怔忡,昏迷,咳嗽气喘,胸膈痞满,眩晕耳鸣,颈项结核,口眼蠕动,失眠,梦寐奇怪,骨节楚痛,噎息烦闷,舌红、苔黄厚,脉滑。

2. 西医疾病:神经衰弱、精神分裂症、癫痫等病的临床表现符合痰热顽证者。

【用药分析】方中礞石攻逐坠痰,荡涤伏匿,导痰下行;大黄荡涤实热,通便泄下;黄芩清热燥湿降逆;沉香降逆下气,顺气消痰。

第三节　润燥化痰

贝母瓜蒌散 ★

《医学心悟》

【导读】①学用贝母瓜蒌散应重视贝母瓜蒌用量调配关系、天花粉瓜蒌用量调配关系、橘红桔梗用量调配关系;②贝母瓜蒌散虽是辨治燥痰证的重要代表方,但在临

床中对燥痰夹气郁证等病变也具有良好治疗作用。

【方歌】贝母瓜蒌花粉研,橘红桔梗茯苓添,

燥痰咽干涩难出,润燥化痰病自安。

【组成】贝母一钱五分(4.5g)　瓜蒌一钱(3g)　天花粉　茯苓　橘红　桔梗各八分(各2.4g)

【用法】水煎服。用汤剂可在原方用量基础上加大1倍。

【功用】润肺清热,理气化痰。

【主治】

1. 中医病证:燥痰证。咳嗽,痰少而黏,咳痰不爽,涩而难出,咽喉干燥,苔黄而干,脉浮。

2. 西医疾病:肺结核、慢性阻塞性肺疾病、支气管肺炎、慢性咽炎等病的临床表现符合燥痰证者。

【用药分析】方中瓜蒌清肺润燥,理肺化痰;贝母润肺清热,化痰止咳;天花粉润燥生津,清热化痰;橘红理气化痰,使气顺痰消;茯苓渗湿健脾,以杜痰生之源;桔梗宣利肺气。

第四节　温化寒痰

苓甘五味姜辛汤 ★

《伤寒杂病论》

【导读】①学用苓甘五味姜辛汤应重视茯苓五味子用

量调配关系、茯苓甘草用量调配关系;②苓甘五味姜辛汤虽是辨治寒饮郁肺气逆证的重要代表方,但在临床中对寒饮郁心证等病变也具有良好治疗作用。

【方歌】苓甘五味姜辛汤,寒饮郁肺有气逆,

冲气即低咳胸满,温肺化饮降气逆。

【功用】温肺化饮,宣气制逆。

【组成】茯苓四两(12g) 甘草三两(9g) 干姜三两(9g) 细辛三两(9g) 五味子半升(12g)

【用法】上五味,以水八升,煮取三升,去滓。温服半升,日三服。

【主治】

1. 中医病证:寒饮郁肺气逆证。咳嗽,痰多清稀色白,胸满,或吐涎沫,舌淡、苔白,脉沉迟。

2. 西医疾病:慢性支气管炎、慢性阻塞性肺疾病、支气管哮喘等病的临床表现符合寒饮郁肺证者。

【用药分析】方中茯苓健脾益气,通调水道;五味子益肺敛肺;细辛温肺化饮;干姜温中化饮;甘草益气和中。

三子养亲汤★★★

《韩氏医通》

【导读】①学用三子养亲汤应重视白芥子苏子莱菔子用量调配关系;②三子养亲汤虽是辨治食痰证的重要代表方,但在临床中对心肺痰郁证等病变也具有良好治疗作用。

【方歌】三子养亲白苏莱,温肺降气消食痰。

【组成】白芥子　苏子　莱菔子(各9g)

【用法】将药研为细散状,每次服9g,以茶水服用,且不宜煎熬太过;或睡前加熟蜜少许服用;若在寒冬可加生姜3片。

【功用】温肺降气,化痰消食。

【主治】

1. 中医病证:痰食气逆证。咳嗽,气喘,痰多壅盛,胸膈痞满,食少难消,或食后痰多,舌苔白腻,脉滑。

2. 西医疾病:慢性支气管炎、慢性阻塞性肺疾病、支气管哮喘等病的临床表现符合寒饮郁肺证者。

【用药分析】方中白芥子降肺化痰;苏子理肺降逆;莱菔子消食化痰。

射干麻黄汤 ★

《伤寒杂病论》

【导读】①学用射干麻黄汤应重视射干麻黄用量调配关系、半夏五味子用量调配关系、紫菀款冬花用量调配关系;②射干麻黄汤虽是辨治寒饮郁肺结喉证的重要代表方,但在临床中对痰阻咽喉证等病变也具有良好治疗作用。

【方歌】射干麻黄治寒饮,咽喉不利在宣肺,
　　　　细辛紫菀款冬花,姜枣半夏与五味。

【功用】温肺化饮,下气祛痰。

【组成】射干十三枚(9g)　麻黄四两(12g)　生姜四两(12g)　细辛　紫菀　款冬花各三两(各9g)　五味子半升(12g)　大枣七枚　半夏大者,洗,八枚(12g)

【用法】上九味,以水一斗二升,先煮麻黄两沸,去上沫,内诸药,煮取三升,分温三服。

【主治】

1. 中医病证:虚寒肺痿证。咳吐涎沫,清稀量多,或不咳,口淡不渴,头眩,畏寒,小便数,或遗尿,神疲乏力,短气不足以息,舌淡,苔薄白,脉虚弱。

2. 西医疾病:支气管炎、支气管肺炎、肺实质纤维化、肺气肿、肺不张、慢性胃炎、慢性胆囊炎、慢性肝炎、心律不齐、心肌缺血、心动过缓等病的临床表现符合虚寒痿证或脾胃虚寒证者。

【用药分析】方中射干降肺平喘;麻黄宣肺平喘;生姜宣肺化饮;细辛温肺化饮;紫菀降肺止咳;款冬花宣肺止咳;五味子收敛肺气;半夏降逆燥湿化痰;大枣补益中气。

冷哮丸 ★★★

《张氏医通》

【导读】①学用冷哮丸应重视麻黄川乌用量调配关系、半夏杏仁用量调配关系、白矾牙皂用量调配关系;②冷哮丸虽是辨治寒痰壅肺证的重要代表方,但在临床中对痰郁心肺证等病变也具有良好治疗作用。

【方歌】冷哮麻黄生川乌,细辛蜀椒白矾皂,半夏胆星草杏仁,紫菀冬花最有效。

【组成】麻黄泡 川乌生 细辛 蜀椒 白矾生 牙皂去皮弦子,酢炙 半夏曲 陈胆星 杏仁去双仁者,连皮尖用 甘草生,各一两(各30g) 紫菀茸 款冬花各二两(各60g)

【用法】将药研为细散状,以姜汁调神曲末打糊为丸,睡前生姜泡服6g,瘦弱者3g。用汤剂可用原方量的1/5。

【功用】温肺散寒,涤痰化饮。

【主治】

1. 中医病证:寒痰壅肺证。背受寒邪,遇冷即发喘嗽,胸膈痞满,倚息不得卧。

2. 西医疾病:支气管哮喘、急慢性支气管炎、慢性阻塞性肺疾病、肺源性心脏病等病的临床表现符合寒痰壅肺证者。

【用药分析】方中麻黄宣发肺气;细辛温肺化饮;款冬花宣肺止逆;半夏醒脾燥湿;杏仁润降化痰;紫菀下气消痰;生川乌攻逐阴寒;蜀椒温化阴寒;生白矾降肺化痰;牙皂宣散开窍;胆南星清热涤痰;甘草益气和中。

止嗽散 ★★

《医学心悟》

【导读】①学用止嗽散应重视荆芥陈皮用量调配关系、百部白前用量调配关系、紫菀桔梗用量调配关系;②止嗽散虽是辨治肺寒证的重要代表方,但在临床中对肺寒夹表证等病变也具有良好治疗作用。

【方歌】止嗽散中桔甘前,荆陈紫菀百部研,

风寒犯肺咽痒咳,疏风散寒利肺气。

【组成】桔梗炒　荆芥　紫菀蒸　百部蒸　白前蒸,各二斤(各1 000g)　甘草炒,十二两(360g)　陈皮去白,一斤(500g)

【用法】将药研为细散状,每次服9g,开水调服,饭后服用,亦可在睡觉前服用,病初感风寒,以生姜汤调服。用汤剂可用原方量的1/100。

【功用】疏散风寒,宣利肺气。

【主治】

1. 中医病证:风寒犯肺证。咽痒咳嗽,咳痰不爽,或恶寒发热,舌淡、苔薄,脉浮。

2. 西医疾病:上呼吸道感染、慢性支气管炎、过敏性哮喘、过敏性支气管炎等病的临床表现符合风寒犯肺证者。

【用药分析】方中紫菀、百部温肺散寒,宣降肺气;荆芥疏散风寒;桔梗开宣肺气;白前降气化痰;陈皮理气化痰,行气解郁;甘草益气缓急,兼防辛散耗气。

金沸草散★★

《太平惠民和剂局方》

【导读】①学用金沸草散应重视旋覆花半夏用量调配关系、麻黄前胡用量调配关系、赤芍甘草用量调配关系；②金沸草散虽是辨治肺寒证的重要代表方，但在临床中对肺寒夹痰证等病变也具有良好治疗作用。

【方歌】金沸草散旋麻前，荆芥半夏赤芍草。

【组成】旋覆花去梗　麻黄去节　前胡去芦,各三两(各90g)　荆芥穗四两(120g)　半夏汤洗七次,姜汁浸　赤芍药　甘草炒,各一两(各30g)

【用法】将药研为细散状,每次服9g,用水煎时加入生姜3片、大枣1枚同煎,温服,可不拘时候。用汤剂可用原方量的1/5。

【功用】宣肺散寒,降气化痰。

【主治】

1. 中医病证:风寒犯肺证。咳嗽痰多,鼻塞流涕,发热恶寒,舌淡、苔白腻,脉浮。

2. 西医疾病:上呼吸道感染、慢性支气管炎、过敏性哮喘、过敏性支气管炎等病的临床表现符合风寒犯肺证者。

【用药分析】方中荆芥疏风散寒;桔梗宣肺利咽;白前宣肺发散;百部、紫菀润降肺气,下气消痰;陈皮理气化痰;甘草益气和中。

第五节 化痰息风

半夏白术天麻汤 ★
《医学心悟》

【导读】①学用半夏白术天麻汤应重视半夏白术用量调配关系、半夏天麻用量调配关系、茯苓甘草用量调配关系;②半夏白术天麻汤虽是辨治风痰上扰证的重要代表方,但在临床中对心肝风痰证等病变也具有良好治疗作用。

【方歌】半夏白术天麻汤,苓草橘红大枣姜,

　　　　眩晕头痛风痰证,热盛阴亏切莫尝。

【组成】半夏一钱五分(4.5g)　天麻　茯苓　橘红各一钱(各3g)　白术三钱(9g)　甘草五分(1.5g)

【用法】水煎服,煎时加入生姜1片,大枣2枚。用汤剂可在原方用量基础上加大1倍。

【功用】燥湿化痰,平肝息风。

【主治】

1. 中医病证:风痰上扰证。头晕目眩,头痛,胸闷呕恶,舌苔白腻,脉弦或滑。

2. 西医疾病:高血压、耳源性眩晕、颈－椎基底动脉供血不足症等病的临床表现符合风痰上扰证者。

【用药分析】方中天麻平肝息风,利清窍,止眩晕;半

夏醒脾燥湿化痰,降逆止呕恶;白术健脾燥湿;茯苓渗湿健脾;橘红理气化痰;甘草甘平益气,气能化湿。

定痫丸★★

《医学心悟》

【导读】①学用定痫丸应重视天麻贝母用量调配关系、全蝎僵蚕用量调配关系、琥珀朱砂用量调配关系、远志石菖蒲用量调配关系;②定痫丸虽是辨治痰热痫证的重要代表方,但在临床中对心肝痰热证等病变也具有良好治疗作用。

【方歌】定痫二茯贝天麻,丹麦陈远菖蒲夏,

胆星蚕蝎草竹沥,姜汁琥珀与辰砂。

【组成】明天麻　川贝母　半夏姜汁炒　茯苓蒸　茯神去木,蒸,各一两(各30g)　胆南星九蒸者　石菖蒲杵碎,取粉　全蝎去尾,甘草水洗　僵蚕甘草水洗,去咀,炒　真琥珀腐煮,灯草研,各五钱(各15g)　陈皮洗,去白　远志去心　甘草水泡,各七钱(各21g)　丹参酒蒸　麦冬去心,各二两(各60g)　辰砂细研,水飞,三钱(9g)

【用法】将药研为细散状,以竹沥一小碗,姜汁一杯,再用甘草120g煎煮为膏,和药为丸,辰砂为衣,每次服9g。

【功用】清热涤痰,息风止痉。

【主治】

1. 中医病证:痰热痫证。忽然发作,眩仆倒地,不省

人事,抽搐,目斜口㖞,痰涎直流,或叫喊作声,舌苔腻,脉弦或滑。

2. 西医疾病:癫痫、高血压、精神分裂症、抑郁症等病的临床表现符合痰热痫证者。

【用药分析】方中胆南星、半夏、陈皮、贝母清热化痰,行气降逆;全蝎、僵蚕、天麻平肝息风,缓急止痉;辰砂、琥珀、远志、石菖蒲重镇安神,开窍化痰;茯苓、茯神益气健脾,宁心安神;丹参活血化瘀;麦冬清心益阴,避免化痰伤阴;竹沥涤痰;生姜醒脾化痰;甘草益气祛痰。

第十八章

消食剂

第一节　消食和胃

保和丸★

《丹溪心法》

【导读】①学用保和丸应重视山楂神曲莱菔子用量调配关系、半夏陈皮用量调配关系、茯苓连翘用量调配关系;②保和丸虽是辨治饮食积滞证的重要代表方,但在临床中对脾胃痰湿积滞证等病变也具有良好治疗作用。

【方歌】保和神曲与山楂,半夏茯苓莱菔佳,

　　　　陈皮连翘清和胃,饮食积滞皆能消。

【组成】山楂六两(180g)　神曲二两(60g)　半夏　茯苓各三两(各90g)　陈皮　连翘　莱菔子各一两(各30g)

【用法】将药研为细散状,以炊饼为丸,每次服9g,饭前或饭后1小时服用,温开水送服。用汤剂可用原方量的1/10。

【功用】消食和胃,清热祛湿。

【主治】

1. 中医病证:饮食积滞证。脘腹痞满胀痛,嗳腐吞酸,恶食呕逆,或大便泄泻,舌苔厚腻略黄,脉滑。

2. 西医疾病:急性胃炎、慢性胆囊炎、慢性胰腺炎、慢性胃炎、慢性结肠炎、慢性肝炎等病的临床表现符合饮食积滞证者。

【用药分析】方中重用山楂,能消一切饮食积滞,善于消肉食之积;神曲消食健脾,善于化酒食陈腐油腻之积;莱菔子下气消食祛痰,善于消谷面蔬菜之积;半夏降逆燥湿,醒脾和胃止呕;陈皮理气化湿,醒脾和胃;茯苓益气健脾,渗湿止泻;连翘清热散结。

大安丸★★★
《医方集解》

【导读】①学用大安丸应重视山楂神曲莱菔子用量调配关系、半夏陈皮连翘用量调配关系、茯苓白术用量调配关系;②大安丸虽是辨治饮食积滞夹虚证的重要代表方,但在临床中对脾胃痰湿积滞夹虚证等病变也具有良好治疗作用。

【方歌】大安保和加白术,食积夹虚诸证除。

【组成】山楂六两(180g) 神曲二两(60g) 半夏 茯苓各三两(各90g) 陈皮 连翘 莱菔子各一两(各30g) 白术二两(60g)

【用法】将药研为细散状,以蜜糊为丸,每次服10g。

用汤剂可用原方量的1/10。

【功用】消食和胃,健脾化湿。

【主治】

1. 中医病证:食积夹虚证。饮食不消,大便溏薄,脘腹不舒,舌苔腻,脉缓。

2. 西医疾病:急性胃炎、慢性胆囊炎、慢性胰腺炎、慢性胃炎、慢性结肠炎、慢性肝炎等病的临床表现符合饮食夹虚证者。

【用药分析】方中山楂消肉食;神曲消陈腐油腻;莱菔子消菜食;半夏醒脾降逆;陈皮和胃理气;白术健脾益气;茯苓健脾渗利;连翘清泻内热。

枳实导滞丸★★

《内外伤辨惑论》

【导读】①学用枳实导滞丸应重视大黄枳实用量调配关系、白术茯苓用量调配关系、黄连黄芩用量调配关系;②枳实导滞丸虽是辨治湿热积滞证的重要代表方,但在临床中对湿热积滞夹虚证等病变也具有良好治疗作用。

【方歌】枳实导滞首大黄,芩连曲术苓泽襄,

湿热积滞苔黄腻,脘腹胀痛皆能康。

【组成】大黄一两(30g) 枳实麸炒 神曲炒,各五钱(各15g) 茯苓 黄芩 黄连 白术各三钱(各9g) 泽泻二钱(6g)

【用法】将药研为细散状,以汤浸蒸饼为丸,每次服

6~9g,温开水送服,饭前或饭后 1 小时服用,视病情可酌情调整大黄用量。

【功用】消食化积,清热利湿。

【主治】

1. 中医病证:湿热积滞证。脘腹胀痛,厌食嗳腐,或下痢泄泻,或大便秘结,小便短赤,舌苔黄腻,脉沉有力。

2. 西医疾病:急性肠胃炎、细菌性痢疾、胆囊炎、胰腺炎等病的临床表现符合湿热积滞证者。

【用药分析】方中大黄攻积泻热祛湿;枳实行气导滞,消积除满;神曲消食化积和胃;黄连、黄芩清热燥湿止痢;白术健脾益气;泽泻、茯苓渗利通降,导湿下行。

木香槟榔丸 ★★★

《医方集解》

【导读】①学用木香槟榔丸应重视木香槟榔用量调配关系、黄连黄柏用量调配关系、三棱莪术用量调配关系、大黄牵牛子用量调配关系;②木香槟榔丸虽是辨治湿热积滞痢疾证的重要代表方,但在临床中对湿热积滞夹气滞证等病变也具有良好治疗作用。

【方歌】木香槟榔青陈皮,枳壳三棱莪黄连,
        黄柏大黄牛香附,生姜煎汤功效建。

【组成】木香 槟榔 青皮 陈皮 枳壳 三棱 广茂(莪术)烧 黄连各一两(各 30g) 黄柏 大黄各三两(各 90g) 香附子炒 牵牛各四两(各 120g)

【用法】将药研为细散状,以芒硝水为丸,每次服9g,饭后以生姜汤送服。用汤剂可用原方量的1/10。

【功用】清热祛湿,行气攻积。

【主治】

1. 中医病证:湿热积滞痢疾证。食积内停,脘腹胀满,大便秘结;或赤白痢疾,里急后重,舌苔黄腻,脉沉实。

2. 西医疾病:急性肠胃炎、细菌性痢疾、胆囊炎、胰腺炎等病的临床表现符合湿热积滞痢疾证者。

【用药分析】方中牵牛子化积导滞;三棱化积行气;莪术化积活血;大黄泻热导滞;黄连、黄柏清热燥湿;枳壳行气降气;木香行气导滞;陈皮行气和胃;青皮行气破气;香附行气解郁;槟榔偏于下气。

肥儿丸★★

《太平惠民和剂局方》

【导读】①学用肥儿丸应重视神曲麦芽用量调配关系、槟榔木香用量调配关系、黄连肉豆蔻用量调配关系;②肥儿丸虽是辨治小儿疳积证的重要代表方,但在临床中对寒热夹杂食积证等病变也具有良好治疗作用。

【方歌】肥儿丸用使君子,豆蔻香连与槟榔,

　　　　猪胆为丸曲麦芽,醒脾消食清热尝。

【组成】神曲炒,十两(300g)　黄连去须,十两(300g)　肉豆蔻面裹煨,五两(150g)　使君子去皮(壳)五两(150g)　麦芽炒,五两(150g)　槟榔细锉,晒,二十

个(100g) 木香二两(60g)

【用法】将药研为细散状,以猪胆汁为丸,每次服3g;视病情及年龄决定用量及服药次数,饭前以温热水送服。用汤剂可用原方量的1/20。

【功用】醒脾消食,清热驱虫。

【主治】

1. 中医病证:小儿疳积证。不思饮食,面黄肌瘦,肚腹胀满,发热,口臭,大便溏薄,舌淡、苔薄黄,脉弱;或虫积腹痛。

2. 西医疾病:小儿消化不良、慢性肠胃炎、肠道蛔虫症等病的临床表现符合小儿疳积证者。

【用药分析】方中神曲、麦芽消食化积,醒脾和中;槟榔、使君子下气驱虫,化积消痞;黄连清热燥湿,治虫积;肉豆蔻、木香醒脾止泻,行气止痛;猪胆汁清热治虫。

第二节 健脾消食

健脾丸★

《证治准绳》

【导读】①学用健脾丸应重视人参白术用量调配关系、山楂麦芽用量调配关系、黄连木香用量调配关系、山药肉豆蔻用量调配关系;②健脾丸虽是辨治脾虚食积证的重要代表方,但在临床中对脾胃虚寒食积夹热证等病变也具有良好治疗作用。

【方歌】健脾参术苓草陈,神曲山楂与麦芽,

黄连木香肉豆蔻,砂仁山药共为丸。

【组成】白术炒,二两(60g) 木香另研 黄连酒炒
甘草各七钱半(各22.5g) 白茯苓去皮,二两(60g) 人参
一两五钱(45g) 神曲炒 陈皮 砂仁 麦芽炒 山楂取
肉 山药 肉豆蔻面裹纸包槌去油,以上各一两(各30g)

【用法】将药研为细散状,以蒸饼为丸,每次服9g,每
日分3次服,饭前以陈米汤送服。用汤剂可用原方量的
1/5。

【功用】健脾和胃,消食止泻。

【主治】

1. 中医病证:脾虚食积证。食少难消,脘腹痞闷,大
便溏薄,苔腻微黄,脉虚弱。

2. 西医疾病:慢性肠胃炎、消化不良、慢性肝炎、慢性
胆囊炎、慢性胰腺炎等病的临床表现符合脾虚食积证者。

【用药分析】方中人参补益中气;白术健脾和胃;山药
益气止泻;茯苓健脾渗湿止泻;山楂偏于消肉食;神曲偏
于消酒腐;麦芽偏于消面食;肉豆蔻健脾和胃止泻;砂仁
理气醒脾;木香行气导滞;陈皮和胃化湿;黄连清热燥湿
止泻,;甘草补益脾胃。

葛花解酲汤★★★

《内外伤辨惑论》

【导读】①学用葛花解酲汤应重视人参茯苓用量调配关系、陈皮青皮用量调配关系、葛花泽泻用量调配关系、砂仁白豆蔻用量调配关系;②葛花解酲汤虽是辨治酒积伤脾证的重要代表方,但在临床中对脾胃食积气滞夹虚证等病变也具有良好治疗作用。

【方歌】葛花解酲猪木香,人参茯苓橘白术,

干姜神曲青泽泻,砂仁豆蔻葛花有。

【组成】木香五分(2g)　人参去芦　猪苓去皮　白茯苓　橘皮去白,各一钱五分(各5g)　白术　干生姜　神曲炒黄　泽泻各二钱(各6g)　青皮三分(1g)　缩砂仁　白豆蔻仁　葛花各五分(各2g)

【用法】将药研为细散状,每次服5g,以温开水汤调服,药后得微汗,然则酒病解。用汤剂可在原方用量基础上加大1倍。

【功用】分消酒湿,行气健脾。

【主治】

1. 中医病证:酒积伤脾证。眩晕呕吐,胸膈痞闷,食少体倦,小便不利,大便溏泄,苔腻,脉滑。

2. 西医疾病:慢性肠胃炎、消化不良、慢性肝炎、慢性胆囊炎、慢性胰腺炎等病的临床表现符合酒积伤脾证者。

【用药分析】方中人参大补元气;白术健脾燥湿;茯苓

益气渗利;陈皮行气和胃;木香行气导滞;砂仁行气化湿;葛花化湿透散;白豆蔻仁醒脾化湿;泽泻、猪苓清利湿浊;神曲消食和胃;干姜温中和胃。

资生丸★★★

《先醒斋医学广笔记》

【导读】①学用资生丸应重视人参白术茯苓用量调配关系、藿香白蔻仁用量调配关系、黄连山药用量调配关系、砂仁麦芽用量调配关系;②资生丸虽是辨治食积呕利证的重要代表方,但在临床中对脾胃气虚、湿壅气机证等病变也具有良好治疗作用。

【方歌】资生丸中用异功,苡仁二山芡黄连,

蔻仁泽泻藿香叶,麦芽梗草扁豆莲。

【组成】人参　白术各三钱(各9g)　薏苡仁一两半(45g)　白茯苓一两五钱(45g)　山楂肉　橘红各二两(各60g)　川黄连三钱(9g)　白豆蔻仁　泽泻各三钱五分(各11g)　桔梗　藿香叶　甘草炙,各五钱(各15g)　白扁豆　莲肉各一两半(各45g)　怀山药炒　芡实炒,各一两五钱(各45g)　麦芽炒,一两(30g)[一方无泽泻,有砂仁]

【用法】将药研为细散状,以蜜为丸,每次服6g,用温开水或清米汤,或橘皮汤,或炒砂仁汤送服;忌食桃李雀蛤生冷。用汤剂可用原方量的1/2。

【功用】健脾开胃,消食止泻。

【主治】

1. 中医病证:(妊娠)食积呕利证。不思饮食,呕吐腹泻,以及小儿疰夏等。

2. 西医疾病:慢性肠胃炎、消化不良、慢性肝炎、慢性胆囊炎、慢性胰腺炎等病的临床表现符合食积呕利证者。

【用药分析】方中人参、白术、茯苓、山药、白扁豆、甘草健脾益气;山楂、麦芽消食;白豆蔻仁、藿香、泽泻、薏苡仁治湿;芡实、莲肉固涩;橘红理气和胃;黄连清热燥湿;桔梗宣利气机。

枳实消痞丸★★

《兰室秘藏》

【导读】①学用枳实消痞丸应重视人参干姜用量调配关系、人参黄连用量调配关系、人参白术用量调配关系、人参厚朴用量调配关系;②枳实消痞丸虽是辨治脾胃虚寒热夹杂证的重要代表方,但在临床中对脾胃食积寒热夹杂证等病变也具有良好治疗作用。

【方歌】枳实消痞寓理中,麦芽夏曲连苓朴,

消补兼治寒热用,健脾和胃功效著。

【组成】干生姜炙 甘草 麦芽曲 白茯苓 白术各二钱(各6g) 半夏曲 人参各三钱(各9g) 厚朴炙,四钱(12g) 枳实 黄连各五钱(各15g)

【用法】将药研为细散状,以汤浸蒸饼为丸,每次服6～9g,饭前或饭后1小时温开水送服。

【功用】健脾和胃,行气消痞。

【主治】

1. 中医病证:脾虚气滞,寒热夹杂证。心下痞满,不欲饮食,倦怠乏力,腹部畏寒,大便不调,苔腻微黄,脉弦或虚。

2. 西医疾病:慢性胃炎、慢性肠炎、胃及十二指肠溃疡、肠易激综合征等病的临床表现符合脾虚气滞,寒热夹杂证者。

【用药分析】方中枳实行气消痞;人参补益脾胃;厚朴下气除满;白术健脾益气;黄连清泻胃热;干生姜温脾散寒;茯苓渗利湿浊;麦芽消食和胃;半夏醒脾燥湿,降逆和胃;炙甘草益气和中。

枳术丸★★★

《脾胃论》

【导读】①学用枳术丸应重视枳实白术用量调配关系;②枳术丸虽是辨治气虚气滞证的重要代表方,但在临床中对脾气虚胃食积夹杂证等病变也具有良好治疗作用。

【方歌】枳术汤与枳术丸,药用相同剂量异。

【组成】枳实麸炒,一两(30g)　白术二两(60g)

【用法】将药研为细散状,以荷叶裹烧饭为丸,每次服9g,用温开水送服。用汤剂可用原方量的1/5。

【功用】健脾益气,消痞散结。

【主治】

1. 中医病证:脾虚气滞证。脘腹痞满,饮食不消,胸膈痞闷等。

2. 西医疾病:慢性胃炎、慢性肠炎、胃及十二指肠溃疡、肠易激综合征等病的临床表现符合脾虚气滞证者。

【用药分析】方中白术健脾益气,温中燥湿;枳实行气降浊消痞。

第十九章

驱虫剂

乌梅丸★

《伤寒杂病论》

【导读】①学用乌梅丸应重视乌梅黄连用量调配关系、人参当归用量调配关系、附子细辛用量调配关系、乌梅附子用量调配关系;②乌梅丸虽是辨治蛔厥证的重要代表方,但在临床中对寒热夹杂证等病变也具有良好治疗作用。

【方歌】乌梅丸中细辛桂,人参附子椒姜随,

　　　　黄连黄柏及当归,蛔厥肝热皆可为。

【组成】乌梅三百枚(500g)　黄连十六两(48g)　细辛六两(18g)　干姜十两(30g)　当归四两(12g)　黄柏六两(18g)　桂枝去皮,六两(18g)　人参六两(18g)　附子炮,去皮,六两(18g)　蜀椒出汗,四两(12g)

【用法】上十味,异捣筛,合治之,以苦酒渍乌梅一宿,去核,蒸之五斗米下,饭熟捣成泥,和药令相得,内臼中,与蜜,杵二千下,丸如梧桐子大。先食饮,服十丸,日三服。稍加至二十丸,禁生冷、滑物、食臭等。

【功用】安蛔驱蛔止痛;清肝益肝,通阳泻肝;清上

温下。

【主治】

1. 中医病证:①蛔厥证。腹痛剧烈,时发时止,或胁下疼痛,手足厥冷,甚则冷汗出,或食则吐,或吐蛔,舌红,脉弦数。②久泻久利(上热下寒证)。

2. 西医疾病:慢性肠胃炎、肠易激综合征、慢性非特异性溃疡性结肠炎、慢性胰腺炎、慢性痢疾、胆石症、胆道蛔虫症或伴休克或伴肠梗阻、胆囊鞭毛虫症、肠道滴虫症等病的临床表现符合蛔厥证,或久泻久利者。

【用药分析】方中乌梅、苦酒(醋)酸敛涌泄;黄连、黄柏清热燥湿;人参补益元气;当归补血活血;附子、细辛、干姜、桂枝、蜀椒温通阳气;又,乌梅、苦酒,酸以安蛔;黄连、黄柏,苦能下蛔;蜀椒、细辛、附子、干姜、桂枝,辛能伏蛔;人参、当归之甘,甘则能动;蜜益气和中。

理中安蛔汤★★★

《万病回春》

【导读】①学用理中安蛔汤应重视人参白术用量调配关系、乌梅川椒用量调配关系、茯苓干姜用量调配关系;②理中安蛔汤虽是辨治蛔虫腹痛证的重要代表方,但在临床中对脾胃虚寒不固证等病变也具有良好治疗作用。

【方歌】理中安蛔人参汤,川椒乌梅能安蛔。

【组成】人参七分(2g)　白术一钱(3g)　茯苓一钱(3g)　川椒三分(1g)　乌梅三分(1g)　干姜炒黑,五分

（1.5g）

【用法】水煎服。丸剂，以乌梅去核捣烂蒸熟，与其余诸药相合为丸，每次服3g，以米汤送服。用汤剂可在原方用量基础上加大3倍。

【功用】温中安蛔，或温阳健脾固脱。

【主治】

1. 中医病证：蛔虫腹痛证。便溏尿清，腹痛肠鸣，四肢不温，舌苔薄白，脉虚缓；或脾胃虚寒滑脱证。

2. 西医疾病：慢性肠胃炎、肠易激综合征、慢性非特异性溃疡性结肠炎、慢性痢疾、胆石症、胆道蛔虫症或伴休克或伴肠梗阻、胆囊鞭毛虫症、肠道滴虫症等病的临床表现符合蛔虫腹痛证，或脾胃虚寒滑脱证者。

【用药分析】方中乌梅酸敛益阴生津或安蛔；人参、白术、茯苓健脾益气；蜀椒、干姜温中散寒。

连梅安蛔汤★★★

《通俗伤寒论》

【导读】①学用连梅安蛔汤应重视胡黄连川椒用量调配关系、雷丸乌梅用量调配关系、槟榔黄柏用量调配关系；②连梅安蛔汤虽是辨治虫积腹痛证的重要代表方，但在临床中对脾胃郁热气滞证等病变也具有良好治疗作用。

【方歌】连梅安蛔雷柏椒，虫积腹痛治有效。

【组成】胡黄连一钱（3g）　川椒炒，十粒（2g）　白雷

丸三钱(9g)　乌梅肉二枚(4g)　生川柏八分(2.4g)
尖槟榔磨汁冲,或切片随药入灌煎,二枚(9g)

【用法】水煎服,早晨空腹服 2 次,下午空腹服 1 次。

【功用】清热安蛔。

【主治】

1. 中医病证:虫积腹痛。不思饮食,食则吐蛔,甚则
烦躁,厥逆,且有面赤,口燥,身热,舌红,脉数。

2. 西医疾病:慢性肠胃炎、肠易激综合征、慢性非特
异性溃疡性结肠炎、慢性痢疾、胆石症、胆道蛔虫症或伴
休克或伴肠梗阻、胆囊鞭毛虫症、肠道滴虫症等病的临床
表现符合虫积腹痛证者。

【用药分析】方中乌梅酸敛益阴生津或安蛔;胡黄连、
黄柏清热;槟榔、雷丸驱虫消积;川椒温中缓急止痛。

化虫丸★★★

《太平惠民和剂局方》

【导读】①学用化虫丸应重视胡粉鹤虱用量调配关
系、槟榔白矾用量调配关系、鹤虱苦楝根用量调配关系;
②化虫丸虽是辨治虫积腹痛证的重要代表方,但在临床
中对皮肤痛痒证等病变也具有良好治疗作用。

【方歌】化虫胡粉槟鹤虱,苦楝白矾功效使。

【组成】胡粉(即铅纷)炒,五十两(1 500g)　鹤虱去
土,五十两(1 500g)　槟榔五十两(1 500g)　苦楝根去浮
皮,五十两(1 500g)　白矾枯,十二两半(375g)

【用法】将药研为细散状,以面糊为丸,一岁患儿服3～6g,用温酸浆水入生麻油一二点,调匀服用,或以温米汤送服,不拘时服。

【功用】驱杀肠中诸虫。

【主治】

1. 中医病证:虫积。发作时腹中疼痛,往来上下,其痛甚剧,呕吐清水,或吐蛔虫。

2. 西医疾病:慢性肠胃炎、肠易激综合征、慢性非特异性溃疡性结肠炎、慢性痢疾、胆石症、胆道蛔虫症或伴休克或伴肠梗阻、胆囊鞭毛虫症、肠道滴虫症等病的临床表现符合虫积证者。

【用药分析】方中胡粉杀虫驱虫;槟榔、鹤虱、苦楝根、白矾驱虫消积。

布袋丸★★★

《补要袖珍小儿方论》

【导读】①学用布袋丸应重视夜明砂使君子用量调配关系、芜荑芦荟用量调配关系、人参白术用量调配关系;②布袋丸虽是辨治小儿虫积腹痛证的重要代表方,但在临床中对虫积夹气虚证等病变也具有良好治疗作用。

【方歌】布袋丸中夜明砂,芜荑使君茯苓术。

【组成】夜明砂拣净,二两(60g)　芜荑炒,二两(60g)　使君子二两(60g)　白茯苓去皮,半两(15g)　白术无油者,去芦,半两(15g)　人参去芦,半两(15g)

甘草半两(15g) 芦荟研细,半两(15g)

【用法】将药研为细散状,以汤浸蒸饼和丸,再用精猪肉60g,同药共煮,至肉熟烂,提取药于当风处悬挂,将所煮肉并汁,使小儿服用,所悬挂之药,第二天仍依前法煮食,药尽为止。用汤剂可用原方量的1/10。

【功用】驱蛔消疳,补养脾胃。

【主治】

1. 中医病证:小儿虫疳证。体热面黄,肢细腹大,发热目暗,脉弱。

2. 西医疾病:慢性肠胃炎、肠易激综合征、慢性非特异性溃疡性结肠炎、慢性痢疾、胆石症、胆道蛔虫症或伴休克或伴肠梗阻、胆囊鞭毛虫症、肠道滴虫症等病的临床表现符合小儿虫疳证者。

【用药分析】方中芜荑、使君子、芦荟驱虫消积;人参、白术、茯苓、甘草健脾益气;夜明砂活血消积。

第二十章

涌吐剂

瓜蒂散 ★

《伤寒杂病论》

【导读】①学用瓜蒂散应重视瓜蒂赤小豆用量调配关系、瓜蒂香豉用量调配关系;②瓜蒂散虽是辨治痰阻胸膈证的重要代表方,但在临床中对痰阻咽喉证等病变也具有良好治疗作用。

【方歌】瓜蒂散中赤小豆,豆豉和调酸苦凑,

涌吐痰食功最捷,误食毒物亦能瘳。

【组成】瓜蒂熬黄,一分(3g)　赤小豆一分(3g)

【用法】上二味,各别捣筛,为散已,合治之,取一钱匕,以香豉一合,用热汤七合,煮作稀粥,去滓。取汁和散,温,顿服之,不吐者,少少加,得快吐,乃止。诸亡血虚家,不可与瓜蒂散。

【功用】涌吐痰实。

【主治】

1. 中医病证:痰(食或毒物)阻胸脘证。胸中痞硬,气上冲喉咽不得息,心胸烦闷不安,欲吐不出,手足寒,舌淡、苔腻或厚,脉微浮或弦迟。

2. 西医疾病:精神分裂症、抑郁症、癫痫、中毒、胃扩张、病毒性肝炎、内分泌紊乱等病的临床表现符合痰阻胸脘证者。

【用药分析】方中瓜蒂涌吐顽痰;赤小豆降利湿浊;香豉辛散透达。

三圣散★★★

《儒门事亲》

【导读】①学用三圣散应重视瓜蒂防风用量调配关系、藜芦防风用量调配关系;②三圣散虽是辨治风痰闭阻证的重要代表方,但在临床中对风痰证等病变也具有良好治疗作用。

【方歌】三圣防风瓜藜芦,涌吐风痰治闭阻。

【组成】防风三两(90g) 瓜蒂炒黄,三两(90g) 藜芦去苗心,加减用之,或一两(30g)或半两(15g)或一分(0.3g)

【用法】将药研为细散状,水煎徐徐服之,达到治疗目的即停止服药。用汤剂可用原方量的1/10。

【功用】涌吐风痰。

【主治】

1. 中医病证:风痰闭阻证。失音闷乱,口眼㖞斜,或不省人事,牙关禁闭,脉浮滑实者;或癫痫,或误食毒物者。

2. 西医疾病:精神分裂症、抑郁症、癫痫、中毒、胃扩张、病毒性肝炎、内分泌紊乱等病的临床表现符合风痰闭阻证者。

【用药分析】方中瓜蒂、藜芦涌吐,除湿涤痰;防风辛散透达。

救急稀涎散★★★
《圣济总录》

【导读】①学用救急稀涎散应重视猪牙皂角白矾用量调配关系;②救急稀涎散虽是辨治痰结证的重要代表方,但在临床中对心窍痰闭证等病变也具有良好治疗作用。

【方歌】救急稀涎猪牙矾,开窍涤痰神志安。

【组成】猪牙皂角如猪牙,肥实不蛀者,削去黑皮,四挺(40g)　白矾通莹者,一两(30g)

【用法】将药研为细散状,病轻者服1g,重者服2g,温水调服,且服用不可太过。用汤剂可用原方量的1/5。

【功用】开窍涤痰涌吐。

【主治】

1. 中医病证:痰结证。痰涎壅盛,喉中痰声辘辘,气闭不通,心神督闷,四肢不收,或倒仆不省,或口角似歪,脉滑实有力者。亦治喉痹。

2. 西医疾病:精神分裂症、抑郁症、癫痫、中毒、胃扩张、病毒性肝炎、内分泌紊乱等病的临床表现符合痰结证者。

【用药分析】方中猪牙皂角开窍涤痰,涌吐滞物;白矾燥湿消痰,涌吐浊物。

盐汤探吐方★★★
《备急千金要方》

【导读】①学用盐汤探吐方在临床中仅仅用一味还是比较少的,应重视合方应用,才能提高治疗效果;②盐汤探吐方虽是辨暴饮宿食结证的重要代表方,但在临床中对便秘证等病变也具有良好治疗作用。

【方歌】盐汤探吐主宿食,暴饮宿食皆能使。

【组成】食盐炒

【用法】用极咸盐汤210mL,以温开水送服70mL。

【功用】涌吐宿食。

【主治】

1. 中医病证:暴饮宿食证。饮食停留胃中,脘腹胀满疼痛,或干霍乱,欲吐不得吐,欲泻不得泻。

2. 西医疾病:精神分裂症、抑郁症、癫痫、中毒、胃扩张、病毒性肝炎、内分泌紊乱等病的临床表现符合暴饮宿食证者。

【用药分析】方中食盐苦咸涌吐。

参芦饮★★★
《丹溪心法》

【导读】①学用参芦饮在临床中仅仅用一味还是比较

少的,应重视合方应用,才能提高治疗效果;②参芦饮虽是辨治痰涎壅盛虚结证的重要代表方,但在临床中对正气不足证等病变也具有良好治疗作用。

【方歌】参芦饮涌吐痰涎,胸膈满闷诸证安。

【组成】人参芦研为末,水调下一二钱(3~6g)

【用法】水煎服。

【功用】涌吐痰涎。

【主治】

1. 中医病证:痰涎壅盛虚证。胸膈满闷,温温欲吐,脉虚弱者。

2. 西医疾病:精神分裂症、抑郁症、癫痫、中毒、胃扩张、病毒性肝炎、内分泌紊乱等病的临床表现符合痰涎壅盛虚证者。

【用药分析】方中人参芦益气涌吐。

第二十一章
治痈疽疮疡剂

第一节　治外痈疽疮疡

仙方活命饮★

《校注妇人良方》

【导读】①学用仙方活命饮应重视金银花甘草用量调配关系、防风白芷用量调配关系、当归赤芍用量调配关系、天花粉贝母用量调配关系；②仙方活命饮虽是辨治阳痈证的重要代表方，但在临床中对脏腑瘀热证等病变也具有良好治疗作用。

【方歌】仙方活命金银花，防芷陈皮草山甲，
　　　　贝母花粉归乳没，赤芍皂刺酒煎佳。

【组成】金银花三钱(9g)［编者注：根据病情可用至30g］　防风　白芷　当归尾　赤芍药　甘草节　皂角刺炒　穿山甲炙　贝母　天花粉　乳香　没药各一钱(各3g)［编者注：根据病情可用至10g］　陈皮三钱(9g)

【用法】水煎服，以酒一大碗，微煎服用。

【功用】清热解毒，消肿溃坚，活血止痛。

【主治】

1. 中医病证:阳痈证。局部红肿焮痛,或发热,或恶寒,口渴,舌红,苔黄,脉数。

2. 西医疾病:化脓性炎症如蜂窝组织炎、化脓性扁桃体炎、乳腺炎、疔肿、深部脓肿、中耳炎等病的临床表现符合阳痈证者。

【用药分析】方中金银花清热解毒消肿;天花粉清热解毒;赤芍、当归尾活血行血,消肿散瘀;乳香、没药活血行气,消肿止痛;穿山甲、皂角刺通络理血,溃坚疗痈;贝母清热化痰,消肿排脓;白芷、防风味辛透邪外出,并制约寒凉药凝滞气机;陈皮理气化痰;甘草清热解毒。

五味消毒饮★★★
《医宗金鉴》

【导读】①学用五味消毒饮应重视金银花紫背天葵子用量调配关系、蒲公英紫花地丁用量调配关系、野菊花金银花用量调配关系;②五味消毒饮虽是辨治阳痈疔疮证的重要代表方,但在临床中对营卫热毒证等病变也具有良好治疗作用。

【方歌】五味消毒蒲银花,菊花地丁紫背佳。

【组成】金银花三钱(9g) 野菊花 蒲公英 紫花地丁 紫背天葵子各一钱二分(各4g)

【用法】水煎服。用汤剂可在原方用量基础上加大1倍。

【功用】清热解毒,消散疗疮。

【主治】

1. 中医病证:阳痈疗疮证。发热恶寒,疮形如粟,坚硬根深,状如铁钉,以及疖痈,红肿热痛,舌红、苔黄,脉数。

2. 西医疾病:化脓性炎症如蜂窝组织炎、化脓性扁桃体炎、乳腺炎、疗肿、深部脓肿、中耳炎等病的临床表现符合阳痈疗疮证者。

【用药分析】方中金银花、野菊花清热消痈;蒲公英、紫花地丁清热溃疗;紫背天葵子消肿散瘀。

四妙勇安汤★★★

《验方新编》

【导读】①学用四妙勇安汤应重视金银花玄参用量调配关系、当归甘草用量调配关系;②四妙勇安汤虽是辨治热毒脱疽证的重要代表方,但在临床中对郁热迫血证等病变也具有良好治疗作用。

【方歌】四妙勇安金银花、玄参当归甘草加。

【组成】金银花　玄参各三两(各90g)　当归二两(60g)　甘草一两(30g)

【用法】水煎服。用汤剂可用原方量的1/5。

【功用】清热解毒,活血凉血。

【主治】

1. 中医病证:热毒脱疽证。四肢局部黯红微肿灼热,溃烂腐臭,疼痛剧烈,或全身发热,口干舌燥,舌红、苔黄,脉数。

2. 西医疾病:化脓性炎症如蜂窝组织炎、化脓性扁桃体炎、乳腺炎、疔肿、深部脓肿、中耳炎等病的临床表现符合热毒脱疽证者。

【用药分析】方中金银花解毒消痈;玄参凉血消肿;当归活血补血;甘草益气和中。

银花解毒汤★★★
《疡科心得集》

【导读】①学用银花解毒汤应重视金银花连翘用量调配关系、黄连赤苓用量调配关系;②银花解毒汤虽是辨治瘀毒痈疡证的重要代表方,但在临床中对心肝毒热证等病变也具有良好治疗作用。

【方歌】银花解毒地丁犀,赤苓连翘与丹皮,
　　　　川连更用夏枯草,清热解毒疗疮毕。

【组成】金银花　紫花地丁　犀角(水牛角代)　赤苓　连翘　丹皮　川连　夏枯草(各15g)

【用法】水煎服。

【功用】清热解毒,消散疗疮。

【主治】

1. 中医病证:瘀毒痈疡证。痈疡红肿焮痛,质坚色黯,或全身发热,舌红、苔黄,脉数。

2. 西医疾病:化脓性炎症如蜂窝组织炎、化脓性扁桃

体炎、乳腺炎、疔肿、深部脓肿、中耳炎等病的临床表现符合瘀毒痈疡证者。

【用药分析】方中金银花、紫花地丁、连翘、夏枯草、黄连清热解毒;水牛角解毒;牡丹皮散瘀;赤苓渗利水湿。

阳和汤★
《外科证治全生集》

【导读】①学用阳和汤应重视熟地黄鹿角用量调配关系、麻黄白芥子用量调配关系、肉桂干姜用量调配关系;②阳和汤虽是辨治阴疽证的重要代表方,但在临床中对心肾寒痰证等病变也具有良好治疗作用。

【方歌】阳和汤法解寒凝,熟地鹿角炮姜桂,
　　　　麻黄白芥草相乘,温阳补血消阴疽。

【组成】熟地黄一两(30g)　肉桂去皮,研粉,一钱(3g)　麻黄五分(1.5g)　鹿角胶三钱(9g)　白芥子二钱(6g)　姜炭五分(1.5g)　生甘草一钱(3g)

【用法】水煎服。

【功用】温阳补血,散寒通滞。

【主治】

1. 中医病证:阴疽证。漫肿无头,皮色不变,无热,酸痛,口不渴,舌淡,苔薄白,脉沉。

2. 西医疾病:结核疾病、慢性淋巴炎、骨膜炎、风湿性关节炎、类风湿关节炎、血栓闭塞性脉管炎、肌肉囊肿、脂肪瘤等病的临床表现符合阴疽证者。

【用药分析】方中鹿角胶温补阳气,通阳散结,强壮筋骨;熟地黄滋补阴血,填精益髓;干姜、肉桂温阳散寒;白芥子通络化痰散结;麻黄开腠理,启玄府,透邪于外;生甘草益气解毒。

小金丹★★★

《外科证治全生集》

【导读】①学用小金丹应重视白胶香制草乌用量调配关系、麝香木鳖用量调配关系、五灵脂当归用量调配关系;②小金丹虽是辨治寒湿痰瘀证的重要代表方,但在临床中对筋脉损伤证等病变也具有良好治疗作用。

【方歌】小金胶香制草乌,五灵地龙木鳖子,

乳香没药当归身,麝香墨炭寒痰治。

【组成】白胶香　制草乌　五灵脂　地龙　木鳖各一两五钱(各45g)　乳香去油　没药去油　归身酒炒,各七钱五分(各23g)　麝香三钱(9g)　墨炭一钱二分(3.6g)

【用法】将药研为细散状,以糯米粉36g,制为丸,以陈酒送服1丸(3g)。

【功用】温阳化痰,祛湿通络。

【主治】

1. 中医病证:寒湿痰瘀证。流注,痰核,瘰疬,乳岩,横痃,贴骨疽,蟮拱头,舌淡,苔白,脉沉。

2. 西医疾病:结核疾病、慢性淋巴炎、骨膜炎、风湿性关节炎、类风湿关节炎、血栓闭塞性脉管炎、肌肉囊肿、脂

肪瘤等病的临床表现符合寒湿痰瘀证者。

【用药分析】方中乳香、没药、五灵脂、白胶香、当归活血行气，止痛消肿，生肌补血；地龙、木鳖、墨炭通络消肿，溃坚散结；制草乌通阳逐寒；麝香开窍通络。

犀黄丸★★★
《外科证治全生集》

【导读】①学用犀黄丸应重视牛黄麝香用量调配关系、乳香没药用量调配关系；②犀黄丸虽是辨治瘀毒痰结夹热证的重要代表方，但在临床中对瘀闭心窍证等病变也具有良好治疗作用。

【方歌】犀黄麝香乳没药，陈酒送下最重要。

【组成】牛黄三分(1g)　麝香一钱半(4.5g)　乳香没药各去油研极细末，各一两(各30g)　黄米饭一两(30g)

【用法】将药研为细散状，以黄米饭捣烂为丸，以陈酒送服9g。也可局部外用，睡前服服；病在下者，饭前服用。

【功用】解毒消痈，化痰散结。

【主治】

1. 中医病证：瘀毒痰结夹热证。乳岩，横痃，瘰疬，痰核，流注，肺痈，肠痈，舌淡、苔薄白，脉沉。

2. 西医疾病：结核疾病、慢性淋巴炎、骨膜炎、风湿性关节炎、类风湿关节炎、血栓闭塞性脉管炎、肌肉囊肿、脂肪瘤等病的临床表现符合瘀毒痰结夹热证者。

【用药分析】方中牛黄清热解毒涤痰;乳香、没药活血消肿;麝香开窍通络;黄米益气补中。

第二节 治内痈

大黄牡丹汤★

《伤寒杂病论》

【导读】①学用大黄牡丹汤应重视大黄牡丹皮用量调配关系、桃仁冬瓜子用量调配关系、大黄芒硝用量调配关系;②大黄牡丹汤虽是辨治肠痈瘀热证的重要代表方,但在临床中对妇科瘀热证等病变也具有良好治疗作用。

【方歌】仲景大黄牡丹汤,桃仁瓜子芒硝囊,

　　　大肠热痈痛拒按,苔黄脉数服之康。

【组成】大黄四两(12g)　牡丹皮一两(3g)　桃仁五十个(8.5g)　瓜子半升(12g)　芒硝三合(8g)

【用法】上五味,以水六升,煮取一升,去滓。内芒硝,再煎沸。顿服之。有脓当下,如无脓,当下血。

【功用】泻热凉血,化瘀散痈。

【主治】

1. 中医病证:肠痈瘀热证。右少腹疼痛拒按,按之痛如淋状,甚则局部肿痞,右腿屈而不伸,伸则痛剧,大便不调,小便自调或黄赤,发热,自汗恶寒,舌红、苔黄腻,脉滑数或涩。

2. 西医疾病:急性阑尾炎、阑尾脓肿或结石、多发性结肠憩室症、粘连性肠梗阻、细菌性痢疾等病的临床表现符合肠痈瘀热证者。

【用药分析】方中大黄泻热祛瘀;芒硝泻热软坚;牡丹皮清热凉血散瘀;桃仁活血化瘀;冬瓜子清热利湿排脓。

苇茎汤 ★★

《备急千金要方》

【导读】①学用苇茎汤应重视苇茎冬瓜子用量调配关系、桃仁薏苡仁用量调配关系;②苇茎汤虽是辨治肺痈热证的重要代表方,但在临床中对肺热夹瘀证等病变也具有良好治疗作用。

【方歌】苇茎汤中薏苡仁,桃仁瓜瓣四般济,

治疗肺热痈脓证,临证加减功用奇。

【组成】苇茎切,二升,以水二斗,煮取五升,去滓(50g) 薏苡仁半升(15g) 瓜瓣半升(15g) 桃仁三十枚(8g)

【用法】将药研为细散状,加入苇汁,取140mL,每次服70mL,每日分2次服。

【功用】清肺化痰,逐瘀排脓。

【主治】

1. 中医病证:肺痈热证。身有微热,咳嗽,气喘,痰多,咳吐腥臭脓血,胸中隐隐作痛,舌红、苔黄腻,脉数。

2. 西医疾病:化脓性肺脓肿、急性大叶性肺炎、支气

管肺炎、病毒性肺炎等病的临床表现符合肺痈热证者。

【用药分析】方中苇茎清泻肺热,解毒利肺;桃仁活血破瘀;薏苡仁清热利湿排脓,导热从下而去;瓜瓣清热化痰,利湿排脓。

第三节　透脓愈疡

透脓散★

《外科正宗》

【导读】①学用透脓散应重视黄芪当归用量调配关系、穿山甲皂角刺用量调配关系;②透脓散虽是辨治痈疽虚证的重要代表方,但在临床中对气血虚夹瘀证等病变也具有良好治疗作用。

【方歌】透脓散益气透脓,山甲归芪皂刺芎,

　　　　痈疡肿毒久不愈,活血通络能消肿。

【组成】生黄芪四钱(12g)　当归二钱(6g)　穿山甲炒,一钱(3g)　皂角刺一钱半(5g)　川芎三钱(9g)

【用法】将药研为细散状,用水煎服,服用时酌情加酒。

【功用】益气活血,托毒排脓。

【主治】

1. 中医病证:痈疽虚证。痈肿漫肿无头,脓成不溃,或溃后久不愈合,或局部酸痛,或轻微发热,舌淡、苔薄,

脉涩或弱。

2. 西医疾病:皮肌炎、红斑性狼疮、淋巴结核、深部脓肿、深部静脉炎、末梢神经炎等病的临床表现符合痈疽虚证者。

【用药分析】方中黄芪益气扶正,托毒外出;当归补血活血,通达经脉;穿山甲、皂角刺活血通络,散结消肿,逐瘀溃脓;川芎行气理血,通达血脉,调畅经气;用酒调服,增强行气活血。

托里透脓散★★★

《外科正宗》

【导读】①学用托里透脓散应重视黄芪当归用量调配关系、人参白术用量调配关系、升麻皂角刺用量调配关系;②托里透脓散虽是辨治痈疡虚证的重要代表方,但在临床中对气血虚夹瘀证等病变也具有良好治疗作用。

【方歌】托里透脓人参术,穿山白芷升麻草,
　　　　当归黄芪皂青皮,益气补血托里好。

【组成】人参　白术土炒　穿山甲炒研　白芷各一钱(各3g)　升麻　甘草节各五分(各2g)　当归二钱(6g)　生黄芪三钱(9g)　皂角刺一钱五分(5g)　青皮炒,五分(2g)

【用法】水煎服,病变在上部,先饮热酒10mL,温热服药;病变在下部,先服药,后饮酒;病变在中部,药中兑酒热服。用汤剂可在原方用量基础上加大1倍。

【功用】益气补血,托里透脓。

【主治】

1. 中医病证:痈疡虚证。痈疽将溃,脓成色紫或无脓,根脚散大,舌淡、苔薄,脉弱。

2. 西医疾病:皮肌炎、红斑狼疮、淋巴结核、深部脓肿、深部静脉炎、末梢神经炎等病的临床表现符合痈疡虚证者。

【用药分析】方中黄芪益气固表;人参大补元气;白术健脾燥湿;甘草清热解毒;穿山甲、皂角刺通络溃脓愈疡,消痈溃坚;升麻、白芷辛散透达,解毒开窍;当归补血活血;青皮破气消滞。

内补黄芪汤★★★

《外科发挥》

【导读】①学用内补黄芪汤应重视黄芪人参用量调配关系、当归白芍用量调配关系、远志麦冬用量调配关系;②内补黄芪汤虽是辨治痈溃虚证的重要代表方,但在临床中对气血虚夹络脉瘀阻证等病变也具有良好治疗作用。

【方歌】内补黄芪麦地黄,人参茯苓草芍居,
　　　　远志川芎归官桂,补益气血愈痈疽。

【组成】黄芪盐水拌炒　麦门冬去心　熟地黄酒拌　人参　茯苓各一钱(各3g)　甘草炙　白芍药炒　远志去心,炒　川芎　官桂　当归酒拌,各五分(各2g)

【用法】水煎服,煎药时加入姜 3 片,大枣 1 枚,饭前或饭后 1 小时服用。用汤剂可在原方用量基础上加大 3 倍。

【功用】补益气血,愈合痈疽。

【主治】

1. 中医病证:痈溃虚证。痈疡溃后久不愈合,肢体困倦,失眠神疲,口干食少,少气自汗,或低热不除,舌淡、苔薄,脉弱。

2. 西医疾病:皮肌炎、红斑狼疮、淋巴结核、深部脓肿、深部静脉炎、末梢神经炎等病的临床表现符合痈溃虚证者。

【用药分析】方中用黄芪、人参、茯苓、甘草健脾益气,利湿解毒;当归、熟地黄、白芍补血活血,益阴敛阴;麦冬清热益阴;川芎理血行气;官桂辛散温通;远志开窍化痰。

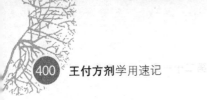

方剂索引

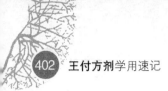

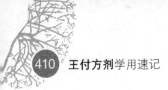